Krankheiten des Herzens und der Gefäße.

Für die Praxis bearbeitet

von

Dr. med. Oskar Burwinkel,
Arzt in Bad Nauheim.

Verlag der Ärztlichen Rundschau
Otto Gmelin
München 2 N.O. 3 Wurzerstr. 1 b.

ISBN-13:978-3-642-89600-2   e-ISBN-13:978-3-642-91456-0
DOI: 10.1007/978-3-642-91456-0

Vorwort.

Die Erkrankungen keines Organs bedrohen Gesundheit und Leben so häufig, wie Erkrankungen der Kreislauforgane. Sie nehmen in der Pathologie eine ganz überragende Stellung ein, da sie in ihren mannigfachen Formen jedem Arzt täglich begegnen, mag er allgemeine Praxis oder mag er eine Spezialität betreiben. Vielfach hört man von Kollegen klagen, daß die bisher erschienenen Werke über Herz- und Gefäßkrankheiten den praktischen Bedürfnissen zu wenig entsprechen, da sie entweder mehr didaktischen Zwecken dienen oder aber als allzu umfangreich nur für das Spezialstudium in Betracht kommen. Es erscheint mir deshalb kein unzweckmäßiges Unternehmen zu sein, diese Lücke auszufüllen und in knapper Form die keineswegs leicht übersehbare Materie der Kreislaufpathologie darzustellen. Diese Auffassung erscheint um so berechtigter, als gerade dies Gebiet in den letzten Jahren ungemein fleißig bearbeitet und ausgebaut wurde: viele neue, zum Teil glänzende Tatsachen hat die Physiologie gelehrt, unerwartete diagnostische Mittel sind uns gebracht, vor allem aber ist der therapeutische Apparat in einer Weise angewachsen und kompliziert, daß nicht mehr das Bessere, sondern das Viele der Feind des Guten geworden ist, wie der kritische F. A. Hoffmann richtig betont.

Im allgemeinen Teil dieses Buches sind zunächst die wichtigsten anatomischen und physiologischen Daten aufgeführt, da sie die Grundlage für ein richtiges Verständnis von Störungen am Kreislauf und eine sachgemäße Therapie bilden. Einen breiteren Raum nimmt die allgemeine Pathologie, vor allem die Semiotik ein, wobei das Verhältnis zu anderen Krankheiten und die vielfachen Veränderungen, die Herzaffektionen im Organismus hervorrufen können, besonders hervorgehoben sind. So wird auch dem alten Fehler am ehesten vorgebeugt, die Herzleiden als Spezialgebiet von der allgemeinen Medizin zu trennen. Von den zahllosen modernen diagnostischen Hilfsmitteln sind nur die praktisch bewährten besprochen worden, während solche, welche nur dekorativen Aufputz bedeuten oder an der Schwierigkeit ihrer Handhabung scheitern, entweder weggelassen oder nur angedeutet sind. Wichtig erschien es mir, für die Therapie sichere Unterlagen zu schaffen. Das Stadium, in welchem die Medizin sich befindet, erfordert gerade nach dieser Richtung hin strenge Sichtung, damit der Arzt bei dem Überreichtum physikalischer und medikamentöser Heilmittel nicht in unsichere Vielgeschäftigkeit hineingerät.

Im speziellen Teil werden die verschiedenen Erkrankungsformen, soweit es überhaupt möglich ist, in anatomischer Aufeinanderfolge der einzelnen

Gebilde des Kreislaufs dargestellt, wobei die wichtigen, klinisch häufigen Erkrankungen in den Vordergrund gestellt sind.

Der klinischen Schilderung und den therapeutischen Anweisungen liegen fast ausschließlich persönliche Erfahrungen zugrunde, wie sie in einer mehr als 30jährigen Tätigkeit, hauptsächlich als Nauheimer Badearzt, gewonnen sind. Ich kann mich dabei auf ein sehr großes Krankenmaterial stützen, das ich lange Zeit hindurch beobachtet habe. Immerhin wird man auch von mir so wenig wie von jedem einzelnen Arzt erwarten dürfen, daß meine Darstellung lückenlos und in allen Punkten unanfechtbar ist.

Das Erscheinen des Buches wurde durch den Ausbruch des Weltkrieges verzögert und so konnten auch seine Erfahrungen verwertet werden. Ich möchte wünschen, daß dies Buch den Studierenden ein brauchbarer Führer und den Kollegen ein guter Berater am Krankenbett werden möge.

Dr. Burwinkel.

Inhaltsangabe.

Anatomische und physiologische Vorbemerkungen.

Bis vor kurzem beschäftigte man sich fast ausschließlich mit dem zentralen Herzen unter völliger Vernachlässigung des Gefäßsystems, dessen Funktionsstörungen doch so große Rückwirkung auf den gesamten Kreislauf ausüben. Man muß stets im Auge behalten, daß Herz und Gefäße nur ein Ganzes bilden; sie sind auf mechanischem und nervösem Wege so innig miteinander verbunden, daß alles, was das Gefäßsystem alteriert, auch das Herz berührt, und jede Einwirkung aufs Herz auch die Gefäße mitbeteiligt. Und so spricht man heutzutage auch richtiger von Kreislaufschwäche als von Herzschwäche, mehr von Kreislauferkrankungen als von Herzerkrankungen.

Das Herz, als Zentralorgan und Mittelpunkt des Kreislaufs, liegt in der l. vorderen Brusthöhle zwischen den konkaven Flächen der Lungen, es hat eine vordere konvexe und eine hintere platte Fläche, sowie zwei Seitenränder. Mit der Basis nach r. oben und der Spitze nach l. unten reicht es als kegelförmiger Hohlmuskel von der 2. bis 6. Rippe. Seine Größe soll etwa der geballten Faust entsprechen und ist von vielen Momenten abhängig, wie Alter, Geschlecht, Körperumfang, vor allem auch von der Lungenmasse (Fr. Groedel). Für das einzelne Individuum gibt es weder eine ganz bestimmte Lage, noch Form oder Größe des Herzens. Im allgemeinen darf man sagen „zu einem kräftigen Körper gehört auch ein kräftiges Herz". Aus der Entwicklung des Herzmuskels läßt sich ein Maßstab gewinnen für die Ansprüche, welche der Organismus an das Herz gestellt hat. Die Maße stehen im geraden Verhältnis zur Körpermuskulatur: so haben Athleten, Sack- und Steinträger, Schmiede, japanische Wagenzieher und andere Schwerarbeiter mit mächtiger Gesamtmuskulatur auch wandstarke Herzen, im Gegensatz zum muskelschwachen Gelehrten, Schreiber oder Schneider. Von allen Tieren haben Vögel die relativ größten Herzen, dann Rehe, Rennpferde, flandrische Zughunde (Külbs), während das Gegenteil zutrifft für Schweine, Kühe und Masttiere. Domestizierte Tiere haben weit kleinere Herzen als ihre wilden Stammesgenossen: beim Hasen ist der Herzmuskel beispielsweise dreimal so stark, wie beim schwerbeweglichen Stallkaninchen.

Das Gewicht des vom Blut entleerten Organs beträgt etwa $^1/_2\,^0/_0$ vom Körpergewicht, also 350 g bei 70 Kilo. Als höchstes Gewicht wurden 2 Kilo, als niedrigstes 170 g beim Erwachsenen konstatiert (Eichhorst, Demange). Fette Leute, die körperlich nichts leisten, haben wie Masttiere ein niedriges Herzgewicht. Auch bei Frauen ist das Herz durchweg leichter, bei Kindern bis zur Pubertät relativ groß. Die Weite und große Elastizität der Gefäße erleichtern bei Kindern die Herzarbeit, und diesen günstigen Umständen ist es zu verdanken, daß das kindliche Herz bei Infektionskrankheiten so selten erlahmt. Mit zunehmendem Alter bleibt das Herz zurück im Gewicht, und es entsteht ein immer größeres Mißverhältnis in bezug auf die Weite der Gefäße, die mehr in die Länge gezogen und enger werden. Kommt das Herz im Wachstum nicht mit, so resultiert daraus die sog. Hypoplasie des Herzens.

Das Herz ist lose umgeben vom Herzbeutel, einem serösen Sack, der mit seiner Basis am Centrum tendineum diaphragmatis angewachsen ist; er besitzt ein dickeres parietales fibröses und ein dünneres viszerales seröses Blatt. Im Herzbeutel befindet sich in der Regel ganz wenig schlüpfrige seröse Flüssigkeit, höchstens einige Teelöffel. Vermehrter Liquor pericardii ist entweder als postmortales (Stauungs-) Transsudat aufzufassen (Hydropericard, meist ohne klinische Symptome), oder aber als Exsudat einer entzündlichen Perikarditis. Die häufig sichtbaren grauen „Sehnenflecke" sind nicht etwa Residuen entzündlicher Prozesse, sondern einfach Epithelverdickungen infolge mechanischer Reibung. Ebensowenig ist mäßige Fettansammlung in den Kranzfurchen pathologisch.

Die Herzhöhle ist durch das Septum in zwei Hälften geschieden, die nicht direkt miteinander kommunizieren. Jede Herzhälfte besteht aus Vorhof und Kammer, welche durch die mit Klappen versehenen Atrioventrikular-Ostien miteinander in Verbindung stehen. Diese Ostien werden zeitweise wie durch Flügeltüren geöffnet und geschlossen, und zwar r. durch die Valvula tricuspidalis, l. durch die Valvula bicuspidalis oder Mitralis, deren Segel mittels der Chordae tendineae mit den aus der Innenfläche der Herzkammern hervorragenden Trabeculae carneae verbunden sind. Aus dem r. Ventrikel entspringt die Arteria pulmonalis, aus dem l. die in ihrer Wandung beträchtlich dickere Aorta. Am Ursprung dieser beiden großen Schlagadern befinden sich die Semilunarklappen. Sie verschließen mit Beginn der Diastole die Ostia arteriosa durch Aneinanderlegen ihrer gegen das Lumen der Gefäße gerichteten konkaven Taschen.

All diese Klappen gestatten als einseitig sich öffnende Ventile den Blutstrom nur nach einer Richtung. Ihre Funktion besteht einmal darin, dem vorwärtsgetriebenen Blut auszuweichen, dann aber durch Entfaltung ihrer Segel dem rückwärtsdrängenden Blut den Weg zu sperren und die Ostien völlig zu verschließen. Mit Beginn der Herzsystole entfalten sich Tricuspidalis und Mitralis, um durch Verschluß der Ostia venosa zu verhindern, daß das Blut aus dem Ventrikel wieder zurück in den Vorhof fließen kann. Während der diastolischen Erschlaffung des Herzens legen sie sich der Innenwand der Ventrikel an und gestatten so das Abfließen des Blutes vom Vorhof zum Ventrikel. Die Semilunarklappen dagegen öffnen sich bei der Herzsystole, damit die Ventrikel ihr Blut in Pulmonalis und Aorta auswerfen können. Während der Herzdiastole spannen sich ihre Segel und verhüten den Rückfluß des Blutes in die Ventrikel. Während der Systole des Herzens sind also die venösen Ostien zwischen Vorhof und Ventrikel geschlossen, die arteriellen zwischen Ventrikel und großen Gefäßen offen. Während der Diastole verhalten sie sich umgekehrt.

Das O_2 arme und CO_2 reiche Körperblut fließt durch die obere und untere Hohlvene dem r. Vorhof und von hier während der Diastole dem r. Ventrikel zu, der es durch seine Kontraktionen in die Pulmonalis und deren Äste weiterbefördert. Ihre in den Alveolarwänden des Lungenparenchyms verzweigten Kapillaren geben bei dem Atmungsprozeß die überschüssige CO_2 ab und nehmen dafür O_2 aus der Luft auf. Dies arterialisierte Blut strömt durch die vier Venae pulmonales dem l. Vorhof und dann in der Diastole dem l. Ventrikel zu, womit der „Lungen- oder kleine Kreislauf" beendet ist.

Der l. Ventrikel treibt nun sein Blut mit jeder Systole in die Aorta und in ihre Verzweigungen, die sich schließlich in ein Netz feinster, auf eine ungeheure Fläche verteilter Kapillaren auflösen. In den Kapillaren mit ihrem stark erweiterungs- und verengerungsfähigen Lumen und mit ihren äußerst durchlässigen Wandungen tritt das Blut in direkten Wechselverkehr mit den Geweben der verschiedenen Organe. Im Kapillargebiet, wo das Stromgebiet am weitesten und die Strömung sehr langsam ist, vollzieht das Blut seine physiologische Funktion, indem es einmal allen Geweben die zum Aufbau und zur Ernährung nötigen Stoffe, in erster Linie O_2 zuführt und zweitens die Endprodukte der Zelltätigkeit, vor allem CO_2 aufnimmt und abführt. Die aus den Kapillaren hervorgehenden kleinen Venen vereinigen sich zu größeren Stämmen und diese zur Vena cava superior und inferior, welche das mit Stoffwechselprodukten beladene Blut dem r. Vorhof zuführen. Hiermit ist der „große oder Körperkreislauf" abgeschlossen. Die beiden Herzhälften besitzen demnach verschiedenen Inhalt, die r. führt dunkles, venöses, die l. helles, arterielles Blut.

Die Gesamtmenge des Blutes macht nicht, wie vielfach zu lesen ist, $^1/_{13}$, sondern nur $^1/_{19}$, also $5,3\%$ vom Körpergewicht beim normalen Menschen aus. Bei Fettleibigen ist dies Verhältnis geringer, ebenso nach ausgiebigen und rezidivierenden Blutverlusten; vermehrt ist die Blutmenge bei Plethora, Chlorose und Nephritis ohne Ödeme. Blutverluste von etwas über die Hälfte der normalen Menge, also etwa 3% des Körpergewichts, pflegen tödlich zu werden.

Das Blut fließt vom Herzen durch die Gewebe bezw. durch das Kapillarsystem zum Herzen zurück. Damit es in dieser Richtung fließen kann, muß ein ständiger Überdruck in den Arterien herrschen, den eben das Herz durch seine ununterbrochen rhythmische Tätigkeit erzeugt: in rascher Folge wechselt der Zustand der Systole (Kontraktion) mit der Diastole (Wiederausdehnung) ab. Bei der Ventrikelsystole verkleinert sich das Herz hauptsächlich im queren Durchmesser. Die Systole verläuft rascher als die Diastole: Rechnen wir beim Erwachsenen 60 bis 70 Herzaktionen in der Minute, so entfallen ungefähr 8 Sekunden auf die systolische Arbeit und 52 Sekunden auf die diastolische Ruhe. Bei jeder Systole werden je 50 bis 100 ccm Blut in Aorta und Pulmonalis ausgeworfen. Nach annähernder Berechnung fließen beim Erwachsenen pro Stunde 250 Liter Blut durch den großen und ebensoviel durch den kleinen Kreislauf. Vierordt schätzt das „Minutenvolumen" (Größe der das Herz passierenden Blutmenge) bei einer Pulsfrequenz von 60 in der Minute auf 10 Liter. Bei angestrengter Tätigkeit kann das Schlagvolumen aufs doppelte steigen, bei Herzschwäche wird es geringer.

Den Effekt der Herzarbeit konstatieren wir an den Arterien als Puls. Seine Zahl variiert sehr nach Alter, Geschlecht und individuellen Besonderheiten; sie beläuft sich beim Säugling auf 130 bis 140, fällt von Jahr zu Jahr um 2 bis 3, beträgt im 14. Lebensjahr 80 bis 90, im 20. Jahr 74, zwischen 30 und 50 Jahren 66 bis 72, um dann wieder etwas zuzunehmen. Folglich ist nicht im Greisenalter, sondern auf der Höhe des Lebens die Pulsfrequenz am niedrigsten.

Frauen weisen höhere Durchschnittswerte auf, Mädchen im Mutterleib angeblich schon 139 Schläge gegen 136 bei Knaben.

Übrigens wäre es ganz falsch, diese Zahlen nun als bindend für alle Menschen anzusehen. Der denkende Arzt wird sich hüten, selbst weit davon entfernte niedere oder höhere Dauerwerte ohne weiteres als krankhaft anzusprechen und womöglich mit Medikamenten dagegen vorzugehen. Von 1000 gesunden Bewerbern für den Post- und Telegraphendienst im Alter von 16 bis 35 Jahren zeigte nur die Hälfte eine Normalfrequenz von 80; die weiblichen Bewerber zeigten die höchsten Zahlen, 6,7% sogar 108 bis 120 in der Minute (Schellong). Unter normalen Verhältnissen ist die Pulszahl am niedrigsten beim Liegen (66), höher beim Sitzen (70) und Stehen (76 nach Guy). Beim Übergang aus der horizontalen Lage in die Vertikale ist ein Anstieg um 8 bis 10 Schläge physiologisch. Frauen, sofern sie nicht schwanger sind, weisen geringere Differenzen auf. Von merklichem Einfluß sind noch Temperament und Körperlänge — niedrige Zahl bei Phlegmatikern und großen Leuten. Auch große Säugetiere haben langsamen Pulsschlag, das Pferd nur 30 bis 40, der Elefant sogar nur 25 bis 28 in der Minute, das Kaninchen dagegen 200 und die Maus angeblich 400. Deutlich treten ferner Tagessschwankungen hervor: das Herz arbeitet ceteris paribus in den Morgenstunden ruhiger, nachmittags lebhafter, um gegen Abend wieder nachzulassen. Von eminenter praktischer Bedeutung ist eine von Klewitz (Köln) mitgeteilte Beobachtung: bei 20 gesunden Leuten zeigte das Herz im Wachen durchschnittlich 74 Schläge, im Schlaf während der Nacht aber nur 59. Diese Differenz zeigte sich nicht oder nur wenig beim Schlaf am Tage, wohl aber auch beim Wachen in der Nacht, wenn die Leute ruhig im Bett lagen. In ganz gleicher Weise verhielten sich Patienten mit kompensiertem Klappenfehler, während bei nachlassender Kompensation die Pulszahl bei Nacht weniger hinunterging. Bei rein nervöser Tachykardie hörte im Schlaf die Pulsbeschleunigung auf im Gegensatz zu organisch bedingter Tachykardie. Hierdurch wird die allbekannte Tatsache erklärt, daß fast alle Menschen, die ein hohes Alter erreicht haben, früh zu Bett gegangen sind und eine ausgiebige Nachtruhe liebten. Bei ganz Gesunden trifft man nach Exzessen und bei Verkürzung der Nachtruhe Pulsbeschleunigung, ebenso in der Verdauungsperiode eine Zunahme um 5 bis 10 Schläge, während im Hungerzustand die Pulszahl sinkt. Muskelleistungen — Deane fand bei einer Berufstänzerin am Ende des Tanzes 200 Pulsschläge —, Affekte und sexuelle Erregung wirken beschleunigend, ebenso heiße Wasserprozeduren (römisch-irische Bäder) und Erhöhung der Körpertemperatur (um etwa 8 Schläge bei jedem Grad Celsius nach Liebermeister). Schwankungen führt auch die Atmung herbei: Beschleunigung bei tiefer Inspiration, Verlangsamung bei forzierter Exspiration, am ausgesprochensten beim „Valsalvaschen Versuch" (Pressen bei geschlossener Glottis).

In der Rekonvaleszenz von akuten Krankheiten (Dysenterie!), im Puerperium, bei Hirndruck, Bleiintoxikation, chronischen Gastro-Intestinalerkrankungen (Ulcus pepticum, Ikterus, Karzinom, Dyspepsie), Hungerkuren wird ein numerisches Absinken des Pulses auf 60, 50 und sogar 40 Schläge notiert, eine Erscheinung, die mit Beseitigung des Grundleidens wieder vergeht. Bei Tabikern ist die Pulsfrequenz hoch (80—90).

Das Herz ist der vollendetste Motor, den die Welt kennt, es leistet geringe Arbeit bei völliger Ruhe, ganz automatisch das Dreifache bei leichter Bewegung und das Vielfache bei starker Anstrengung. Die Arbeit seines Muskels geht wie die des Skelettmuskels mit gesteigertem Stoffverbrauch einher. Seine Blutversorgung ist durch den Koronarkreislauf eine überaus reichliche, nach Plesch eine 10 mal bessere als die des übrigen Körpers. Die zwei Koronararterien, deren Bedeutung für Leben und Gesundheit gerade in den letzten Jahrzehnten mehr und mehr erkannt worden ist, entspringen aus dem Sinus Valsalvae Aortae und führen dem Herzmuskel die Nährstoffe, speziell Sauerstoff, in ausgiebiger Weise zu. Da die Lumina der Koronargefäße nur während der Herzdiastole offen stehen und ihre Mündungen während der Systole durch die Segel der Aortenklappe bedeckt werden, so ergibt sich ohne weiteres der große Vorteil einer ruhigen Herzaktion für die Ernährung des Herzmuskels. Nur genügend lang dauernde Diastole garantiert eine gute Durchströmung des Koronarkreislaufes, dessen Venen sich in den r. Vorhof ergießen.

Das Herz stellt eine Druck- und zugleich eine Saugpumpe dar. Bei der Diastole handelt es sich keineswegs um einfache Erschlaffung mit passiver Dehnung der Herzwand durch das einfließende Blut. Das Herz übt vielmehr wie ein zusammengepreßter Gummiballon bei der Ausdehnung eine aktive aspirierende Kraft aus. Geht der Ventrikel aus dem Zustande der Systole in den der Diastole über, so geschieht es mit einer gewissen Kraft, die seiner Wandstärke entspricht. Jeder Operateur, der ein lebendes Herz unter Händen gehabt hat, kennt diese machtvolle diastolische Erweiterung. Unter normalen Verhältnissen geht die Aspirationskraft der Propulsivkraft parallel. Am Ende der Diastole bleibt das Herz doch noch im Zustand leichter Kontraktion. Läßt diese „Wandspannung" (Tonus) infolge Ermüdung oder Degeneration des Herzens nach, dann erst kann eine Überdehnung (Dilatation) durch das einströmende Blut zustande kommen. Solche „Herzerweiterung", die unrichtigerweise viel zu oft diagnostiziert wird, ist stets ein sehr ernster Zustand.

Wie kommt der Herzrhythmus zustande? Die ununterbrochene rhythmische Tätigkeit des Herzens ist eine rein automatische, indem seine Muskelfasern auf den kontinuierlichen, von gewissen Stellen und Zentren ausgehenden Reiz reagieren. Diese „myogene" Theorie von Engelmann hat die „neurogene" von Ludwig endgültig abgelöst. Die reizempfindlichste Stelle liegt da, wo die Cava superior in den r. Vorhof einmündet. Von diesem „Kaith-Flackschen Sinusknoten" geht der normale Bewegungsreiz aus und verteilt sich gesetzmäßig auf Vorhöfe und Ventrikel, mit denen er durch Verbindungszüge in Konnex steht. Der Sinusknoten ist ein Muskelteil von besonderer histologischer Struktur, mit kräftiger Gefäßversorgung und nahen Beziehungen zum Nervensystem. In der medianen Scheidewand des r. Vorhofs liegt der ähnlich gebaute „Tawarasche Knoten", von dem das „Hissche Bündel" zur Ventrikel-Scheidewand zieht. Tawarascher Knoten und Hissches Bündel übertragen den Reiz von den Vorhöfen auf die Ventrikel. Durch diesen „Reizleitungsapparat" übermittelt der Sinusknoten seine rhythmischen Bewegungsimpulse — beim Erwachsenen ca. 72 in der Minute — aufs Herz und schreibt ihm damit sozusagen den Rhthymus vor (Schrittmacher, pacemaker). Normaler-

weise läuft die Kontraktion in der Weise über das Herz hin, daß sie in der Grenz-
furche zwischen oberem Cava-Trichter und r. Herzohr beginnt, dann auf die
Vorhöfe überspringt und nach deren Kontraktion sich auf die Ventrikel fortpflanzt, welche sich etwa 15 bis 20 hundertstel Sekunde später kontrahieren.
Bei Beginn der Systole schließen sich die Atrioventrikularklappen; durch Anspannung ihrer Segel und der muskulären Ventrikelwand entsteht der 1. Herzton. Das Ausströmen des Blutes erfolgt nicht unmittelbar mit Einsetzen der
Ventrikelkontraktion, sondern kurze Zeit später, wenn der Blutdruck in den
Ventrikeln eine größere Höhe erreicht als in Aorta und Pulmonalis. Während
dieser kurzen „Anspannungs- oder Verschlußzeit" sind noch alle Klappen
geschlossen. Nachdem das Blut von den Ventrikeln ausgetrieben worden ist,
entfalten sich mit Beginn der Herzdiastole die halbmondförmigen Klappensegel,
es entsteht hierdurch der 2. Herzton. Die Systole wird gerechnet vom Beginn
des 1. Tones bis zum 2., die Diastole vom Beginn des 2. bis zum nächsten 1. Ton.
Gegen Ende der Diastole geht die Systole der Vorhöfe der Ventrikelsystole
wie ein Auftakt voraus. Vorhof und Ventrikel können sich auch unabhängig
voneinander kontrahieren, sei es daß abnorme Reize einwirken oder einzelne
Stellen besonders reizempfindlich sind („Extrasystolen"), sei es, daß der Reiz-
Leitungsapparat gestört ist. So schlagen bei totaler Unterbrechung des Hisschen Bündels die Ventrikel in dem eigenen, sehr langsamen Tempo von 30 in
der Minute unabhängig von den sehr viel häufigeren Vorhofkontraktionen
(Adams-Stockessche Krankheit, s. w. u.).

Wenngleich die Herzbewegungen automatisch erfolgen, so greift doch
auch das Zentralnervensystem bestimmend für Frequenz und Stärke ein.
Vagusreizung wirkt verlangsamend, Sympathikusreizung beschleunigend.

Wie kann das Herz gesteigerten Ansprüchen genügen? Zwei
Wege sind hier möglich, nämlich indem das Herz entweder eine größere Blutmenge bei jeder Systole unter höherem Druck auswirft, oder indem es seine
Schlagfolge vermehrt, z. B. statt 70 Kontraktionen 100 bis 120, ja selbst
150 Kontraktionen macht. Der letztere Weg ist der gewöhnliche (Stadler),
wie dies jedermann an sich selbst konstatiert. Jedes Organ besitzt eine gewisse
Reservekraft, es kann unter Umständen mehr Arbeit leisten, als unter gewöhnlichen Verhältnissen verlangt wird. Das gesunde Herz kompensiert ein Plus
an zu leistender Arbeit automatisch. Analog dem Skelettmuskel (Fechter-
biceps, Ballerinewade) wird der Herzmuskel bei dauernder starker Inanspruchnahme „hypertrophisch" (Athleten-, Bergsteiger-, Infanteristenherz)
Hierbei handelt es sich anatomisch um Dickenzunahme der einzelnen Muskel-
faser, weniger um Vermehrung der Muskelelemente, und physiologisch zunächst
um Kraftzuwachs. Wenn er auch bei körperlicher Arbeit nicht unbedingt an
Volumen zuzunehmen braucht und kleine Herzen, bei denen die Maße unter der
Norm bleiben, nicht stets Folge körperlicher Schonung sind (A. Fraenkel),
so wird doch immer wieder bestätigt, daß vernünftiger Sport und Körperübungen
das beste Mittel sind, eine kräftige Ausbildung des Herzens zu fördern. Der
vor Verdun gefallene Professor Dr. Dibbelt beobachtete bei Soldaten im
14. und 15. Kriegsmonat, die unmittelbar aus völliger Gesundheit zu Tode
gekommen waren, durchschnittlich größere Herzen, als bei Friedenssektionen.
Auch Rößle fand das Herzgewicht gegenüber im Frieden erhöht (0,58%: 0,51%).
Daß die Muskulatur der einzelnen Herzabschnitte von verschiedener Dicke ist,

hängt ebenfalls mit den geforderten Leistungen zusammen: am dicksten ist die Wand des l. Ventrikels, weit weniger dick die des r. (das Gewichtsverhältnis ist nach Dibbelt wie 7 : 4), nur sehr dünn die der Vorhöfe. Die meiste Arbeit hat ja auch der l. Ventrikel zu leisten, der das Blut durch den großen Kreislauf treiben muß, viel weniger Kraft braucht der r. Ventrikel aufzuwenden für den Lungenkreislauf, noch weniger die Vorhöfe, die ihren Inhalt einfach an die Ventrikel weitergeben.

Die Blutwelle pflanzt sich in den Arterien mit außerordentlicher Geschwindigkeit (9 bis 12 Meter pro Sekunde) fort, die einmal abhängt von der Kraft, mit der das Blut vom Herzen ausgeworfen wird, und dann von dem peripheren Widerstand, den das Blut in den Gefäßen findet. Nachlassen der Stromgeschwindigkeit beruht entweder auf Abnahme der Propulsivkraft des Herzens, oder aber auf Zunahme des Widerstandes im peripheren Gefäßsystem. Der periphere Widerstand setzt sich wieder aus zwei Komponenten zusammen: 1. aus der Weite und aus der Elastizität der Gefäßwandungen und 2. aus der physikalischen Beschaffenheit des Blutes. Gerade dieser letzte Punkt wird in der Pathologie viel zu gering bewertet. Aber es kann doch weder für die Durchflußgeschwindigkeit noch für die zur Fortbewegung der Blutsäule erforderliche Herzkraft gleichgültig sein, ob das Blut dünn und damit leichtflüssig, oder ob es dick und damit schwerflüssig ist. Der einfache Versuch lehrt es am besten: treibt man durch eine Spritze der Reihe nach verschiedene Flüssigkeiten unter gleichem Druck, so fließen in der gleichen Zeiteinheit ganz ungleiche Mengen ab: vom flüchtigen Äther dreimal so viel, wie vom Wasser und vom Wasser viel mehr, als vom klebrigen Glyzerin oder Kampheröl. Die Blutzähigkeit bezeichnet man als „Viskosität"; sie spielt auch für die Gerinnung des Blutes eine große Rolle. Eindickung des Blutes durch Schwitzbäder und Diuretika ist identisch mit Erhöhung, Verdünnung durch Aderlaß und intravenöse Injektion mit Verminderung der Viskosität.

Allgemeine diagnostische Bemerkungen.

Die Symptome, mittels derer sich Sitz und Natur einer Kreislauferkrankung feststellen lassen, werden in subjektive und objektive eingeteilt. Zur ersten Gruppe gehören Schmerzen, Druck und sonstige krankhafte Empfindungen in der Herzgegend, die der Patient angibt. Für sich allein beweisen sie noch lange kein organisches Leiden, zumal sie bei Schwerherzkranken oft fehlen und andererseits bei absoluter Gesundheit vorhanden sein können. Zur zweiten Gruppe gehören materielle Veränderungen, die der Arzt sehen und durch die verschiedenen Untersuchungsmethoden nachweisen kann. Die Erfahrung lehrt, daß man bei Herzkranken besser mit Prüfung der subjektiven Zeichen beginnt.

Man muß sich gewöhnen, in bestimmter Reihenfolge die Untersuchung vorzunehmen und auch den Zustand und die Funktionen anderer Organe zu berücksichtigen (Atmung, Verdauung, Schlaf usw.).

Anamnese.

Nicht eindringlich genug kann die Aufnahme einer möglichst genauen Anamnese gefordert werden, welche für die Beurteilung von Kreislaufstörungen oft viel zuverlässigere Anhaltspunkte bietet, als die beste klinische Untersuchung. So ist z. B. die Einteilung der Klappenfehler nach ihrer Herkunft (Polyarthritis, Lues) für die Prognose viel wichtiger, als ihr anatomischer Sitz.

Die große Bedeutung der Heredität darf nicht übersehen werden. In manchen Familien wiederholen sich von Generation zu Generation Herztodesfälle schon in relativ jungen Jahren, in anderen existiert „das" schwache Herz, welches zwar nicht völlig versagt, aber größere Kraftleistung ein für allemal ausschließt. Rheumatische und arthritische Familiendisposition begünstigt das Entstehen valvulärer und arterieller Kardiopathien. In gewissen Lebensabschnitten — Pubertät, Klimakterium — sind Kreislaufstörungen etwas ganz Gewöhnliches. Abusus von Reiz- und Genußmitteln, Luxuskonsumtion, sportliche Übertreibung, aber auch Mangel an Bewegung, ferner Masturbation und andere schlechte Gewohnheiten sprechen mit. Manche Berufsarten (Metzger, Maler) sind auffallend disponiert. Bei den Ärtzen Wiens betrug die Mortalität an Herz- und Gefäßkrankheiten sogar 34,3 : 15,8 der übrigen Bevölkerung. Von akuten Krankheiten verdienen Polyarthritis und Chorea rheumatica in erster Linie Beachtung, dann Scarlatina, Diphtherie, Sepsis, Gonorrhoe, Angina tonsillaris, Dysenterie und sehr selten Typhus. Die Mortalität Syphilitischer an Kreislaufleiden übersteigt die der Nichtinfizierten um mehr als das Doppelte. Chronische Eiterungen in den Tonsillen und Nasenhöhlen, Alveolarpyorrhoe, Darmatonie und gewerbliche Intoxikationen (Blei!) sind vielfach Ursache funktioneller und organischer Zirkulationserkrankungen.

Nach diesen Informationen wendet man sich den subjektiven Klagen zu, die außerordentlich mannigfaltig sein können. Oft genug führen uns die Angaben des Patienten auf den richtigen Weg, während der objektive Befund nichts erkennen läßt, wie z. B. bei Angina pectoris. Wird man zu komatösen oder asphyktischen Kranken gerufen, so examiniere man den ersten besten Zeugen des Vorfalles oder einen Bekannten des Bewußtlosen, davon hat man oft mehr als von einer Untersuchung.

Wichtig ist es auch festzustellen, wann und durch welche Umstände bedingt die ersten Krankheitserscheinungen aufgetreten sind. Es ist beispielsweise ein fundamentaler Unterschied, ob Herzschwäche nach unsinnigen Rekordleistungen oder bei einer im übrigen unveränderten Lebensführung aufgetreten ist.

Ein erfahrener Kliniker pflegte seinen Studenten zu sagen: „Klagt ein Mensch über Herzklopfen, so sehen Sie nach der Lunge, klagt er über Dyspnoe, so sehen Sie nach dem Herzen." Kurzluftigkeit ist oft das erste Zeichen nachlassender Herzkraft. Von Dyspnoe spricht man, wenn bei Körperleistungen die auxiliären Hilfsmuskeln in Aktion treten und der Effekt dieser angestrengten Atmung ein ungenügender ist. Es kommt natürlich ganz darauf an, bei welcher Leistung Dyspnoe auftritt. Wenn ein Mensch, der gar nichts gewohnt ist, unvorbereitet Berge kraxelt, so stellt sich alsbald echte Dyspnoe ein; sie ist hier ebenso unbedenklich, wie bei Chlorotischen, Anämischen und Rekonvaleszenten. Ganz anders liegt die Sache, wenn frühere flotte Läufer und Hochtouristen kaum noch eine Treppe hinaufkommen, ohne sich fortwährend verschnaufen zu müssen. Je leichter und schneller diese mechanische Anstrengungsdyspnoe „dyspnée d'effort" in Erscheinung tritt, um so bedenklicher pflegt ceteris paribus der Grad von Herzschwäche zu sein. Sie ist besonders charakteristisch für dekompensierte (Mitral-) Klappenfehler und Herzmuskelerkrankungen mit Stauungen im kleinen Kreislauf (Fett-, Alkoholherz), sowie für Herzschwäche auf anämischer Basis. Bei höheren Graden von Herzschwäche verursachen schon ganz einfache und gewohnte Leistungen sowie Aufregungen das Gefühl der Kurzatmigkeit und Erschöpfung („es ist alle"), bei schwerster Herzinsuffizienz, speziell des r. Ventrikels, ist die Dyspnoe so hochgradig, daß die Leute außerstande sind, den Atem auch nur kurze Zeit anzuhalten oder länger zu sprechen, jede geringste Anstrengung steigert den Luftmangel, horizontale Lage ist ganz unmöglich („Liegedyspnoe"), und nur bei erhöhter Lage des Oberkörpers ist ein Verbleiben im Bett möglich. Oft halten es die Patienten nur im Lehnstuhl aus, wenn Kopf und Arme durch einen vorgeschobenen Tisch gestützt werden.

Verschieden hiervon ist die sog. toxische oder blasse Dyspnoe, der man schon frühzeitig bei manchen arteriellen Kardiopathien mit Beteiligung der Nieren (Nephrosklerose) begegnet. Sie stellt sich ohne vorausgegangene Anstrengung oder Aufregung in Form von kürzer oder länger dauernden Anfällen beschleunigter, schnappender Respiration ein, weshalb man eigentlich besser von Tachy- oder Polypnoe spricht. Relativ oft begegnet man dieser eigentümlichen Polypnoe bei der Untersuchung, schon wenn die Patienten ihr Hemd in die Höhe heben oder den Atem kurz anhalten wollen. Sie werden dann trotz der Atemnot nicht zyanotisch, sondern blaß, und können eine Weile keinen Satz herausbringen, ohne fortwährend nach Luft zu schnappen. Häufig bildet sich dieser Zustand zum richtigen Asthma cardiale bezw. urämicum aus, welches sich nachts zur bestimmten Stunde einstellt: die Leute schrecken plötzlich auf mit dem Gefühl, als wenn die Kehle zugeschnürt werden sollte, sie stürzen aus dem Bett heraus ans offene Fenster und ringen nach Luft. Es pfeift dabei im Kehlkopf und leicht blutig tingierter, schaumiger Auswurf tritt auf. Nach $^{1}/_{2}$, längstens nach 2 Stunden pflegt alles vorüber zu sein.

Das allbekannte lästige Herzklopfen ist selten ein schwerwiegendes Symptom, es wird meist von Leuten geklagt, die kein organisches Herzleiden haben, wie schon Sénac (1749) richtig hervorgehoben hat. Auch Huchard gibt an, daß die Hälfte aller Patienten mit Herzklopfen keine Zeichen organischer Herzerkrankung darbieten. Zumeist handelt es sich um nervöse Frauen, welche durch das Herzklopfen oft in Todesangst mit nachfolgender Erschöpfung versetzt werden. Ursächlich kommen Schreck, unruhige Träume, Magen- und Unterleibsstörungen in Betracht. Unter Herzklopfen versteht man sowohl Anfälle wirklich vermehrter Frequenz als auch das bloße abnorme Empfinden aufgeregter Herztätigkeit, wobei das Anschlagen des Herzens gegen die Brustwand zum Bewußtsein kommt. Es stellt sich bei Leuten mit Klappenfehlern und geringer Reservekraft schon nach geringen Anstrengungen und Aufregungen ein, aber häufiger ist es der Ausdruck gesteigerter Nervosität, toxischer (Tabak!) oder reflektorischer Reizzustände, einer Chlorose und nicht selten einer beginnenden Lungenphthise. Viel unangenehmer als dies Hämmern empfinden nervöse Leute das Aussetzen der Herztätigkeit. Bei diesen sog. Intermittenzen treten zwei bemerkenswerte Erscheinungen hervor: zuerst Angstgefühl, auch wohl leichter Schwindel im Moment des Aussetzens, und unmittelbar hinterher beunruhigende Stöße gegen die Brustwand. Das Ganze tritt meist unvermittelt bei völligem Wohlbefinden und langsamer Herztätigkeit auf, besonders gern wenn man sich zur Ruhe gelegt hat oder eben eingeschlafen ist. Dann fangen die Leute an, auf ihre Herzaktion ängstlich Acht zu geben und warten sozusagen, ob das Herz nicht gänzlich stille steht, da Herzkrankheit und plötzlicher Tod eng verknüpfte Begriffe sind (Wenckebach). Merkwürdig oft handelt es sich dabei um Ärzte, welche durch peinliche Selbstbeobachtung und Pulszählen sich ganz unglücklich machen. „Herzaussetzen" ist oft ohne ernste Bedenken, da es viel seltener durch organische Herzleiden, als durch nervöse Momente (Vagusstörung, Toxine, Gifte, gastrointestinale Störungen) bedingt wird. Dies trifft wenigstens zu, wenn das Aussetzen den Leuten zum Bewußtsein kommt, während im Gegensatz zu solchen Nervösen wirklich Herzkranke die Rhythmusstörungen des Herzens wenig oder gar nicht bemerken.

Schwindel ist keine ungewöhnliche Erscheinung bei Kreislaufschwäche, wenn hochaufgeschossene Menschen oder Rekonvaleszenten sich plötzlich aufrichten wollen. Er tritt in zwei Formen auf: als die sog. Ohnmacht, wobei es den Leuten schwarz vor den Augen wird und kurzer Bewußtseinsverlust mit Hinstürzen erfolgt. Bei blutarmen Mädchen und unter Umständen bei alten Leuten sind kurzdauernde Ohnmachten keineswegs bedenklich; sie treten oft bei leerem Magen auf auch wohl nach Anstrengungen und verschwinden, wenn man einen Happen zu essen gibt. Der sog Dreh- auch Karrussellschwindel, bei dem die Leute sich unsicher fühlen, taumeln, schwanken und sich festhalten müssen, ohne bewußtlos zu werden, ist eine häufige Begleiterscheinung zerebraler Arteriosklerose, aber auch von nervöser Herzschwäche. In allen solchen Fällen sind Augen (Astigmatismus) und Ohren (Menièrescher Schwindel) zu untersuchen.

Konvulsionen sind keine außergewöhnlichen Erscheinungen bei Schrumpfniere und Adams-Stokescher Krankheit.

Überaus häufig und vieldeutig sind Herzschmerzen und Herzstiche, die aber ebensowenig ein Herzleiden beweisen, wie Kopfschmerzen ein organisches Hirnleiden; das kann man den Patienten zur Beruhigung stets vorhalten. Organisch bedingte Schmerzen werden meist unter dem Sternum, nervös bedingte in der l. Seite lokalisiert.

1. Für beginnende Pericarditis charakteristisch sind Schmerzen in der vorderen Brustgegend; sie strahlen aber auch in die Tiefe, in den Rücken und die Magengegend (Phrenikusgebiet) aus. Sie sind meist recht quälend, rauben Ruhe und Schlaf und werden verstärkt durch tiefe Respirationen und durch Druck von außen, zumal am l. Sternalrand und am Processus ensiformis. (Aufsetzen des Hörrohres, Auflegen des schädlich wirkenden Eisbeutels). Ähnliche Erscheinungen treten auf bei Entzündung der Pleura des das Herz überlagernden Lungenlappens. (Übereinstimmen des Reibegeräusches mit den Respirationsphasen!)

2. Bei Angina pectoris steht der Schmerz ganz im Vordergrund, wie er auch das erste und einzige Symptom bei Mesaortitis luetica und Aneurysma sein kann.

3. Nicht allzuselten gehen auch Klappenfehler mit Herzschmerzen einher, zumal bei jungen Frauen mit Mitralstenose. Vielleicht erzeugt hierbei das zu große Herz durch lebhafte Aktion eine traumatische Reizung benachbarter sensibler Nerven, obschon gewöhnlich Zeichen von Hysterie bestehen.

4. Nervöse Damen zeigen oft Hyperästhesie der Brusthaut mit Mastodynie: unterhalb der Mamilla und ganz oberflächlich sitzen die stechenden Schmerzen, welche schon bei leisester Berührung, bei Beklopfen der Brustwand und vorsichtigem Aufsetzen des Hörrohres ins Unerträgliche sich steigern. Gelegentlich lassen sich bestimmte Druckpunkte in der Brusthaut nachweisen, deren Schmerzhaftigkeit leicht zu beseitigen ist (Spray von Äthylchlorid, Alcookspflaster). Melancholiker klagen trotz ruhiger Herzaktion öfters über „schmerzhaftes Herzklopfen" rein psychogenen Ursprungs, indem das Anschlagen des Herzens gegen die hyperästhetische Brustwand unangenehme Empfindungen und selbst intensive Schmerzen auslöst, wobei auch schmerzhafte Extrasystolen nicht selten sind.

5. Nach schneller Entfettung beobachtet man manchmal Herzschmerzen infolge von Kardioptose.

6. Interkostalneuralgien und tabische Krisen täuschen nur ausnahmsweise Herzschmerzen vor.

Husten nach Anstrengungen ist eine sehr gewöhnliche Erscheinung bei Herzkranken, z. B. bei dekompensierten Mitralfehlern als Stauungskatarrh mit serösem, oft blutig tingiertem Auswurf, beim Aortenaneurysma als metallisch klingender Kehlkopfhusten; bei arteriosklerotischer Schrumpfniere sitzt morgens der „Schleimdeckel" oder die „Schleimperle" im Halse, die abgehustet werden muß.

Häufig fällt den Kranken selber ihre stark belegte, fast klanglose Stimme auf, zumal bei längerem und lautem Sprechen, die sich aber nach einiger Zeit durch Räuspern wieder klärt. Heiserkeit kann lange Zeit hindurch das einzigste Zeichen von Aortenaneurysma sein und man muß stets hieran denken, wenn Männer von 40 bis 50 Jahren an Rekurrensparese leiden. Kein Arzt sieht so viel Aneurysmen, wie der Laryngologe. Lästiger Druck in der Lebergegend, Völle in der Magengrube, Übelkeit, Aufstoßen, Blähungen und andere recht erhebliche subjektive Klagen sind regelmäßige Begleiterscheinungen bei Insuffizienz des r. Herzens, bedingt durch venöse Stauung in den Unterleibsdrüsen und mangelhafte Resorption der Darmgase durchs Blut (A. Schmidt). „Der Patient ist als Magenkranker ins Konsultationszimmer gekommen und verläßt es als Herzkranker" pflegte G. Sée in solchen Fällen zu sagen. Doch darf man nie übersehen, daß auch andere Ursachen vorliegen können (Hyperacidosis, Ulcus pepticum, Cirrhosis hepatis, Cholelithiasis). Der Appetit bleibt meist gut, so lange die Störungen nicht ganz weit vorgeschritten sind; ist er gestört, so muß man daran denken, ob nicht intensive Digitalismedikation Schuld an den gastrischen Störungen trägt. Leute mit Nephrosklerose äußern oft schon frühzeitig Widerwillen gegen Fleisch und Fleischbrühe. Der Durst ist bei vielen Herzkranken in vorgeschrittenem Stadium mit Ödemen groß, der Mund trocken und mit pappigem Geschmack; hier wirkt das Aussaugen einer mit etwas Zucker bestreuten Zitronenscheibe sehr erfrischend. Erbrechen kündigt Urämie oder Apoplexie an; es ist von übler Prognose bei toxischer Myokarditis (Diphtherie) und im Endstadium von Vitien bei Kindern.

Hartnäckige Schlaflosigkeit ist ein häufiges Initialsymptom arterieller und renaler Kardiopathien. Bei valvulären Erkrankungen setzt sie relativ spät ein, ausgenommen die Mitralstenose, und ist hier, auch wenn das Allgemeinbefinden sonst gut ist, ein malum omen.

Sehr lästig empfinden viele Patienten ein Drängen des Herzens nach oben, als ob es zum Halse heraus wolle, und das lebhafte Pulsieren der Arterien im Kopf und in anderen Körperteilen. Das Sausen und Puffen im Ohr, das Klopfen der Bauch-Aorta macht ihnen Angst und hindert am Einschlafen. Manchmal handelt es sich dabei um Aortenfehler oder um Hypertension bei Arteriosklerose (sofortiger Aderlaß!), andere Male um Innervationsstörungen (Sympathikus), die durch eine feuchte Leibbinde und andere Wasserprozeduren schnell behoben werden.

Eigentümlich ist Leuten mit träger Zirkulation (Stauungsfehler, angeborene Herzfehler, Emphysem) und Gefäßspasmen (Arteriosklerose) ein Kältegefühl im Gegensatz zu nervös Herzkranken und zu Basedowkranken, die immer heiß haben und nachts die Füße unter der Decke wegziehen und anfeuchten, um das Brennen aushalten zu können, Bei letzteren ist die Haut mit Schweiß bedeckt, wie bei Fettleibigen und Alkoholikern. Dies Schwitzen bekämpft man durch Flüssigkeitsbeschränkung, eine mehr vegetarische Diät, spirituöse Abreibungen (Mentholspiritus oder Lösung von je 2 Eßlöffel Essig, Franzbranntwein und frisch ausgepreßten Zitronensaft auf eine Weinflasche Wasser), Waschen mit Tannoformseife und Trinken von Salbeitee. Periphere Stauungen vermindern die Unterscheidungsfähigkeit der Haut für Schmerzen und für Temperaturen.

Nächtlicher Urindrang ist ein häufiges Symptom für beginnende Herzinsuffizienz, vor allem aber für arteriosklerotische Schrumpfniere. Während die Leute bei Tage kaum ihre Blase spüren, müssen sie in der Nacht viele Male aufstehen, um Urin zu lassen („Nycturie"). Reichliche Mengen dünnen und hellen Urins (Urina spastica) werden bei nervös, aber auch bei organisch bedingter Angina pectoris sowie bei paroxysmaler Tachykardie gelassen.

Migräne und Occipitalschmerzen, zumal morgens beim Erwachen, sind Vorläufer von Nephrosklerose.

Wadenkrämpfe und unerträgliches Kribbeln in den Füßen sind ernst aufzufassen, da sie auf eine drohende Apoplexia cerebri und bei dekompensierten Klappenfehlern auf eine baldige Katastrophe hindeuten.

Die Diagnostik der Herz- und Gefäßkrankheiten hat im Laufe der letzten Jahre ihr Ziel ganz verändert. Während man früher hauptsächlich bestrebt war, möglichst genau die Herzgröße und etwa vorhandene Geräusche nachzuweisen, ist neuerdings die Funktionsprüfung, verfeinert durch Apparate aller Art, in den Vordergrund getreten. Es ist meist kinderleicht, einen Klappenfehler festzustellen, aber ungeheuer schwer anzugeben, in welchem Grade dies Herz nun in seiner Leistungsfähigkeit beschränkt ist. Die Feststellung der Gesamtleistungsfähigkeit („ensemble des fonctions", Bichet) befähigt uns zu frühzeitigem Erkennen und Handeln, ehe es zu organischen Läsionen kommt. Nun sind zwar nach dieser Richtung hin zahlreiche Versuche mit Aufwand von viel Scharfsinn und Zeit gemacht worden, ohne daß jedoch, wie O. Müller sagt, der praktische Erfolg hierzu im Verhältnis steht. All' die präzisen Methoden, welche ganz exakte Zahlen geben sollen, haben sich wenig bewährt, so z. B.

die Plethysmographie zur Prüfung der Arterienfunktion. Andere scheitern an den hohen Anschaffungskosten und der Schwierigkeit ihrer Bedienung. So muß die Elektrokardiographie vorerst noch die Domäne speziellster Spezialisten bleiben. Der Arzt in der alltäglichen Praxis kann solch' kostspielige und komplizierte Apparate nicht gebrauchen, er muß nach Vereinfachung streben und ohne umständliche oder zeitraubende Methoden sichere und brauchbare Resultate zu gewinnen suchen. Die Sucht, alles in Zahlen und Kurven auszudrücken, hat die altbewährten Hilfsmittel der Diagnostik, welche stets ihren hohen Wert behalten werden, allzusehr in den Hintergrund gedrängt. Es ist die höchste Zeit, daß Ärzte und auch Patienten hier wieder den richtigen Maßstab anlegen. Röntgenographie, Elektrokardiographie und andere moderne Untersuchungsmethoden haben sicherlich unser Können bereichert, aber sie sind viel zu umständlich, um in der allgemeinen Praxis angewendet zu werden. Sie sind, und das muß nachdrücklich betont werden, auch gar nicht immer nötig. Ein geübter Praktiker, der mit scharfen Sinnen den Menschen im Ganzen betrachtet, wird weit seltener Fehlgriffe tun, als der jetzt so gern hervorgekehrte „exakte" wissenschaftliche Arzt, der alles mathematisch genau in Zahlen bestimmen will.

Jede Untersuchung soll möglichst vollkommen und in der Körperlage vorgenommen werden, die dem Patienten am wenigsten Unbequemlichkeiten bringt. Es ist Sache des Taktes, jungen Mädchen und Frauen durch dezentes, wenn auch bestimmtes Auftreten das Peinliche jeder Untersuchung nicht zum Bewußtsein kommen zu lassen. Bei Schwerkranken haben alle überflüssigen Fragen und Manipulationen zu unterbleiben, denn schon mehr als Einer hat das Konsilium mehrerer Ärzte mit üblen Zufällen bezahlen müssen.

Die Inspektion ergibt eine ganze Reihe brauchbarer Anhaltspunkte, sie erstreckt sich auf Aussehen, Haltung, Körperbau, Sprechweise usw.

Allgemeine Zyanose als Symptom von CO_2-Anhäufung infolge von Insuffizienz des r. Herzens mit Stauung im Lungenkreislauf tritt besonders deutlich an Nasenspitze, Ohren und anderen distalen Partien zutage (Mitralfehler, chronische Myokarditis, Emphysem, Kyphoskoliose). Für angeborene Herzfehler ist die „Blausucht" (Morbus coeruleus) charakteristisch, die daher kommt, daß venöses Blut sich mit arteriellem mischt. Bei solchen Kranken zeigen das ganze Gesicht, die Fingerkuppen einen dunkelblauen Ton, am meisten die Schleimhaut von Mund und Rachen, als wäre sie mit Heidelbeersaft bestrichen. Auf Kopf und Hals kann die Zyanose beschränkt sein bei Kompression der Cava superior durch Aneurysmen oder Mediastinaltumoren; tritt sie plötzlich und mit Gedunsenheit auf, so läutet die Wahrscheinlichkeitsdiagnose auf „Perforation eines Aortenaneurysmas in die Cava superior oder in den r. Vorhof".

Eine livide, mehr zirkumskripte Wangenröte und leicht gelbliche „Herzfehlerfarbe" bei Frauen gestattet oft ohne weiteres die Diagnose einer Mitralstenose.

Bei den meisten Arteriosklerotikern fällt eine blaßfahle, welke Haut auf, wobei das Weiße des Auges oft starr hervortritt. Wirklicher Ikterus wird selten und fast nur bei schwer dekompensiertem Herzfehler beobachtet, er kann bei hergestellter Kompensation wieder verschwinden. Stärkere Ausbuchtung der Herzgegend („voussure") deutet auf einen im jugendlichen Alter erworbenen

Herzfehler hin, wenn die noch weichen Rippen vom hypertrophischen Herzen vorgewölbt werden können. Auch richte man sein Augenmerk auf pulsierende Prominenzen am Brustkorb (Aneurysma), besonders im 2. r. Interkostalraum. Der Spitzenstoß ist nicht immer sichtbar bei fetten und emphysematös gebauten Menschen: normalerweise soll er beim Erwachsenen als eine mit der Ventrikelsystole synchrone Vorwölbung eines Punktes im l. 5. Interkostalraum etwas nach innen von der Mamillarlinien hervortreten, bei Kindern etwas höher und weiter nach außen. Als wellenförmige Bewegung in größerer Ausdehnung erscheint er bei starker Hypertrophie mit Dilatation des Herzens. Epigastrische Pulsation tritt bei Hypertrophie des r. Ventrikels und beim Aneurysma der Aorta abdominalis auf, sie ist ominös in späteren Stadien vom Typhus und von anderen erschöpfenden Krankheiten.

Systolische Einziehungen der Herzgegend und diastolisches Vorschleudern sind diagnostisch wertvoll, da sie Verwachsungen des Perikards mit der Brustwand einerseits und dem Herzen andererseits beweisen. Auffallende Pulsation der Karotis mit rhythmischer Hebung des Kopfes und der Ohrläppchen („Karotidenschlagen") sowie das „Hüpfen" der Subclavia und anderer oberflächlich gelegener Arterien erlauben die a vista Diagnose einer Aortenklappeninsuffizienz.

Undulationen der Venen am Hals in der Gegend der Venae jugulares fallen mitunter auch bei gesunden Kindern und Frauen auf, deutlicher bei paroxysmaler Tachykardie und Adams-Stokesscher Krankheit. Am deutlichsten aber ist dieser Jugularvenenpuls bei Insuffizienz der Trikuspidalklappe, bei der eine bedeutende Dilatation des r. Ventrikels besteht, er tritt meist „präsystolisch" auf, d. h. kurz vor dem Karotispuls. Gleichzeitig findet hierbei eine pulsatorische Erschütterung der Leber statt („Leberpuls").

Starke Schlängelung der Venen auf der vorderen Brustwand spricht eher für Lungenechinokokkus oder Mediastinaltumor als für Aneurysma. Ein Kranz feiner, blau-rötlicher Venenäste in der Höhe des Zwerchfellansatzes deutet auf habituelle Plethora abdominalis und Arteriosklerose hin. Ein Kapillarpuls, d. h. ein mit dem Puls synchrones Erröten, am deutlichsten unter den Fingernägeln und beim Ziehen von Strichen über die Stirn, beweist abnorme Schwankungen der Blutfüllung bei hohem Blutdruck (Aortenklappeninsuffizienz).

Kolbige Verdickung der Endphalangen der Finger, die sog. „Trommelschlägerfinger", in geringerem Grade auch der Zehen, wird bei Pulmonalstenose und selten beim Aneurysma (einseitig!) beobachtet.

Im engen Zusammenhang mit Zirkulationsstörungen stehen die Ödeme. Sie entstehen durch Stauung infolge Nachlassens der Herzkraft bei Klappenfehlern und Herzmuskelentartung, wobei sie zuerst an den Fußknöcheln und Unterschenkeln auftreten. Die subkutanen Wasseransammlungen folgen dem Gesetz der Schwere, indem sie tagsüber sich in die Unterschenkel senken, beim Liegen im Bett sich mehr in Oberschenkel und Kreuzbeingegend verziehen; Nähte und Falten des Bettzeugs lassen Furchen in der Haut zurück. Nimmt die ödematöse Gewebsdurchtränkung stärkere Grade an, so verschwinden die Gelenkkonturen an den Beinen, die unförmlich und schwer beweglich werden. Der Fußrücken ist polsterartig aufgetrieben, so daß kein Schuh mehr paßt, Fingereindrücke bleiben in all den geschwollenen Teilen wie in einem Teige lange sichtbar stehen. Mit weiter nachlassender Herzkraft kann nach und nach das Unterhautzellgewebe des ganzen Körpers serös durchtränkt werden (Hydropsanasarka, Wassersucht); Präputium und Labien mit ihrem lockeren Bindegewebe sind glasig durchscheinend und ballonartig aufgetrieben, so daß die Urinentleerung mechanisch behindert wird und der Hodensack kann kindskopfgroß werden. Liegen Wassersüchtige auf einer Seite, so laufen Arme, Hände, Bauchdecken und auch das Gesicht auf dieser Körperhälfte stärker auf. Die geschwollenen Partien sind blaß, teigig und trocken, die Haut infolge der Spannung schmerzhaft, nach längerem Bestehen auch derb und fest. Gelegentlich entstehen Einrisse, so daß die Ödemflüssigkeit in reichlicher Menge abfließen kann — eine Art Selbsthilfe der Natur. Gelingt es durch geeignete Therapie, die Ödeme zum Schwinden zu bringen, so bleiben oft richtige Striae in der Haut zurück. Wenn es durch Stauung zu freien Ergüssen in die Körperhöhlen (Ascites, Hydrothorax) kommt, so wird die Atmung sehr erschwert. Bevor ein Erguß im Abdomen nachzuweisen ist, sind die Därme oft meteoristisch aufgetrieben. Unter Zunahme der hydropischen Erscheinungen gehen die Kranken schließlich zugrunde.

Übrigens muß man wissen, daß auch unabhängig vom Herzen jahrelang bei älteren und fettleibigen Frauen mit Plattfuß und Krampfadern Ödeme bestehen können (Lymphstauung). Bei chlorotischen Mädchen ist die Entscheidung, ob Knöchelödeme kardialen Ursprungs sind, oft dadurch schwer, daß gleichzeitig orthotische Albuminurie und funktionelle Herzgeräusche vorhanden sind. Die Fußödeme der Greise beruhen auf Verminderung der Kreislaufenergie. Einseitige Ödeme weisen auf lokale Stromhindernisse hin (Thrombose, Tumoren, Traumen usw.).

Im Gegensatz zum kardialen Hydrops, der an den abhängigsten Partien und doppelseitig beginnt, sind dem nephrogenen Hydrops die wässerigen Augenlider, das breite Kinn und die blasse Gesichtsfarbe eigentümlich. Leichte Ödeme sind oft „flüchtig", indem sie ihren Ort rasch wechseln. Niemals versäume man nach ihnen zu fahnden, indem man mit der Spitze des Zeigefingers einen Druck auf die Vorderseite der Tibia ausübt, um zu sehen, ob der Eindruck stehen bleibt. Prätibiale Ödeme sind oft nur abends zu konstatieren und morgens verschwunden.

Bei vielen Patienten mit dekompensierten Herzfehlern und mit Leberstauung fällt ein fruchtartiger Geruch aus dem Munde auf. Bekannt ist bei arteriosklerotischer Schrumpfniere der „Foetor urämicus" und — als omen malum — die dunkelrote, trockene „Pöckelzunge".

Mittels der Palpation sucht man zunächst Auskunft über Lage und Beschaffenheit des Spitzenstoßes. Er liegt bei alten Leuten tiefer, ebenso bei tiefer Inspiration, während er bei Hochstand des Zwerchfells (Koprostase, Meteorismus, Ascites, Gravidität, Abdominaltumoren) nach oben, bei l. Seitenlage 1—2 Zentimeter nach außen, bei l. seitigem Pleuraerguß und Pneumothorax, sowie bei r. seitiger Lungenschrumpfung nach r. rückt. Nach l. und unten, selbst bis in den 6. und 7. Interkostalraum, kann er bei Hypertrophie und Dilatation des Herzens verlagert sein.

Nicht sichtbar und fühlbar ist der Spitzenstoß bei reichlichem Fettpolster, Emphysem, Kyphoskoliose, r. Körperlage, tiefer Inspirationsstellung und exsudativer Perikarditis mit Herzschwäche. Verstärkt erscheint er nach Anstrengungen, Aufregungen und bei thyreotoxischen Zuständen; es wäre jedoch unzulässig, zumal bei jugendlichen Patienten, auf eine Hypertrophie oder gar Dilatation schließen zu wollen, wenn ein schnelleres Anschlagen des Herzens die Brustwand über die l. Mamillarlinie hinaus erschüttert. L. seitige Lungenschrumpfung läßt verbreiterten Herzstoß fühlen, ein hypertrophisches Herz macht ihn hebend, so daß er den Interkostalraum, oft auch die Rippen, während der Systole in so breiter Ausdehnung vordrängt, daß er mit der Hand oft kaum zu umgrenzen ist. Ein hypertrophierter und dilatierter r. Ventrikel verursacht positive Pulsationen im Epigastrium. Oft ist der 2. Pulmonalton als Zeichen einer Widerstandserhöhung im kleinen Kreislauf fühlbar, ebenso bei Mitralfehlern ein Schwirren über der Herzspitze. Unter Umständen machen sich auch perikardiale Geräusche und Pulsationen von Aneurysmen der aufgelegten Hand bemerkbar.

Da die Arbeit des l. Ventrikels im Arterienpuls zum Ausdruck kommt, so ist das „Pulsfühlen" von altersher die gebräuchlichste Methode zur Beurteilung der Herztätigkeit gewesen. Leider wird die Kunst des Pulsfühlens heutzutage viel zu wenig geübt und durch Anwendung aller möglichen Instrumente ungebührlich in den Hintergrund gedrängt. Und doch kann kein Apparat jemals den geübten Finger ersetzen; allerdings muß der Arzt den Puls zu behandeln verstehen, wie der Virtuose sein Instrument (Hufeland). Ein geübter Blick und eine gewandte Hand werden stets die Basis des Diagnostizierens bleiben. Welch weitgehende Schlüsse gestattete das Pulsfühlen den alten erfahrenen Ärzten, deren Sicherheit im Erkennen von Krankheiten wir immer wieder bewundern müssen!

Der Arzt fasse nicht sofort nach dem Puls seines Patienten, sondern warte eine Weile und knüpfe ein gleichgültiges Gespräch an, um die Aufmerksamkeit abzulenken. Er hüte sich, den eigenen Puls in den Fingerspitzen für den des Patienten zu halten, wie es bei der Untersuchung von Ohnmächtigen und Leblosen vorkommen kann. Um den Puls zu fühlen, legt man die Spitze des 2. und 3. Fingers auf eine Radialis oder, falls sie, wie bei starken Hautödemen, schlecht zu fühlen ist, auf eine andere oberflächlich liegende Arterie und übt einen vorsichtigen Druck aus. Zunächst stellt man die Frequenz des Pulses fest. Nicht immer entspricht sie der Zahl der Herzkontraktionen, nämlich dann, wenn die Anfüllung des l. Ventrikels mit Blut und seine Propulsivkraft zu gering geworden sind, um einen fühlbaren Puls zu erzeugen (frustrane Kontraktion, contraction à vide). So kann man oft in der Minute nur 70 Pulse an der Radialis tasten, während man mit dem Stethoskop 100 Herzkontraktionen feststellt. Wenn das Herz sich aber später unter dem Einfluß von Digitalis oder ähnlichen Mitteln besser mit Blut anfüllt und sich kräftiger zusammenzieht, so wird der Puls frequenter, indem eine genügend große Blutwelle nun auch wirklich in die peripheren Gefäße gelangt. Das Resultat des Pulszählens soll also mit dem Ergebnis der Auskultation des Herzens verglichen werden. Auch ist stets zu kontrollieren, ob der Puls auf beiden Seiten gleich stark und gleichzeitig zu fühlen ist: manchmal ist eine Radialis schlechter entwickelt oder sklerotisch in ihrem Lumen verengt, wodurch ein Pulsus differens (Aneurysma) vorgetäuscht wird.

Von Pulsbeschleunigung (P. frequens) spricht man, wenn die Durchschnittszahl von 70 beim Mann und 80 bei der Frau überschritten, von Pulsverlangsamung (P. rarus.), wenn sie nicht erreicht wird. Von Tachykardie sollte nur dann die Rede sein, wenn der Puls, ohne daß Fieber besteht, in der Ruhe 120 pro Minute übersteigt und von Bradykardie nur dann, wenn er unter 50 bleibt. Ständig beschleunigt und zwar auch in der Ruhe ist der Puls bei allen akuten Herzerkrankungen, bei Klappenfehlern mit beginnender oder ausgesprochener Dekompensation, bei Überanstrengung („Sportsherz"), vielen Myokardaffektionen, Nephrosklerose und am auffälligsten bei thyreotoxischen und nervösen Zuständen. In unklaren Fällen ist an Alkoholismus zu denken.

Über die Qualität des Pulses orientiert man sich, indem man den tastenden Finger erst mit sanftem, dann mit stärkerem Druck über die Arterie gleiten läßt. Bei einiger Übung hat man bald Klarheit, ob das Gefäßrohr geschlängelt und uneben, ob es weich oder rigide ist, ob die Blutwelle stark oder schwach, regelmäßig oder unregelmäßig anschlägt. Je nach der Blutmenge, die vom Herzen ausgeworfen wurde, ist der Puls kräftig (magnus auch altus) oder klein (P. parvus.) Beim schnellenden Puls (celer) gleitet die Welle schnell unter dem Finger weg im Gegensatz zum trägen (Greisen-) Puls (P. tardus). Wird bei Aorten-Insuffizienz mit beträchtlicher Hypertrophie des l. Ventrikels dem Gefäßrohr plötzlich und mit Wucht eine große Blutwelle zugeführt, die durch teilweises Regurgitieren in den l. Ventrikel rasch abschwillt, so haben wir den Pulsus altus et celer. Ist infolge hohen Blutdruckes der Puls schwer zu unterdrücken (Nephritis), so heißt er hart (P. durus), im Gegensatz zum kleinen, weichen Puls (P. mollis) beim Fettherzen, Typhus und bei Mitralfehlern. Den kleinen und doch gespannten Puls muß der Arzt genau kennen, um eine Nephrosklerose nicht zu übersehen.

Arhythmien sind ein häufiges, aber keineswegs ein untrügliches Zeichen für organische Herzerkrankungen; sie werden leider von vielen Patienten empfunden und zur Quelle unnötiger Sorgen. Sie sind häufig an die Respirationsphasen gebunden, indem bei vertiefter Inspiration der Puls kleiner und selbst unfühlbar (P. paradoxus), bei jeder Exspiration voller und langsamer werden kann. Bei fast allen Kindern bis zum 14. Lebensjahr wird respiratorische Arhythmie beobachtet, besonders ausgeprägt in der Pubertätszeit und oft vergesellschaftet mit Lymphatismus, beginnender Tuberkulose und orthotischer Albuminurie, so daß Mackenzie sie geradezu als physiologisch bezeichnet. Aber auch im vorgeschritteneren Lebensalter ist Pulsunregelmäßigkeit, zumal bei nervösen Leuten mit erhöhter vasomotorischer Erregbarkeit, häufig und braucht keine klinische Bedeutung zu haben, wenn Herzerweiterung, Stauungen, Geräusche und Störungen des Wohlbefindens fehlen. In der Rekonvaleszenz von Infektionskrankheiten ist allerdings die Abgrenzung gegen Myokarderkrankungen nicht immer leicht. Von Bedeutung ist Arhythmie dagegen bei Diphtherie. Tachyarhythmien zwischen dem 45. und 60. Lebensjahr sind als Ausdruck organischer Myokardläsion zumeist von ernster Prognose und selten zur Norm zurückzubringen. Man spricht von einem aussetzenden Puls (P. intermittens), wenn von Zeit zu Zeit ein Schlag aussetzt. Die allerhäufigste Ursache von Arhythmie sind die sog. Extrasystolen (überzählige Herzkontraktionen), die besonders gern nach Exzessen in Venere vorkommen. Viele nervöse Leute haben ihr Leben lang täglich solche „Aussetzer", die man oft durch stärkere Anstrengungen (10 Kniebeugen oder 50 Laufschritte) zum Verschwinden bringt. Prognostisch ungünstig sind extrasystolische Arhythmien bei hohem Blutdruck, speziell bei Nephrosklerose.

Beim P. alternans sind die einzelnen Schläge wohl ziemlich regelmäßig, aber kräftige und weniger kräftige wechseln ab. Als Ausdruck für den Verlust des Kontraktionsvermögens gilt er als schwerstes Symptom für unmittelbar bevorstehende Erlahmung des Herzens (Schrumpfniere). Prognostisch viel zu ungünstig beurteilt wird der P. irregularis perpetuus (s. später), wenn auch öfters plötzlicher Tod dabei erfolgt. Bei dem sog. Delirium cordis, einem Zeichen schwerster Herzschwäche, beobachtet man ein wirres Durcheinander von stärkeren Pulsationen und von Serien schneller, kaum wahrnehmbarer Schläge mit fortwährend wechselnden Zwischenpausen, was oft nur durch Auskultation festgestellt werden kann.

Zur graphischen Darstellung des Pulses dient der Sphygmograph. Die Apparate von Dudgeon, von Hoffmann und von Jaquet geben gute Kurven.

Von größtem diagnostischen Wert ist die Bestimmung des systolischen oder maximalen, arteriellen Blutdrucks, da in ihm die vom l. Ventrikel geleistete Arbeit und der in den Gefäßen bestehende Widerstand und Tonus ausgedrückt werden. Man schätzt seine Höhe durch Betasten des Radialpulses ab: ein harter, stark gespannter Puls ist ein Zeichen für hohen, ein weicher, leicht unterdrückbarer Puls für niedrigen Blutdruck. Von großem praktischen Wert sind die verschiedenen Apparate zur Bestimmung des Blutdruckes, da man ihnen gelegentlich wichtige Fingerzeige verdankt. Am meisten eingebürgert ist der Blutdruckmesser (Sphygmomanometer) von Riva Rocci mit der breiten Armmanschette nach v. Recklinghausen. Er ist leicht transportabel, nicht zu kostspielig und so einfach zu handhaben, daß auch der beschäftigte Praktiker in wenigen Minuten sich seiner mit Nutzen bedienen kann. Dieser Apparat sollte wirklich in keinem ärztlichen Instrumentarium fehlen. Wohl schwankt der Blutdruck bei verschiedenen Menschen in erheblicher Breite und sind auch bei demselben Individuum nicht unbeträchtliche Tagesschwankungen die Regel; immerhin darf man seine durchschnittliche Höhe im mittleren Lebensalter beim gesunden Mann mit 110—130 mm Hg, bei der gesunden Frau mit 95—110 angeben. Mit den Jahren nimmt mit der Gefäßspannung auch der Blutdruck zu und bei Leuten von über 40 Jahren darf man Werte bis zu 150 noch als normal ansehen. Man vergesse aber nicht, daß viele ganz gesunde leistungsfähige Menschen nur Werte von 90—95, andere hingegen 130—140 zeigen können. Werden diese Mittelwerte andauernd überschritten, so ist der Blutdruck entschieden erhöht, mäßig erhöht bei 135—160, stark erhöht bei 160—190, sehr stark erhöht bei 190 und darüber (Hypertonie oder Hypertension). Bei Kindern sind die Werte niedrig [Säuglingen nach Langstein 80], um dann bis zum 14. Lebensjahre allmählich auf 110 anzusteigen. Irgendwelche Beziehungen des Blutdrucks zum Körpergewicht bestehen anscheinend nicht. Am niedrigsten ist der Blutdruck im Schlaf und bei nüchternem Magen, er steigt in den Nachmittagsstunden infolge von physiologischer Nahrungsplethora, ebenso bei der Exspiration und nach stärkeren Anstrengungen. Ungemein deutlich ist die Einwirkung der Psyche schon beim normalen Menschen. Alltäglich macht man die Erfahrung, daß der bei der ersten Untersuchung gemessene Druck nach einigen Tagen mehr oder weniger sinkt. Mit Recht empfiehlt deshalb Deutsch, die Messung möglichst am Morgen im Bett bei nüchternem Magen vorzunehmen, wenn das psychische Moment und andere blutdrucksteigernde Faktoren ausgeschaltet sind. Beträgt dann der Druck mehr als 140 mm Hg, so handelt es sich nicht um eine funktionelle, sondern um eine organisch bedingte Hypertonie. Transitorische Hypertonien findet man in der Pubertät und Klimax, vor den Menses, während der Laktation, nach Überanstrengungen, bei psychischen Erregungen, nach Exzessen, bei gastrischen Krisen, bei Alkoholikern mit Einsetzen der Abstinenz und im Delirium. Topp fixiert als sicheres Ergebnis seiner zahlreichen Messungen, daß all die Krankheiten, welche in das große Gebiet der sog. funktionellen Neurosen fallen, mit abnormer Blutdrucksteigerung vergesellschaftet sind. Vor allem ist dies bei Schreck- und Rentenkampfneurosen der Fall. Chronische Hypertonie, die meist mit verstärkter Herzaktion einhergeht, ist in erster Linie ein Symptom von Schädigung der Nieren, am ausgeprägtesten bei arteriosklerotischer Schrumpfniere, ferner von Praesklerose, generalisierter und Splanchnikussklerose, Plethora universalis, Polycythämie. Die Hypertonie der Schwangeren („hypertension gravidique") ist wohl Folge funktioneller Nierenschädigung, da Einschränkung von Eiweiß- und Kochsalzzufuhr den oft hartnäckigen Kopfschmerz, die Schlaflosigkeit und andere quälende Erscheinungen beseitigt. Blutdruckbestimmungen bei Kindern mit orthotischer Albuminurie ergaben keine Abweichungen von der Norm.

Zu erwähnen ist noch die „Hochdruckstauung" bei Herzinsuffizienz, wohl eine Folge von Reizung des Vasomotoren-Zentrums durch CO_2-Überladung des Blutes; sie nimmt mit Besserung der Herzkraft (Digitalis) ab.

Hypotonie tritt in Erscheinung bei Kreislaufschwäche infolge von Hypoplasie oder Erkrankung des Herzens, bei fieberhaften Zuständen (Typhus), erschöpfenden Magendarmleiden, Emesis gravidarum, Ödemkrankheit der Kriegsgefangenen infolge von Unterernährung und ganz besonders typisch bei Morbus Addisoni. Bei der Lungenphthise ist sie frühzeitig nachzuweisen und für den weiteren Verlauf insofern von prognostischem Wert, als ein Steigen des Blutdruckes während der Behandlung günstig, ein Sinken ungünstig ist.

Durch Anbringen eines einfachen Apparates kann man auch den diastolischen oder minimalen Blutdruck bestimmen, der normalerweise etwa 60—80 mm Hg beträgt. Die Differenz zwischen maximalem und minimalem Blutdruck — beim Gesunden 50 mm Hg — heißt „Pulsamplitude", die einen annähernden Rückschluß auf das Schlagvolumen des Herzens gestattet.

Früher, als viele Ärzte die Herzgrenzen auf der Brust anzeichneten, war „Herzerweiterung" der Schrecken aller Patienten, jetzt ist es die „Blutdrucksteigerung". Da sie bei Laien als sicheres Symptom der „Adernverkalkung" gilt (A. Hoffmann), soll der Arzt das Resultat der Blutdruckmessung niemals dem Patienten bekannt geben, sondern für sich behalten. Noch mehr zu bekämpfen ist der Unfug, seinen Klienten auch noch Pulskurven, Röntgenphotographien und anderes in die Hand zu geben.

Die Herzgrößenbestimmung bildet einen der wichtigsten Teile der Diagnostik und wird durch die Perkussion ausgeführt. Ich empfehle die Fingerperkussion als die praktischste, da das Tastgefühl unterstützend mithilft. Am besten perkutiert man beim aufrecht sitzenden Patienten. Vermittelst der Perkussion suchen wir Lage, Größe und bis zu einem gewissen Grade auch Form des Herzens festzustellen, indem wir schwach klopfend seine absolute Dämpfung umgrenzen, soweit es von der Lunge unbedeckt der

Brustwand anliegt: normaliter verläuft die Grenze am unteren Rand der l.
4. Rippe ,am l. Sternalrand und geht etwas nach innen von der l. Mamillarlinie, nach unten in die Leberdämpfung resp. in den tympanitischen Magen-
schall über. Merkwürdigerweise galt die Perkussion der absoluten Herzdämpfung
noch auf dem Kongreß für Innere Medizin 1904 neben der Orthodiagraphie
als wertvollste und exakteste Methode, obgleich sie absolut keine bindenden
Schlüsse auf die wirkliche Herzgröße zu geben vermag. Es wird eben nur heraus-
perkutiert, in welcher Ausdehnung das Herz von der Lunge unbedeckt ist,
was gar nicht allein von der Größe des Herzens, sondern mehr noch vom Zustand der Lunge abhängt: so kann die absolute Dämpfung vergrößert erscheinen,
wenn sich der Lungenrand infolge pathologischer Schrumpfung zurückgezogen
hat oder wenn durch Zwerchfellhochstand (Gravidität, Chlorose, Wachstum)
oder Meteorismus ein größerer Bezirk nicht von der Lunge überlagert ist.
Andererseits gelingt es nicht immer, bei bestehendem Lungenemphysem eine
vorhandene Herzvergrößerung perkussorisch nachzuweisen. Im allgemeinen
wird bei pathologischer Größen- und Dickenzunahme die Dämpfung nicht
nur breiter, sondern auch nach Schall und Gefühl resistenter.

Die wirkliche Herzgröße tritt erst bei stärkerem Klopfen zutage als relative
Dämpfung, deren Bestimmung so sehr von den angewandten Methoden abhängig ist, daß sie fast ganz der Übung und Schulung der einzelnen anheim-
gestellt ist und Moritz mit Recht sagen darf „tot capita, tot sententiae" (Gold-
scheiders Schwellenwerts-, Ebsteins Tast-Perkussion). Die Grenzen der
relativen Dämpfung verlaufen meist parallel der absoluten Dämpfung 2—4,5 cm
weiter nach außen, also am r. Sternalrand, im 3. Interkostalraum, in der l.
Mamillarlinie, unten ebenso wie bei der absoluten. Bei Mitralfehlern strebt
die Veränderung im allgemeinen mehr nach r. und in die Breite, bei Aortenfehlern mehr nach l. und in die Länge.

Die Friktionsmethode nach Smith-Hornung ist für die Bestimmung
der Herzgröße unzuverlässig.

Die Resultate der Perkussion werden in wertvoller Weise kontrolliert
und gesichert durch die Röntgen-Untersuchung, wenn auch die Behauptung „Perkussion ohne Röntgenkontrolle ist wie Artillerie, die ohne Feuer-
kontrolle nach verdeckten Zielen schießt" übertrieben ist. Sie hat uns
vor allem in der Diagnose von Aortenerkrankungen einen großen Schritt
vorwärts gebracht; z. B. Aneurysmen, speziell der Aorta descendens wurden
früher oft übersehen, während sie jetzt durch die Röntgenuntersuchung leichter
und vor allem viel früher zu erkennen sind. Zu achten ist auf eine etwaige
pulsatorische, in späteren Stadien dauernde Erweiterung der Aorta (bei Insuffizienz ihrer Klappe) und die Breite ihres Schattens, der mit dem Alter konstant zunimmt. Im Röntgenbild sind die Größenverhältnisse weniger wichtig
als die Form des Herzschattens, das Tropfenherz bei asthenischen jungen
Leuten, Medianstellung beim Emphysem, Kugelherz bei Mitralfehlern, kolossaler
Schatten in Dreiecksform bei allgemeiner Vergrößerung. Allen Methoden haftet
aber der Mangel an, daß sie nur eine Projektion des Herzens, nicht aber die
Größe seines Volumens mit Sicherheit geben und ebensowenig erkennen lassen,
ob die Vergrößerung durch Hypertrophie oder Dilatation bedingt ist.

Zur Auskultation des Herzens bedient man sich am besten eines
Stethoskopes. Über jedem Ostium hört man normaliter 2 Töne, im 2. Inter-

kostalraum l. vom Sternum die der Pulmonalis, auf dem Sternum am Ansatz der r. 5. Rippe die der Trikuspidalis, an der Herzspitze die der Mitralis, im 2. Interkostalraum r. vom Sternum die der Aorta. Herzgeräusche bedeuten nicht ohne weiteres Klappenfehler; vielmehr sind systolische Geräusche in jeder Epoche des Kindesalters, namentlich zwischen 10 und 14 Jahren, ungemein häufig und meist als sog. akzidentelle, funktionelle, anämische aufzufassen. Lüthje fand sie bei $^3/_4$ aller Schulkinder, und nur in 25% hiervon waren sie auf organische Klappenfehler zurückzuführen. Beyer untersuchte auf Veranlassung von Hirsch 830 Schulkinder im Alter von 6—14 Jahren, von denen 42% leichte Geräusche zeigten, die gewöhnlich über der Pulmonalis gehört wurden. Auch bei Erwachsenen, namentlich bei älteren Frauen, sind akzidentelle (funktionelle) Herzgeräusche keineswegs selten, vielleicht bedingt durch Veränderung der Blutzusammensetzung oder durch psychische Einflüsse (souffles de consultation). Diastolische Geräusche gelten in der Regel als Zeichen organischer Vitien, sind aber keineswegs ganz selten auch dann vorhanden (also funktionell), wenn nach Anamnese, Verhalten des Pulses und Orthodiagramm ein Klappenfehler auszuschließen ist. Bei Nephritis mit starker Blutdrucksteigerung verschwinden solch' anorganische Geräusche über der Aorta oft mit Besserung des Allgemeinbefindens. Becher-Gießen hörte bei der Untersuchung von 120 Soldaten im Alter von 19—40 Jahren 7 mal ein diastolisches Geräusch. Kaum angedeutete Geräusche werden am ehesten gehört in Rückenlage des Patienten, wenn der Atem angehalten wird. Man versäume nie, die Auskultation wie das Pulszählen im Stehen und auch im Liegen vorzunehmen, und man wird überrascht sein, wie oft dann ein leises Geräusch sich bemerkbar macht, das im Stehen überhaupt nicht zu hören war. Bei Erkrankung der Aortenklappe tritt das Geräusch oft viel früher und besser in Erscheinung, wenn man, statt an der üblichen Stelle, im 3. l. Interkostalraum auskultiert, und diastolische oder präsystolische Geräusche über der Mitralis werden seltener überhört, wenn das Stethoskop etwas außerhalb der Mamillarlinie aufgesetzt wird. Gelegentlich sind Geräusche schon aus einer Entfernung bis zu 1 Meter hörbar und von hohem musikalischen Beiklang. An dies „singende Herz", welches den Patienten selbst stets in die Ohren klingt, gewöhnen sich die Patienten nur allmählich; es tritt hauptsächlich bei luetischen Aorten-Erkrankungen auf, doch konstatierte v. Hampeln solche „Ferntöne" auch bei Mitralstenose. Bei schweren subfinalen Zuständen mit Blutdrucksenkung hören sich die Herztöne wie das Flügelschlagen eines Vogels an (Fluttering heart nach Marchinson). Spaltung der Herztöne ist nicht selten, am ausgesprochensten an dem 2. akzentuierten Pulmonalton. Beim sog. Galopprhythmus tritt zu den regulären Herztönen noch ein dritter hinzu, der immer in der Diastole liegt Dadurch kündigt das gegen einen großen arteriellen Widerstand ankämpfende Herz seine Insuffizienz an (Nephrosklerose). Hier ist Digitalis stets angezeigt und bringt oft die Erscheinung zum Schwinden Man achte nicht nur darauf, ob die Herztöne rein, sondern auch, ob sie laut oder leise, dumpf oder klingend sind.

Dem Elektrokardiogramm verdanken wir wichtige Aufschlüsse über den Erregungsablauf im Herzen. Wie jede Muskelkontraktion mit elektrischen Erscheinungen verbunden ist, so hat auch das Herz seine sog. Aktionsströme, die, weil sie sehr schwach sind, nur mittels empfindlichster Apparate festgestellt werden können. Unter Elektrokardiogramm versteht man das Bild der Aktionsströme, welche die Tätigkeit des Herzens begleiten. Die Aktionsströme werden gewöhnlich in drei Abteilungen registriert, von denen die Ableitung von beiden Händen die gebräuchlichste ist. Man erhält so eine Kurve mit mehreren „Zacken", von denen die erste auf die Vorhofs- und die übrigen auf die Ventrikeltätigkeit zurückzuführen sind. Sehr mannigfach sind die pathologischen Abweichungen. Verlängerung, Verstärkung und eventuell Spaltung der Vorhofszacke trifft man bei Mitralstenosen mit präsystolischem Geräusch und stark akzentuiertem Herzton. Aufsplitterung der Kurve läßt auf das Vorhofsflimmern, die Ursache der Arhythmia perpetua, schließen. Bei Inkongruenz beider Herzhälften, z. B. bei Aorteninsuffizienz mit Dilatation und Hypertrophie des l. Ventrikels kann die große Zacke negativ sein. Vollständige Umkehrung der großen Zacke kommt vor bei schwer Herzkranken. Besondere Wichtigkeit wird dem Elektrokardiogramm für die Deutung von Arhythmien beigelegt, sowie für die Diagnose des sog. „Herzblocks", d. h. einer Inkongruenz zwischen Vorhofs- und Ventrikeltätigkeit infolge Läsion der Leitungsbahn. Da Vorhofs- und Ventrikeltätigkeit gesondert zum Ausdruck gebracht werden, so kann jede Störung in der zeitlichen Aufeinanderfolge mit Leichtigkeit im Elektrokardiogramm abgelesen werden.

Über Veränderungen des Blutes bei Kreislauferkrankungen sind einige Tatsachen bekannt. Bei kongenitalen und erworbenen Herzfehlern ist das Blut stark eingedickt. Schon einfache Stauungen gehen mit abnormer Konzentration einher, indem das spezifische Gewicht erhöht und die Zahl der roten Blutkörperchen vermehrt ist (8—9 Millionen, Poly- oder Hyperglobulie). Nur bei Aortenfehlern sind selbst bei vorhandenen Stauungen und Ödemen die roten Blutkörperchen vermindert.

So groß auch die Bedeutung der physikalischen Untersuchungsmethoden sein mag, so ist doch die funktionelle Herzdiagnostik (Rosenbach) vielleicht noch wichtiger. Ob wir eine Mitralstenose, Aorteninsuffizienz oder Myokarditis vor uns haben, ist für Prognose und Therapie weniger wichtig, als die Frage „ist das Herz imstande, die Zirkulation so aufrecht zu erhalten, wie es für den Fortbestand des Lebens und die Leistungstüchtigkeit notwendig ist?, wie lange wird die Leistungsfähigkeit erhalten bleiben? und welche Arbeit darf dem Herzen unbedenklich zugemutet werden?" Die beste und einfachste Methode zur Funktionsprüfung besitzen wir noch immer im Pulszählen bei dosierter Arbeit (Stähelin). Im allgemeinen pflegt bei allen organischen Herzleiden mit wenigen Ausnahmen der Puls schon in der Ruhe, vor allem aber nach leichten Anstrengungen beschleunigt zu sein. Jedoch braucht selbst bei schweren Kreislauferkrankungen der Ruhepuls keine unmittelbaren Veränderungen zu zeigen, während das Bild sich sofort ändert, wenn besondere Anforderungen gestellt werden. Gerade hierdurch gewinnt man wichtige Aufschlüsse über den Zustand des Herzmuskels und seine verfügbare Reservekraft: wenn z. B. die Pulszahl beim bloßen Aufrichten oder Umdrehen um 15—20 Schläge steigt, so ist die Reservekraft äußerst gering.

Zunächst frägt man den Patienten, wieviel er leisten kann, ohne Herzklopfen und Atemnot zu bekommen, wobei man natürlich auch das Vorleben berücksichtigen muß, ob er einen körperlich anstrengenden Beruf ausgeübt hat oder nicht. Dann bestimmt man die Pulsfrequenz erst beim Liegen und Stehen, sodann nach einigen tiefen Kniebeugen, nach 50 Laufschritten, nach Treppensteigen oder nach anderen körperlichen Anstrengungen. Auch normalerweise geht hierbei die Pulszahl um 20—30 Schläge pro Minute in die Höhe, kehrt aber schon nach 1—2 Minuten auf die Ursprungszahl zurück. Kehrt der Arbeitspuls bald auf seine Anfangszahl oder sogar darunter zurück, verlieren sich etwa vorher bestandene Arhythmien, erfolgt eine Blutdrucksteigerung, so ist das ein Beweis für ein gesundes, erholungsfähiges Organ. Erfolgt diese Rückkehr hingegen nur langsam, wird der Puls kleiner oder gar unregelmäßig, die Atmung beschleunigt und das Aussehen blaß, der Blutdruck niedriger, so darf auf eine organisch bedingte Kreislaufschwäche geschlossen werden. Die Art und Weise, wie ein Herz auf körperliche Mehranforderungen reagiert, gibt also einen zuverlässigen Indikator für seine Leistungsfähigkeit ab. Einen sehr brauchbaren Anhaltspunkt für den Zustand des Herzens besitzen wir schon in der einfachen Kontrolle des Pulses im Liegen und Stehen. Bleibt seine Zahl in Rückenlage unverändert oder steigt sie gar an, so besteht mehr oder weniger Herzschwäche, während ein numerisches Absinken günstig zu beurteilen ist. Katzenstein stellt für die Prüfung der Herzfunktion folgende Sätze auf: Wenn nach Kompression beider Femoralarterien 1. der Blutdruck steigt und die Pulsfrequenz sinkt, so ist die Funktion normal, 2. der Blutdruck und die Pulsfrequenz gleichbleiben, so liegt geringe Herzmuskelschädigung vor, 3. der Blutdruck gleichbleibt und die Pulsfrequenz steigt, so besteht stärkere Herzinsuffizienz und 4. wenn der Blutdruck sinkt und die Pulsfrequenz steigt, so liegt schwere Insuffizienz vor.

Allgemeine Pathologie.

Eine Vergrößerung des Herzens kann bedingt sein 1. durch Verdickung seiner Wand (Hypertrophie), 2. durch Erweiterung seiner Höhlen (Dilatation) und 3. durch Kombination von beiden (Hypertrophie und Dilatation).

1. Hypertrophie des Herzens. Wie bei jedem Muskel, der anhaltend mit größerer Energie zu arbeiten hat, so kommt es auch beim Herzen im Laufe von Monaten und Jahren zu einer Hypertrophie. Leute, die besonders schwere Körperarbeiten leisten, zeigen in der Regel kräftig entwickelte Herzen. Diese Zunahme ist aber nicht einseitig auf den Herzmuskel beschränkt, sondern Teilerscheinung einer Zunahme der gesamten Körpermuskulatur. So wird bei Soldaten nach einjähriger Dienstzeit das Herz größer gefunden (Schieffer). Diese einfache Aktivitätshypertrophie stellt zunächst einen zweckmäßigen Vorgang dar, indem sie den Herzmuskel befähigt, bei gesteigerten Anforderungen sofort größere Kraft zu entfalten. Zweck jedes Trainings ist es, durch richtig angefangene und lange genug fortgesetzte Übungen dies Kraftoptimum zu erreichen, damit das Herz etwa vorkommenden großen Anstrengungen sich gewachsen zeigt, wie ja auch wir Ärzte durch geeignete therapeutische Maßnahmen (Gymnastik, Terrainkuren, Sport) den Vorgang der Hypertrophie als eine wohltätige Kompensationseinrichtung oft anstreben. Wir wissen eben, daß nur ein genügend kräftiger Herzmuskel imstande ist, die vermehrten Widerstände, wie sie z. B. durch Klappenfehler gesetzt werden, zu überwinden und normale Kreislaufverhältnisse zu unterhalten. Auffälligerweise pflegt bei nur zeitweiligen Überanstrengungen (Sport) die Hypertrophie hochgradiger zu werden, als bei der schwersten Berufsarbeit, vielleicht infolge von Nichtbeach-

tung des Ermüdungsgefühls. Außerordentlich massive Herzen beobachtet man bei Leuten, die neben schwerer Berufsarbeit auch noch radfahren (Stadler). Das große Münchener Bierherz (Bollinger) und das Tübinger Wingertherz stellen richtige Arbeitshypertrophie dar: infolge großer Flüssigkeitsaufnahme ist das Gefäßsystem überfüllt, so daß das Herz, welches nebenher noch durch starke Körperarbeit belastet wird gegen erhöhten Widerstand ankämpfen muß. Jede länger dauernde mechanische Behinderung des Kreislaufs führt eine Vergrößerung der Herzmuskelmasse herbei, und zwar in dem Abschnitt, welcher die Mehrarbeit zu leisten hat, das ist der zentralwärts von dem Stromhindernis gelegene Teil des Herzens. Der l. Ventrikel hypertrophiert demnach vorwiegend bei Aortenfehlern und erhöhten Widerständen im peripheren Kreislauf (Arteriosklerose), der r. in erster Linie bei Pulmonal- und Mitralfehlern, sowie bei Einengung oder Erschwerung des Lungenkreislaufs (Keuchhusten, Emphysem).

2. Von der Hypertrophie ist aufs schärfste zu unterscheiden die Dilatation des Herzens, wie schon Oskar Fräntzel richtig betont hat. Gemeinsam ist beiden nur, daß das Herz an Umfang zugenommen hat. Während erstere ein kompensatorischer Akt ist, der das Herz leistungsfähiger macht und Lebensgarantie bietet, ist letztere umgekehrt ein Zeichen von Herzschwäche. Die Bezeichnung „Dilatation" sollte nur für „Erweiterung" der Herzhöhlen reserviert bleiben, deren Wand infolge Nachlassens ihres Tonus dem Innendruck des Blutes mangelhaft widersteht und nun passiv gedehnt wird („Stauungsdilatation"). Wenn auf dem Sektionstisch die schwachwandigen Vorhöfe und der r. Ventrikel so häufig dilatiert gefunden werden, so beruht dies wohl auf einem Nachlassen des Tonus und auf einer mechanischen Dehnung durch das einfließende Blut in der Agone. Die „Herzerweiterung", deren Diagnose viel zu häufig gestellt wird, ist stets ein Zeichen bedenklicher Herzinsuffizienz und kann nicht einfach durch einige elektrische oder CO_2-Bäder zurückgebracht werden, wie manche Ärzte es die Patienten glauben machen wollen — ob aus suggestiven Rücksichten oder aus nebelhaften pathologischen Begriffen, bleibe dahingestellt. Wenn der Herzmuskel wirklich seinen Tonus verloren hat, so kommt es nur selten und jedenfalls erst nach langer Zeit wieder zur Rückbildung der Dilatation.

3. Hypertrophie und Dilatation. Natürlich kann auch ein hypertrophisches Herz seinen Tonus einbüßen und dilatiert werden. Dann sieht man die extrem großen Bierherzen und die Stauungsherzen bei Emphysem und Klappenfehlern (Bukardie, cor bovinum).

Neigt das hypertrophierte Herz mehr zur Erschöpfung als das nicht hypertrophierte? Seine Leistungsfähigkeit scheint zeitlich eine begrenzte und seine Reservekraft verhältnismäßig leicht aufgebraucht zu sein. Athleten und Sportsleute mit ihren Riesenherzen gehen erfahrungsgemäß oft und ungewöhnlich früh an Kreislaufstörungen zugrunde, weshalb aus diesen Kreisen in Amerika keine Schutzleute angestellt werden (Weintraud). Auch das große Herz jugendlicher Radfahrer erlahmt sehr leicht bei Infektionskrankheiten (Schieffer, Stadler), wie überhaupt die Widerstandsbreite anderen Schädlichkeiten gegenüber beim hypertrophischen Herzen verringert ist. Man sei besonders vorsichtig mit Entfettungs- oder gar Hungerkuren.

Herzschwäche (Insufficientia cordis). Wenn ein konstitutionell schwaches Herz (Hypoplasie, Thoraxenge) von vornherein zu stärkeren Leistungen un-

fähig ist, so liegt „Debilitas cordis" vor. Wenn aber ein Herz seine Propulsiv-
und Aspirationskraft eingebüßt hat oder gesteigerte periphere Widerstände
nicht überwinden kann, so liegt eine „Herzinsuffizienz" vor. Es ist dies also
ein funktioneller Begriff. Die Ursache des Versagens der Herzkraft und damit
von allgemeinen Kreislaufstörungen kann in drei Momenten liegen: Erstens
kann der Herzmuskel selbst in seiner anatomischen Struktur oder funktionellen
Leistungsfähigkeit so gelitten haben, daß seine Kraft zur Unterhaltung normaler
Kreislaufverhältnisse nicht mehr ausreicht: „primäre Herzschwäche" (Hypoplasie des Herzens und der Gefäße, Myokarderkrankungen). Zweitens können
durch Erkrankungen am Klappenapparat oder an den Gefäßen (Arteriosklerose),
sowie durch Veränderungen in der Menge (Plethora universalis) oder der Beschaffenheit (erhöhte Viskosität) des Blutes solch abnorme Stromwiderstände
geschaffen werden, daß der an sich durchaus gesunde und leistungsfähige Herzmuskel auf die Dauer diesen außergewöhnlichen Ansprüchen nicht zu genügen
vermag: „sekundäre Herzschwäche". Ist beispielsweise das Lungenstrombett
eingeengt (Emphysem, pleuritische Schwarten usw.), so droht Gefahr der
Schwäche des r. Ventrikels, liegen dagegen die Stromhindernisse im großen Kreislauf, wie bei ausgedehnter (Splanchnikus-) Arteriosklerose, so tritt konsekutive
Schwäche des l. Ventrikels auf. Es ist von fundamentaler Wichtigkeit für die
Therapie, zwischen primärer und sekundärer Herzschwäche scharf zu unterscheiden. Drittens kann das Herz auch rein mechanisch in seiner Tätigkeit
behindert werden: aus Pleura- und Perikardexsudaten, aus Verwachsungen
mit der Umgebung resultieren oft schwere Störungen. Verletzungen des Herzens
werden oft tödlich durch „Herztamponade", indem das in die Perikardialhöhle
austretende Blut das Herz komprimiert.

Welches Herz ist nun insuffizient?

Relativ insuffizient ist schließlich jedes Herz, denn auch der kräftigste
Herzmuskel findet eine Grenze seiner Leistungsfähigkeit. Wird er übermäßig
angestrengt, so treten eben Herzklopfen, Pulsbeschleunigung, Oppressionsgefühl, Kurzluftigkeit, blasses Aussehen, später auch kalter Schweiß, faden-
förmiger und unregelmäßiger Puls mit Sinken des Blutdruckes auf. Im Einzelfall ist es keineswegs immer leicht zu entscheiden, wann solche Insuffizienz
anfängt pathologisch zu sein, da die Menschen sich in dieser Beziehung ungemein
verschieden verhalten. Auch ist zu berücksichtigen, daß eine Steigerung ge-
wohnter Muskelleistungen, die sozusagen automatisch erfolgen, das Herz viel
weniger anstrengt, als ungewohnte Muskelleistungen. Unsere Vorstellung,
was der Mensch an Überanstrengung ohne Schaden für sein Herz aushalten kann,
ist durch die Kriegserfahrungen weit übertroffen. Lange hat es als Axiom
gegolten, daß das Herz infolge von Überanstrengung in erster Linie dilatiert
würde, und die „Herzerweiterung" spielte in der Diagnostik eine hervorragende
Rolle. Es wurde dabei immer auf Schott hingewiesen, der gesunde Männer
bis zur Erschöpfung ringen ließ und hinterher „Herzerweiterung" konstatieren
konnte. Über die Richtigkeit dieser Angabe ist viel gestritten worden und es
zeigt sich auch hier mal wieder, daß es mit wissenschaftlichen Grundsätzen
oft übel bestellt ist. Jede plötzliche Änderung in der Herzgröße kann doch nur
durch eine Vermehrung oder Verminderung der im Herzen befindlichen Blutmenge bedingt sein, da seine Muskelmasse unmöglich in 20 bis 30 Minuten zuneh-

men kann. Die einfachste Beobachtung lehrt, daß das Herz bei größeren Anforderungen schneller und weniger ausgiebig schlägt, in den kürzer dauernden Diastolen naturgemäß sich weniger mit Blut füllen, aber nicht ballonartig gedehnt werden kann. Moritz und Dietlen stellten denn auch stets Kleinerwerden der Herzfigur bei 7 Radfahrern fest, welche die 560 Kilometer lange Strecke Leipzig-Straßburg in rund 30 Stunden zurückgelegt hatten. Es handelte sich um trainierte Amateurfahrer, die z. T. recht erschöpft am Ziel anlangten. Andererseits ist neuerdings die Behauptung von Schott orthodiagraphisch teilweise durch de la Camp bestätigt worden. Nach seiner Beobachtung kann das Herz auf maximale Leistungen ohne genügende Erholungspausen in der Tat mit Erweiterung antworten. Doch hatte in solchen Fällen der Herzmuskel schon vorher durch Alkohol, Nikotin oder konstitutionelle Krankheiten an der Kontraktilität und vor allem am Tonus eingebüßt. Auf Grund röntgenologischer Größenbestimmungen an Ringern fanden auch Katz und Leyhoff, daß ein gesundes Herz auf einmalige exzessive Muskelleistungen meist mit Verkleinerung, ein durch voraufgegangene Krankheit geschädigtes Herz mit Vergrößerung reagiert. Im allgemeinen bleiben kurze einmalige Steigerungen der Ansprüche ohne üble Folgen fürs Herz. Übrigens versagen die Körpermuskeln für gewöhnlich schon früher, und das ist das beste Sicherheitsventil für das Herz. Wenn aber rekordwütige Sportsleute durch äußerste Willensanspannung das Ermüdungsgefühl unterdrücken, wie das in gefährlicher Weise bei den Marathonläufern der Fall ist, dann entwickelt sich allerdings nicht selten eine Dilatation des Herzens. Zustände von leichter Herzermüdung oder Herzerschöpfung, wie sie sich nach vorübergehenden Überanstrengungen mittleren Grades zeigen und mit denen man keinen bestimmten pathologisch anatomischen Begriff zu verbinden braucht, gleichen sich beim Gesunden bald wieder aus, nicht völlig aber nach einmaliger exzessiver und noch weniger nach dauernder exzessiver Überanstrengung: hier können Erscheinungen von Herzschwäche für Wochen und selbst Monate zurückbleiben.

Welches sind die klinischen Zeichen der Herzschwäche oder Herzinsuffizienz? Es ist oft recht schwer, die Grenze zwischen normaler Leistungsfähigkeit und beginnender Insuffizienz zu ziehen. Auch hier ist genaueste Anamnese von großer Wichtigkeit, indem wir erfahren, ob sich die Leistungsfähigkeit gegenüber früheren Ansprüchen geändert hat, ob starke Muskelanstrengungen, seelische Erregungen, Exzesse in venere oder in baccho vorausgegangen sind. Subjektive Zeichen sind: Gefühl verminderter Leistungsfähigkeit, vorzeitiges Ermüden bei relativ geringen Anstrengungen, Dyspnoe, Oppression, Herzklopfen, abnorme Reizbarkeit, schlechter Schlaf mit unruhigen Träumen. Es gibt hier viele Zwischenstufen, von der leichtesten „Bewegungsinsuffizienz“, bei der erst erhebliche Körperanstrengungen ein Versagen herbeiführen, bis zur „Ruheinsuffizienz“ (Moritz), bei welcher die Insuffizienz-Erscheinungen auch bei ruhigem Verhalten nicht verschwinden. Art und Grad der Insuffizienz untersucht man unter genauer Berücksichtigung der durchschnittlich in letzter Zeit geleisteten Arbeit durch die Funktionsprüfung, wie sich das Herz gegenüber momentaner Muskelleistung verhält. Man läßt nach vorheriger Bestimmung des Ruhepulses und je nach der vermutlichen Leistungsfähigkeit etwa 5—10 ergiebige Kniebeugen machen und zählt nach 2—5 Minuten die Pulszahl aufs Neue. Unter normalen Verhältnissen ist sie dann von ihrer Beschleunigung auf die Ruheziffer zurückgekehrt. Verbleibt sie aber längere Zeit auf der Höhe oder wird außerdem der Rhythmus unregelmäßig, so darf man auf Herzmuskelschwäche schließen, ebenso bei Blutdrucksenkung. Beim gesunden Herzen ist der 2. Aortenton auch nach Arbeitsleistung lauter als der 2. Pulmonalton, umgekehrt bei Schwäche des l. Ventrikels. Wird auch der 2. Pulmonalton schwächer, so hat der r. Ventrikel gelitten, wie überhaupt bei Herzschwäche die Herztöne leiser werden

Von Bedeutung ist ferner der Nachweis einer Herzverbreiterung, die schon einen höheren Grad von dilatativer Herzschwäche voraussetzt und meist mit einem über die l. Mamillarlinie hinausreichenden Spitzenstoß, sowie mit Geräuschen über den Ostien verbunden ist Hier bestehen meist schon allgemeine Kreislaufstörungen, wie Ödeme an den Beinen, Stauungskatarrh, Auftreten eines dünnen schaumigen Transsudates in den Luftwegen, Leberschwellung usw.

Beziehungen zwischen Kreislauf- und anderen Organerkrankungen.

Die Aufrechterhaltung des Blutumlaufes wird in erster Linie und hauptsächlich vom Herzen und den Gefäßen unterhalten; aber auch die Tätigkeit der meisten übrigen Körperorgane ist von nicht zu unterschätzendem Einfluß auf den Kreislauf.

Am engsten sind die Wechselbeziehungen zwischen Herz- und Lungenleiden.

Herz und Lungen liegen gemeinsam in der Brusthöhle. Die Lungen bilden das Reservoir, in welches der r. Ventrikel sein Blut ergießt. Nachdem sich hier der Gaswechsel unter Zutritt der Atmungsluft vollzogen hat, fließt das sauerstoffreich gewordene Blut dem l. Herzen und weiter dem Körper zu.

Lungenventilation und Herzarbeit sind gemeinsam an der Arterialisation des Blutes beteiligt: nur ihre gleichzeitige gute Funktion garantiert, daß in der Zeiteinheit eine genügende Menge Blut mit einer genügenden Menge Luft in Berührung kommt, wie es dem Bedürfnis des Körpers entspricht. Die Tätigkeit des einen oder des anderen Organes für sich allein reicht hierzu nicht aus: Asphyktisch geborene Kinder gehen, auch wenn das Herz noch längere Zeit nach der Geburt schlägt, zugrunde, sofern es nicht gelingt, die Atmung in Gang zu bringen.

Auf der anderen Seite ist wohl jeder Arzt schon Zeuge gewesen des traurigen Vorganges, wenn ein diphtheriekrankes Kind infolge von Herzschwäche suffokatorisch dahinstirbt. In entsetzlicher Atemnot ringt es nach Luft, Lippen und Nasenflügel werden förmlich angesogen — umsonst! Das durch Toxine geschädigte Herz war außerstande, Blut in die Lungen zu werfen, um den überreichlich zugeführten O_2 aufnehmen und verwerten zu können. Bis zu einem gewissen Grade sind Herz und Lunge auch einer reziproken und vikariierenden Tätigkeit fähig. Zunahme des einen Faktors gestattet Herabsetzung des anderen, Erlahmung des einen Faktors erfordert höhere Ansprüche an den zweiten. Vermag das Herz nicht volle Arbeit zu leisten, so steigert sich die respiratorische Tätigkeit der Lungen, um dem langsamer durchgetriebenen Blut möglichst häufig neuen O_2 zuzuführen. So kommt es, daß sich ja auch die ersten Klagen bei Herzschwachen auf ihre „Kurzatmigkeit" beziehen.

Ist aber die Lunge, sei es durch Kompression, sei es durch Veränderungen im Parenchym funktionsuntüchtig geworden, dann versucht das Herz ihr durch erhöhte Aktion zu Hilfe zu kommen: Vermehrung der Zahl der Herzkontraktionen ist die gewöhnlichste Erscheinung bei allen akuten und chronischen Lungenaffektionen.

Die Atmung beeinflußt bekanntlich in hohem Maße die Blutzirkulation. Die regelmäßigen Druckschwankungen im Thorax, wie sie durch den Wechsel von Inspiration und Exspiration entstehen, stellen ein bedeutendes Schonungsmoment fürs Herz dar. Der „elastische Zug der Lungen" kommt der diastolischen Ausdehnung des Herzens zugute, das Blut wird aus den Venen direkt angesogen, „die Lunge atmet nicht nur Luft, sondern auch Blut". Zudem sind die dünnwandigen Pulmonalvenen weit mehr dem Druck der in den Alveolen befindlichen Luft ausgesetzt als die Pulmonalarterien, wodurch die Druckdifferenz zwischen beiden erhöht und der kleine Kreislauf gefördert wird. Die „vitale Retraktionskraft der Lungen" treibt nicht bloß Luft, sondern auch Blut aus, sie bedeutet eine ganz außerordentliche Erleichterung für den Pulmonalkreislauf. Deshalb hat auch der r. Ventrikel so viel weniger dicke Wandungen, als der l., da die Atmung für die Strömung des Blutes im kleinen Kreislauf fast ebenso viel Arbeit leistet wie der r. Ventrikel. Schon jede noch so geringe Herabsetzung der respiratorischen Druckschwankungen im Thorax bedeutet eine Erschwerung des Lungenkreislaufs. Von großer Bedeutung für den Kreislauf ist ferner die respiratorische Betätigung des Zwerchfells und der Bauchmuskulatur, die den Rückfluß des Venenblutes aus der ganzen unteren Körperhälfte, speziell aus dem Pfortadersystem, ganz wesentlich unterstützen und das Blut in den r. Vorhof pumpen helfen.

Echinokokken und Tumoren der Lunge können, zumal wenn sie rechts sitzen, das Herz verdrängen, seine diastolische Entfaltung behindern und durch Abknickung der großen Gefäße (Vena cava) plötzlichen Exitus hervorrufen; r. seitige Pleuraergüsse sind aus dem gleichen Grunde bedenklicher als solche der l. Seite, und bei ihrer Punktion empfiehlt sich langsames Abzapfen, damit nicht etwa in den Vorhöfen gebildete Thromben bei zu plötzlichem Nachlassen des Druckes sich loslösen und zur Quelle von Infarkten werden. Ebenso findet Verdrängung des Herzens bei Pneumothorax statt. Durch Verdrängen und Verziehen des Herzens bei Lungenschrumpfung — meist tuberkulöser Natur — werden oft Symptome eines Herzleidens vorgetäuscht (Herzschmerzen, -klopfen, -vergrößerung, Pulsbeschleunigung etc.). Gleiche Herzbeschwerden sieht man nach Lungenschüssen, wenn Zwerchfell- und Pleuraadhäsionen die Aktionsfähigkeit des Herzens einschränken.

Der Zustand des Herzens ist von entscheidender Wichtigkeit für die Prognose einer jeden Lungenerkrankung. Die kroupöse Pneumonie z. B. ist im Kindesalter eine relativ harmlose Krankheit von kaum 3% Mortalität. Das kindliche Herz mit seiner ungeschwächten Reservekraft, mit dem verhältnismäßig starken r. Ventrikel und den weiten, weichen Arterien überwindet eben spielend die Hindernisse im kleinen Kreislauf. Ominös ist dagegen die Pneumonie der Potatoren, Arteriosklerotiker und Emphysematiker, deren Kreislauf ohnehin schon geschädigt war.

In derselben Weise hängt umgekehrt das Wohlbefinden aller Herzkranken ganz wesentlich von der Beschaffenheit der Respirationsorgane ab, und jeder einfache Bronchialkatarrh eines Herzkranken will mit doppelter Vorsicht behandelt sein.

Das Verhalten des Herzens bei Lungenphthise hat Kliniker und Pathologen von jeher interessiert. Schon im Beginne des vorigen Jahrhundert haben Bizet und Louis, später Rokitansky, darauf hingewiesen, daß das Herz bei Phthisikern durchweg zu klein sei. Nauheims erster Badearzt Beneke, welcher seine Beobachtungen an einem großen anatomischen Material angestellt hat, und Brehmer haben die Anschauung von der „primären Kleinheit des Phthisikerherzens" in ärztlichen Kreisen populär gemacht. Wie ich selbst an einem großen Sektionsmaterial nachweisen konnte, findet sich dies abnorme kleine Herz vorzugsweise im Beginne der Phthise, während in späteren Stadien als Folge ausgedehnter Pleuraverwachsungen und fibröser Prozesse im Lungenparenchym eine kompensatorische Hypertrophie, speziell des r. Herzens, zustande kommt. Auch nach den neueren orthodiagraphischen Untersuchungen darf es als Tatsache gelten, daß das Herz der Phthisiker gegen die Norm zu klein ist. Als Ausdruck dieser Herzschwäche fällt bei 88°/₀ der Phthisiker frühzeitig eine charakteristische Weichheit und Labilität in der Frequenz des Pulses auf, sowie ein stets niedriger Blutdruck. Die Beschleunigung der Herzaktion geht der Schwere der Erkrankung parallel. Wenn die Pulsfrequenz niedrig und der Blutdruck ziemlich normal ist, dann darf man eine gute Prognose stellen. Labilität, vor allem dauernde Beschleunigung, zumal wenn sie ohne Fieber einhergeht, läßt auf einen sehr aktiven Prozeß schließen. Die bei Phthisikern oft hörbaren leicht blasenden Geräusche über den arteriellen Ostien sind wohl Folge der Dünnflüssigkeit des Blutes.

Von Rokitansky (1846) stammt die Lehre, daß alle Herzfehler, welche eine Stauung im kleinen Kreislauf bedingen, Lungentuberkulose ausschließen. Von Traube und Leyden wurde dieses Ausschlußverhältnis auf die Mitralstenose beschränkt. Aus allen Statistiken geht unzweideutig hervor, daß Leute mit venöser Stauung im kleinen Kreislauf entweder nicht leicht an Lungentuberkulose erkranken oder, wenn sie dennoch erkranken, die einzelnen Herde alsbald durch bindegewebige Hyperplasie mehr oder weniger völlig ausheilen. Voraussetzung ist allerdings, daß der Herzfehler das Primäre ist, während umgekehrt bei Tuberkulösen sekundäre Klappenfehler auftreten können. Dieser Antagonismus besteht auch bei Aortenfehlern, wenn von Lungenstauung noch gar nicht die Rede sein kann. Zur Erklärung dieser Erscheinung müssen wir auf die Humoralpathologie zurückgreifen. Die Disposition zu tuberkulösen Lungenerkrankungen beruht nach Ansicht vieler französischer Autoren auf dem Mangel des Blutes an Kalisalzen und Säuren. Diesem „terrain tuberculeux hypoacide" wird ein „terrain arthritique hyperacide" gegenübergestellt, welches auch den Boden für viele Herz- und Gefäßkrankheiten abgibt. Die gichtisch-rheumatische Diathese verleiht entschieden Schutz gegen Tuberkulose, wie andererseits Schwindsüchtige wenig zu gichtisch-rheumatischen Leiden hinneigen. In gleichem Sinne spricht sich Dyce Duckworth aus: Tuberkulose entwickelt sich fast nie bei Kindern gichtischer Eltern, und Gichtiker werden selten von ihr befallen; erkranken sie aber doch, so hat die Tuberkulose entschiedene Neigung zum Stillstand. Auch Arteriosklerose mit ihren nahen Beziehungen zur Gicht kommt in ihren schwereren Formen nur ausnahmsweise zugleich mit Tuberkulose vor. Unter 177 Leichen mit arteriosklerotischen Veränderungen fand ich bei 52 nebenher Erscheinungen von Tuberkulose. Der tuberkulöse Prozeß war aber anscheinend stationär geblieben: in 27 Fällen

war er abgelaufen oder ganz chronisch. War hingegen die Tuberkulose stark
ausgesprochen, so bestanden die Gefäßveränderungen zumeist nur in ganz
leichten Verfärbungen oder Verfettungen der Intima. Nur einmal komplizierte
sich schwere Arteriosklerose mit ausgedehnter Tuberkulose bei gleichzeitiger
Amyloidentartung. Auch andere Krankheiten, die, wie Tabes und Saturnismus,
gern mit Sklerose einhergehen, scheinen tuberkulöse Lungenaffektionen zu verhüten.

Bei Emphysem hingegen sind Herzaffektionen sehr häufig (F. A. Hoffmann); die Atrophie der Alveolen betrifft nicht nur die Alveolarsepta, sondern
auch die darin verlaufenden Kapillaren. Aus dieser Einengung des Gefäßbezirkes
erwächst dem r. Herzen eine Mehrarbeit, und nebenher fällt die Unterstützung
fort, die sonst aus einer ausgiebigen Respiration dem Herzen geleistet wird.
Die Mehrzahl aller Emphysematiker tritt schließlich ins kardiale Stadium
und geht unter den Symptomen von Herzinsuffizienz mit Stauungshydropsie,
großer Leber, hartnäckiger Bronchitis usw. zugrunde, nach Huchard jedoch
erst dann, wenn sie Arteriosklerotiker geworden sind.

Unter den bereits erwähnten 177 Fällen von Arteriosklerose wurden
119 mal Zeichen von Emphysem oder „großer Lunge" bei der Sektion konstatiert. Wie Edgren sah auch ich bei Emphysematikern jenseits der 40er
Jahre oft Arteriosklerose. Wo sie fehlte, deuteten Nebenbefunde, wie Prostatahypertrophie, Granularatrophie der Nieren auf sklerosierende Prozesse in beschränkten Gebieten hin. Was ist nun das Primäre? Die Franzosen führen
Emphysem vielfach auf Sklerose der Lungengefäße zurück und auch F. A. Hoffmann betrachtet es eher als Folgezustand der Arteriosklerose. Anknüpfend
an die Freundsche Theorie von der Thoraxstarre erklärt er bei Arteriosklerotikern die Bedingungen für Verkalkung der Rippenknorpel und damit für das
Emphysem gegeben. Ohne Zweifel bildet aber gerade umgekehrt das Emphysem
ein wichtiges ätiologisches Moment für die Arteriosklerose, obschon ich diese
Auffassung nirgends angedeutet fand. Beim Emphysem bestehen Stromverlangsamung in den Gefäßen und Veränderung der Blutqualität. Die Zahl der sauer-
stoffaufnehmenden roten Blutkörperchen ist genau wie bei der Alterslunge
vermindert. Und so entwickeln sich leicht degenerative Prozesse an den Gefäßen, weil sie das zur Ernährung ihrer Wand nötige Material dem durchfließenden Blute nicht mehr in hinreichender Menge entnehmen können. Gestützt
wird diese Auffassung noch durch die häufige Kombination von Deformitäten
des Thorax mit Arteriosklerose nach Bachmann in $53,8\,\%$ — was um so mehr
auffallen muß, als es sich um relativ junge Leute handelt.

Auch andere Affektionen, welche die Widerstände im Pulmonalkreislauf
erhöhen und die intrathoracischen Druckschwankungen dauernd vermindern,
ziehen das Herz in Mitleidenschaft, da sie dem r. Ventrikel vermehrte Arbeit
zumuten. So vermißt man als Rückwirkung im Stadium convulsivum des Keuch-
hustens sowie beim Laryngospasmus der Kinder fast nie eine Vergrößerung
des r. Ventrikels und die hierbei vorkommenden Todesfälle sind sicher zum
Teil als Herztodesfälle anzusprechen. Ganz ähnliche Folgen hat der chronische
Bronchialkatarrh.

Chronische Herzleiden mit Stauung im kleinen Kreislauf führen zur
Schädigung des Lungenparenchyms. Bei allen sogenannten Stauungsklappen-
fehlern (speziell der Mitralis) ragen die stark erweiterten und geschlängelten

Kapillaren in die Alveolarräume hinein. In diesem Zustand der Schwellung und Starrheit (v. Basch) ist die Lunge natürlich weniger dehnbar und ventilationsfähig und geht in „braune Induration" über. Hand in Hand mit dieser letzteren geht die Neigung der Mitralkranken zu Bronchialkatarrhen, in ihrem Sputum finden sich oft kleine gelbbraune Partikelchen mit „Herzfehlerzellen" (große, mit Blutfarbstoff beladene Epithelzellen der Alveolen). Mit der Zeit entwickeln sich Emphysem und Starre des Thorax. So erwächst dem Herzen immer größere Arbeit, und die Gefahr der Insuffizienz rückt immer näher, bis schließlich ein kleiner Anstoß wie Erkältung genügt, um die Katastrophe herbeizuführen.

Sehr stark vergrößerte Herzen können ebenso wie sehr große Perikardial-Exsudate bei andauernder Rückenlage die l. Lunge so stark komprimieren, daß es zur Atelektase mit einer entsprechenden Dämpfung kommt.

Recht häufig, zumal bei Mitralinsuffizienz und Stenose, sind hämorrhagische Infarkte, meist im r. Unterlappen. Die Quelle des Embolus ist meist in dem Gitterwerk der Trabeculae carneae des r. Vorhofs und Ventrikels zu suchen. Solche Zufälle treten plötzlich unter Schüttelfrost, Fieber, erheblichen Schmerzen und Erstickungsgefühl auf. Der Auswurf ist zuerst innig mit Blut gemischt und wird am 2. Tage rostfarben. Es ist eine alte, gut fundierte Regel, daß bei hämorrhagischem Infarkt Digitalis sofort ausgesetzt und nicht gegeben werden soll, wohl aber Morphium, und zwar in nicht zu kleinen Dosen (0,02 subkutan). Die Prognose ist durchweg günstig, direkte Todesfälle sind nicht häufig, im Gegensatz zu dem berüchtigten Lungen-Infarkt bei Frauen im Puerperium, wo der Embolus aus den Venae uterinae stammt.

Bei irgendwie stärkeren Lungenblutungen ist weitgehendste Ruhe in jeder Beziehung notwendig. Man entferne alle ungeeigneten Personen, auch Angehörige, aus dem Krankenzimmer und lasse einen Eisbeutel oder kalte Kompressen aufs Herz legen. Innerlich gebe man Codeintropfen, bei stärkerer Aufregung getrost eine Morphiumspritze (0,02). Durch vernünftiges Zureden zerstreue man die meist übergroße und überflüssige Angst, welche nur die Herztätigkeit und den Blutdruck steigert.

Seröse Ergüsse in der r. Pleurahöhle als Residuen von Lungen-Infarkten sind recht häufig.

Verdauungsstörungen und Kreislaufstörungen.

Jeder Arzt erfährt es täglich an sich und seinen Patienten, daß die Art und Weise der Ernährung den Kreislauf in hohem Maße beeinflußt. Pulsfrequenz und Blutdruckziffer erreichen ihre höchsten Werte in den Nachmittagsstunden, nachdem die Nahrungs-Bestandteile auf dem Weg der Lymphgefäße und Venen ins Blut gelangt sind und so seine Menge vermehren. Diese „Verdauungs-Plethora" wird ceteris paribus um so größer werden, je häufiger, je reichlicher und je substantieller gegessen und getrunken wurde. Für gewöhnlich reguliert sich die Blutmenge alsbald durch Urin-, Schweiß- und andere Ausscheidungen. Fehlt jedoch dieser Ausgleich bei dauernder Überernährung und bei gleichzeitiger Untätigkeit, so entsteht nach und nach eine „Plethora-vera", die sich klinisch in einem großen, oft gespannten Puls und in der Neigung zu allerlei

Kongestionen äußert. Pathologisch-anatomisch findet man alle Organe sehr blutreich, Herz, Nieren und Leber gar nicht selten in ihren Dimensionen stark vergrößert, als Ausdruck richtiger Arbeitshypertrophie.

Erkrankungen des Verdauungsapparates sind vielfach der Ausgangspunkt von funktionellen Störungen am Zirkulationsapparat, was schon den Alten wohl bekannt gewesen ist (Tachykardie, Arhythmien).

Schon Sénac, der Leibarzt Ludwig XV., beschreibt in recht anschaulicher Weise, wie durch übermäßige Anfüllung des Magendarmkanales vielfach Herzstörungen hervorgerufen werden; er erzählt unter anderem, daß Malpighi jedesmal Herzpalpitationen bekam, wenn er reichlich Linsen gegessen hatte. Ebenso finden wir bereits bei Morgagni den Satz „Intestina flatus distendunt adeo, ut septo transverso et huic incombenti cordi incommodent". Nicht unbekannt ist also den alten Ärzten die sog. „Magenblase", welche neuerdings vermittels Röntgendurchleuchtung entdeckt wurde und für vielerlei Herzstörungen verantwortlich gemacht wird, indem durch sie das Herz verdrängt und die Lungen durch Hochstand des Zwerchfells unbeweglicher werden. Anhäufung von Gas in Magen und Gedärmen, das die Leute auf alle mögliche Weise, durch Reiben, Aufstoßen usw. los zu werden sich bemühen, kann recht unangenehme Empfindungen am Herzen erzeugen. Extrasystolen und Intermittenzen, aber auch Angst- und Beklemmungsgefühle, wie bei Angina pectoris, mit Blässe der Haut und kleinem frequenten Puls stellen sich gar nicht selten im Anschluß an überreichliche oder zu hastig eingenommene Mahlzeiten ein. Unter Umständen gelangen mit den Ernährungssäften auch Stoffe ins Blut, welche, wie Tee, Kaffee und Alkohol, die Extraktivstoffe und Kalisalze des Fleisches, direkt reizend auf Herz- und Gefäßnerven wirken. Durch viele Zersetzungsprodukte, besonders der Proteinsubstanzen, erleidet das Blut in seiner qualitativen Zusammensetzung eine Veränderung, indem es „stoffreicher", stärker viskös wird. Nach Hürthle und Burton Opitz, welche Versuche an lebenden Tieren gemacht haben, ist die Blutviskosität bei Fleischfressern größer, als bei Pflanzenfressern. Auch bei ein und derselben Tierspezies kommen recht erhebliche Schwankungen vor, die unter anderem durch die Art der Ernährung bedingt werden. Die Viskosität des Hundeblutes ist am höchsten nach Fleischfütterung, niedriger nach Fett- und Kohlehydratfütterung und am niedrigsten im Hungerzustande. Beim Kaninchen findet man die höchsten Grade nach der eiweißreichen Haferfütterung, die niedrigsten nach der wasserreichen Mohrrüben- und Krautfütterung. Beim Menschen dürfen wir nach den Experimenten von Hirsch und Beck ganz ähnliche Bedingungen voraussetzen. Bei vorwiegender Fleischkost werden die Viskosität des Blutes und damit die inneren Reibungswiderstände in der Gefäßbahn vermehrt. Dadurch entsteht nicht nur eine Blutdrucksteigerung, sondern auch eine Stromverlangsamung, besonders in den kleineren Gefäßen. Nach Huchard hält die Zunahme der Herzleiden in Frankreich gleichen Schritt mit der Zunahme des Fleischkonsums, dessen Bedeutung später bei der Arteriosklerose erörtert werden soll. Kohlehydrate sind wegen ihrer reichlichen Kalorienzufuhr für Herzkranke nötig, und besonders dem Traubenzucker wird die höchste Bedeutung für die Unterhaltung der Triebkraft des Herzens beigemessen. Eine „Hypoglykämie" soll nach Büdingen allerlei unangenehme Störungen im Gefolge haben („hypoglykämische Kardiodystrophie").

Magen und Darm selber leiden unter der allgemeinen Blutstauung erst spät und verhältnismäßig wenig, weil das Kapillarsystem der Pfortader dazwischen liegt. Erst bei vorgeschrittener Herzkrankheit wird die Resorption der Nährstoffe, namentlich die des Fettes, gestört. Da bei mangelhaftem Abfluß des Venenblutes aus Magen- und Darmgefäßen die Resorption der verschluckten Luft und der bei der Verdauung sich bildenden Gase verzögert wird, so ist Gasansammlung, begleitet von einem Gefühl der Völle und Auftreibung in der Magengrube, ein feines Reagens für beginnende Stauung.

Bei der Mehrzahl der Ärzte besteht eine ganz übertriebene Furcht, daß das Herz durch eine vorübergehende Unterernährung in seinem Gewebe geschädigt werden könne. Jedoch lehren die Versuche von Timofejew, daß bei Hunden mit künstlich erzeugtem Klappenfehler trotz Unterernährung eine diesem Klappenfehler entsprechende Hypertrophie des Herzmuskels zustande kommt. Ebenso erfährt das Herz oft genug erhebliche Kräftigung, wenn bei Fettleibigen und Leuten mit dekompensiertem Klappenfehler weit unter das Kostmaß hinuntergegangen wird, wie es allgemein für unbedingt notwendig gilt. Durch Tierexperimente ist nachgewiesen, daß im Hungerzustande das Herz nur wenig an dem allgemeinen Gewichtsverlust beteiligt ist und erst bei vorgeschrittener Hungerkachexie in seiner Masse erheblich abnimmt.

Bei streng vegetarischer Lebensweise halten sich erfahrungsgemäß Pulsfrequenz und Blutdruck niedrig. Bekanntlich enthalten manche Gemüse viel Kalk, dessen Retention aber nichts mit Arteriosklerose zu tun hat. Zu einer Reduktion der Kalkzufuhr im Sinne Rumpfs liegt ebensowenig ein Grund vor, wie zu einer Beschränkung von kalkhaltigem Trinkwasser. Bei der Aufnahme von großen Flüssigkeitsmengen, zumal wenn es hastig geschieht, (Bierjungentrinken!), wird das Herz sehr belastet und der Blutdruck so gesteigert, daß er oft erst nach Stunden auf den Originalwert zurückkehrt, während Quantitäten bis zu 200 ccm (bei 16° C.) weder bei Gesunden noch bei Herzkranken die Zirkulationsbedingungen in nennenswerter Weise beeinflussen.

Eine Ausnahmestellung in bezug auf Blutversorgung nimmt die Leber ein, indem ihr nicht nur arterielles Blut (Art. hepatica), sondern auch das aus den Verdauungsorganen abfließende venöse Pfortaderblut zugeführt wird. Nachdem das Blut die Leberkapillaren durchsetzt hat, gelangt es durch die Vena hepatica zur Vena cava inferior. Wenn infolge von Überlastung und Schwäche des r. Herzens der venöse Abfluß aus der Leber erschwert ist, so entsteht Leberhyperämie Diese Form (foie cardiaque) findet sich bei inkompensierten Mitral-, Pulmonal-, Trikuspidalfehlern, bei chronischer Myokarditis, Perikardial- und ausgedehnten Pleuraverwachsungen, Emphysem, chronischer Bronchitis, Kyphoskoliose, sowie bei intrathorazischen Tumoren. Die Symptome sind die gleichen wie bei Leberzirrhose: Druckgefühl und Spannung in der Oberbauchgegend, so daß engere Kleidungsstücke oft nicht vertragen werden, Empfindlichkeit des r. Abdomens (schon früh!), Schmerzen beim Gehen, Beeinträchtigung der Atmung, spärlicher, sedimentierter Urin, auch dyspeptische Erscheinungen mit leichtem Ikterus. Nicht selten ist Leberpulsation fühlbar. Mit Besserung der Zirkulation durch Digitalis, Cremor Tartari oder Calomel können all diese Erscheinungen sogar zu wiederholten Malen beseitigt werden. Mit der Zeit aber wird die Leber immer härter und deutlich, wie eine Kugel, fühlbar, so daß, wenn noch Abmagerung hinzutritt, wohl ein maligner Lebertumor vorgetäuscht werden kann. Zu stärkeren Ergüssen ins Abdomen kommt es trotz all dieser Erscheinungen nur selten, wenn ein Klappenfehler rheumatischen Ursprungs zugrunde liegt, öfters dagegen bei Perikardialverwachsungen und luetischen Affektionen.

Nierenkrankheiten und Kreislaufstörungen.

Erkrankungen am Kreislaufapparat ziehen die Nieren vielfach in Mitleidenschaft. So kommt es bei dekompensierten Stauungsfehlern zunächst zur Nierenstauung: der Urin wird spärlich, hochgestellt, stark sedimentiert und mehr oder weniger eiweißhaltig. Dies Alles verschwindet sofort, wenn der Zufluß arteriellen Blutes zum Glomerulus und der Abfluß venösen Blutes gefördert wird (Digitalis). Gelingt dies nicht mehr, so ist es schon zu einer Verdickung der Gefäßwände in den Glomerulis und zur Hyperplasie des umliegenden Gewebes gekommen, es hat sich eine „zyanotische Induration" entwickelt; der Harn enthält jetzt vereinzelte Nierenepithelien und hyaline Zylinder. Hat sich ein arteriosklerotischer Prozeß von vornherein an den Nierengefäßen etabliert, so haben wir als Resultat die arteriosklerotische Schrumpfniere (siehe später). Bei Insuffizienz der Aortenklappen, sei sie rheumatischen oder anderen Ursprunges, besteht schon zur Zeit völliger Kompensation leichte Albuminurie, an die sich mit der Zeit eine parenchymatöse Nephritis anschließen kann.

Bei verruköser Endokarditis kommt es nur ausnahmsweise zu Embolien in die Nieren, während bei septischer Endokarditis öfters eine hämorrhagische Nephritis zu beobachten ist.

Bei älteren Männern mit arteriosklerotischer Schrumpfniere untersuche man bei ungenügender Urinabsonderung stets die Blase, da eine Prostatahypertrophie gelegentlich Retentio urinae bewirkt und so ungenügende Nierentätigkeit vortäuscht.

Bei primärer Nieren-Erkrankung häufen sich Stoffwechselprodukte im Blute an und führen zur konsekutiven Schädigung des Kreislaufes. Akute Nephritis geht immer mit Blutdrucksteigerung einher; sie bringt oft bedrohliche Symptome von Asthma cardiale und Lungenödem hervor, so daß die plötzliche Kreislaufinsuffizienz ganz im Vordergrund des Krankheitsbildes und der Therapie steht (Digitalis!). Der Urämie geht, ebenso wie der Eklampsie, stets ausgesprochene Blutdrucksteigerung (bis zu 300 mm Hg) voraus. Wie bei Eklampsie so kann man auch bei Urämie die Prognose einigermaßen nach dem Verhalten des Herzens stellen, indem ein hoher gespannter aber wenig frequenter Puls relativ günstig, ein kleiner, frequenter Puls relativ ungünstig zu beurteilen ist.

Erkrankungen der Sexual- und Kreislauforgane.

Physiologische und pathologische Vorgänge des Geschlechtslebens stehen in naher Beziehung zu Alterationen des Kreislaufes. Der normale, wenn auch rege betriebene Sexualverkehr wird bei ausgewachsenen Menschen niemals zur Schädigung von Herz und Gefäßen führen, da er einem natürlichen Bedürfnis entspricht. Dagegen ist eine unnatürliche Befriedigung durch Masturbation,

Coitus interruptus usw. die Quelle vieler nervöser Herzstörungen (Masturbantenherz, Phrenokardie). In den Entwicklungsjahren, vor allem beim Eintreten der ersten Menses, sind Anfälle von starkem Herzklopfen, das sich ausnahmsweise zur Tachykardie steigert, nicht ganz selten. Beim Versiegen der Ovarialsekretion im Klimakterium tritt fast stets eine Reihe funktioneller Störungen im Blutkreislauf ein. Die Bedeutung der Ovarien und der anderen endokrinen Drüsen soll bei der Basedowschen Krankheit besprochen werden. Unter allen gynäkologischen Erkrankungen sind es hauptsächlich die Myome des Uterus, bei denen das häufige Vorkommen von „Herztod" vor und nach der Operation die Aufmerksamkeit der Frauenärzte schon lange dem Zustande des Herzens und der Gefäße zugewendet hat. Myome sollen nach Lehmann und Straßmann besonders zu degenerativen Veränderungen des Herzmuskels (braune Atrophie, fettige Entartung) disponieren, während andere Gynäkologen (Winter, Neu, Rosthorn) ein spezifisches „Myomherz" nicht gelten lassen, da sie ganz gleiche Befunde auch bei der Sektion von Frauen fanden, die infolge anderer Tumoren gestorben waren. Sie sprechen von „Herzveränderungen bei Myomatose" und fassen sie nur als sekundäre Erscheinungen der begleitenden starken Blutungen auf. Nun können aber auch ganz kleine Myome exquisite Herzstörungen machen, so daß es sich nicht einfach um ein sekundär anämisches Herz handeln kann, denn man müßte sonst die gleichen Erscheinungen doch erst recht bei den profusen und häufigen Blutungen karzinomatöser Frauen finden. Wahrscheinlich ruft eine veränderte Ovarialfunktion die Herzschädigung hervor, wie auch sonst gewisse Symptome denen beim Basedow ähneln. Es handelt sich vorwiegend um Frauen Ende der 30er oder Anfang der 40er Jahre mit Atembeschwerden und Atemsperre, Herzklopfen und Herzstolpern, Druckgefühl, Angst, Aussetzen des Pulses, Karotidenklopfen, Wallungen, kalten Füßen und Händen, auch mit leicht anginösen Zuständen. Vor und während der Menstruation treten diese Erscheinungen mit Vorliebe und besonders stark auf. Bei jahrelang vorhandenen Myomen mit starken Blutverlusten kommt es aber schließlich zu allen Erscheinungen von schwerer Myodegeneratio cordis: niedriger Blutdruck von 60—80 mm Hg, schwacher, frequenter Puls, Dilatation, systolische Geräusche an der Herzspitze, Knöchel-ödeme usw. Bei myomkranken Frauen im Beginn der 50er Jahre finden sich oft Zeichen von Arteriosklerose mit exzessiv hohem Blutdruck (240 mm Hg). Leider werden myomkranke Frauen immer noch nach Nauhein oder nach ähnlichen Orten geschickt, um das Herz für eine in Aussicht genommene Operation erst zu kräftigen. Das sollte unterbleiben, da unter dem Einfluß von Badekuren die Metrorrhagien meist nur noch stärker werden. Görl und andere Ärzte sahen von der Röntgen-Tiefenbestrahlung rasche subjektive und objektive Besserung, selbst bei Kompensationsstörungen. Bei schweren Herzveränderungen ist vor Beginn der Bestrahlung Digitalis zu geben, die hier ebenso eine Verminderung der Blutungen bewirkt, wie bei Uterusblutungen infolge von Stauung bei Mitralfehlern (E. Meyer). Ob beginnende Herzveränderungen wirklich eine Indikation für die Röntgen-Therapie abgeben sollen, ist eine Frage, die noch keineswegs entschieden ist. Ich persönlich möchte geradezu davor warnen, weil ich bei 2 Damen im direkten Anschluß an diese Behandlung schweren Basedow sich entwickeln sah, nachdem allerdings die Myomblutungen aufgehört hatten.

3*

Die früher allgemein behauptete Hypertrophie des Herzens während der Schwangerschaft ist wohl endgültig abgelehnt; das Herz liegt der Brustwand nur mehr an infolge Aufrückens vom Diaphragma.

Bei herzkranken Mädchen treten die Menses im allgemeinen 2—4 Jahre später auf als bei gesunden; vikarierendes Nasenbluten ist nicht ungewöhnlich. Wenn die Menses mühsam und unvollkommen einsetzen, macht sich leicht Herzunruhe bemerkbar. Gegen Ende der Menses pflegt der Blutdruck zu sinken. Uterusblutungen wirken, wie ein Aderlaß, vielmals günstig bei Kompensationsstörungen. Die Libido sexualis pflegt im allgemeinen bei Herzkranken nicht sonderlich geschwächt zu werden, wohl aber bei solchen, die an Splanchnikussklerose leiden; diese läßt zumeist auch die potentia generandi verschwinden. Bei jungen Männern mit Insuffizienz der Aortenklappen, sah ich vereinzelt lästigen Priapismus. Bei stark entwickelter Kardiosklerose, speziell bei Angina pectoris, wird der Koitus ganz schlecht vertragen und ist weitgehende Reserve in puncto puncti zu fordern, denn viele plötzliche Todesfälle während einer Kohabitation sind auf eine solche Herzerkrankung zurückzuführen („la mort douce" der Franzosen). Frauen mit nicht ausgeglichener Mitralstenose reagieren auf den Koitus oft mit recht unangenehmen Anfällen von Lungenödem.

Herzfehler und Ehe.

Häufig steht der Arzt vor der praktisch wichtigen Frage, ob er Herzkranken den Konsens zur Ehe geben soll. Jüngeren Männern, welche an Klappenfehlern, Fettherz, Präsklerose oder Herzneurosen leiden, rate man direkt zur Ehe, auch wenn Anzeichen leichter Herzinsuffizienz vorhanden gewesen sind, da dann die unvermeidlichen Schädigungen des Junggesellenlebens fortfallen. Älteren Männern mit irgendwie vorgeschrittener Organsklerose rate man dagegen ab und mache sie auf die Gefahr allzu lebhaften Geschlechtsverkehrs aufmerksam. Schwieriger ist die Entscheidung bei Mädchen und Frauen, da Schwangerschaft, Entbindung und Laktation stets erhöhte Anforderungen an den Kreislauf stellen. Doch werden die hier drohenden Gefahren in der Praxis vielfach überschätzt. Mit Ausnahme der Mitralstenose können „reine Klappenfehler", d. h. solche, bei denen der Herzmuskel völlig leistungsfähig geblieben ist, niemals ein Eheverbot rechtfertigen, da das Risiko der Geburt kaum größer ist als bei Frauen mit intaktem Herzen. Diesen Standpunkt hat auch Fromme auf dem Gynäkologenkongreß in Halle (1913) eingenommen. Jaschke hat bei 546 Frauen mit Herzfehlern den Verlauf von Schwangerschaft, Geburt und Wochenbett verfolgt: von 1525 Schwangerschaften verliefen $^7/_8$ normal à terme, nur in $4\,^0/_0$ trat Abort und in $4,5\,^0/_0$ Frühgeburt auf; auch während der Geburt gaben die Herzfehler weder Kontraindikationen ab gegen notwendige operative Eingriffe, noch erforderten sie Abkürzung der normalen Geburtsdauer; sie disponieren auch nicht, wie vielfach behauptet wird, zum Abort. Die Gravidität mit ihren allmählich wachsenden Ansprüchen bedeutet eine sorgfältig dosierte Übungstherapie für das Herz; deshalb bürgt ihr ungestörter Verlauf am besten dafür, daß das Herz auch den Anstrengungen des Geburtsaktes gewachsen ist. Nach meinen Erfahrungen muß ich der Behauptung von Fr. Kraus widersprechen, daß herzkranke Frauen, die öfter gebären, durchschnittlich früher sterben. Wenn der Klappenfehler tadellos kompensiert war,

so nutzten selbst rasch sich folgende Schwangerschaften die Herzkraft nicht
vorzeitig ab. Manche von meinen herzkranken Patientinnen — es handelte
sich fast ausnahmslos um Mitralinsuffizienz — haben 6—10, eine sogar 16 Geburten, einschließlich Fehlgeburten, glücklich überstanden; die letztere ging,
nachdem seit 4 Jahren keine Gravidität mehr erfolgt war, mit Beginn des Kli-
makteriums zugrunde.

Eine Sonderstellung nimmt die Mitralstenose, rein oder mit anderen
Klappenfehlern kombiniert, ein. Bei höheren Graden („Knopflochstenosen")
kommt es nur selten zur Schwangerschaft, und wenn sie doch eintritt, meist
zum spontanen Abort, was man wohl als eine Art von Selbsthilfe der Natur auffassen darf. Aber auch bei leichteren Formen wird Gravidität als gefährliche
Komplikation von den Geburtshelfern immer gefürchtet, da sie nicht selten
— nach Fromme in $^7/_8$ aller Fälle — während der Schwangerschaft, in $^2/_3$ der
Fälle schon vor dem 7. Monat, und mitunter sub partu ganz plötzlich zur Herzinsuffizienz oder gar zu einem raschen Tode führt. Von 91 Todesfällen im Verlauf der Gravidität bei Klappenfehlern waren $^3/_4$ auf ihr Konto zu setzen, obschon sie nur $^1/_4$ — 177 unter 662 — aller Klappenfehler ausmachte. Schon die
erste Gravidität führt fast ausnahmslos zur Dekompensation, so daß Kautski
erklärt „auch die Primigravida mit bisher völlig kompensierter Mitralstenose
ist schwer gefährdet." Das Vorhandensein einer Mitralstenose muß demnach
als Grund betrachtet werden, von der Ehe abzuraten, sowie als relative Indikation zur künstlichen Unterbrechung der Schwangerschaft. Ein striktes
Eheverbot ist angezeigt bei Neigung zum Lungenödem (frühmorgens Knistern
an der Lungenbasis!), bei Komplikation mit Nephritis, ebenso bei Infarkten
und dilatativer Herzschwäche, obgleich schon manches junge Mädchen dies
Verbot ungestraft überschritten hat. Frauen mit Mitralstenose, die unbedingt
Mutter werden wollen, sind zu belehren, daß die Aussichten für sie selbst und
auch für die Nachkommenschaft schlechte sind (Neigung zu Aborten und Früh-
geburten). Das Gleiche gilt übrigens für jeden anderen Herzklappenfehler,
wenn der Herzmuskel bereits geschädigt und zur ausreichenden Kompensation
nicht mehr befähigt ist. Unter solchen Umständen steht der Arzt vor der ver-
antwortungsvollen Entscheidung einer künstlichen Schwangerschaftsunter-
brechung. Ist erst Lebensgefahr vorhanden, dann kommt der künstliche Abort
überhaupt zu spät. Stets ist hierbei zu berücksichtigen, daß künstlich erzeugte
Wehen das Herz mehr anstrengen als natürliche Wehen. Mir sind verschiedene
Frauen in der Erinnerung, die im Anschluß an künstlichen Abort schwerste
Kompensationsstörungen bekommen haben, nachdem vorher die eine oder andere
Geburt ohne dauernde Schädigung überstanden war. Jedenfalls ist ein konservativer Standpunkt der beste, auch wenn Gravidität mit Dekompensation zu-
sammentrifft; der Arzt muß doch unter allen Umständen für das keimende Leben
in die Schranken treten und es höher werten, als ein ziemlich sicher verlorenes
mütterliches Leben. Glücklicherweise abortieren viele Frauen mit vorgeschrittener Herzinsuffizienz spontan. Man versuche erst die Kompensation mit inneren
Mitteln wieder herzustellen, und soll nur, wenn die Symptome der Herzschwäche
nicht schwinden, einen Abort in Erwägung ziehen, zu dem man eher wird schreiten
können, wenn eine Frau bereits ein oder gar mehrere lebende Kinder hat. Besteht andererseits der lebhafte Wunsch nach Mutterschaft, so wird man, auch
bei Vorhandensein von Kompensationsstörungen, nicht sofort die Schwanger-

schaft unterbrechen, sondern unter genauester Kontrolle die Entbindung möglichst in einer Klinik abwarten, damit beim Auftreten schwerer Störungen sofortiges Eingreifen möglich ist. Bei den geringsten Anzeichen von Herzinsuffizienz während der Geburt verbiete man jegliches Pressen, gebe frühzeitig etwas Chloroform und mache eine rasche schonende Zange, um der Kreißenden die Austreibungsperiode zu ersparen. Von mancher Seite wird sogar die Sectio caesarea in Lokal-(Lumbal-) Anästhesie empfohlen. Zeigen sich sub partu Symptome von Erweiterung des r. Ventrikels, so mache man einen Aderlaß und begünstige die postpartale Nachblutung. Auch post partum können noch üble Zufälle sich ereignen, weshalb man rechtzeitig Digitalis und bei Bedarf ein harmloses Schlafmittel geben soll. Nach überstandenem Wochenbett käme noch die künstliche Sterilisierung in Frage, bei der man sich von ähnlichen Gesichtspunkten leiten lassen muß wie beim künstlichen Abort. Sehr ungünstig liegen die Chancen für eine glückliche Geburt bei angeborener Pulmonalstenose, bei Pericarditis exsudativa, rekurrierender Endokarditis, Kyphoskoliose, bei Kombination von Vitien mit Nephritis oder mit chronischer Herzmuskelentzündung. Wenn hier das Herz schon den Ansprüchen des täglichen Lebens schlecht genügt, so darf es nicht noch der Belastung durch die Geburt ausgesetzt werden (Jaschke).

Frauen mit Vitien werden selbst durch leichte Wochenbett-Infektionen schwer gefährdet, weil die Klappen, als locus minoris resistentiae, einen günstigen Boden für Endocarditis recurrens abgeben; bei allen geburtshilflichen Operationen ist hier besonders strenge Asepsis zu fordern. Nach frisch überstandener Endo- und Perikarditis ist Schwangerschaft möglichst hinauszuschieben.

Für Debilitas cordis infolge von Herz- und Gefäßhypoplasie stellt Gravidität die beste kausale Therapie dar (Jaschke).

Kinder von herzkranken Frauen zeigen durchweg normale Größen- und Gewichtsverhältnisse.

Geschlechts- und Kreislaufkrankheiten.

Bei Besprechung der Endocarditis acuta wird auf die ursächliche Bedeutung der Gonorrhoe hingewiesen werden.

Schon in der Frühperiode der Syphilis kommen mannigfache Störungen, wie Palpitationen, Pulsarhythmien und Tachykardien ohne nachweisbare organische Schädigungen des Herzmuskels vor. Seit langem sind Erkrankungen des Herzens und der Gefäße in der Spätperiode der Syphilis der Aufmerksamkeit der Ärzte nicht entgangen; aber erst in den allerletzten Jahren, nachdem man die Wassermannsche Reaktion zur Untersuchung herangezogen hat, ist klargestellt worden, wie unendlich viel häufiger, als man früher ahnte, Herz- und Gefäßkrankheiten auf Syphilis beruhen (s. später Mesaortitis luetica). Die nicht allzu seltenen Herzgummata müssen bei zweifelhafter Diagnose berücksichtigt werden. Apoplektiforme Zustände vor dem 40. Lebensjahre müssen, wenn nicht Herzfehler oder Schrumpfniere vorliegen, stets den Verdacht einer spezifischen Arteriitis erwecken.

Psychische Erkrankungen und Kreislaufstörungen.

Herzkrankheiten begünstigen in keiner Weise die Entwickelung von Geistesstörungen, und die von manchen französischen Autoren vertretene

Annahme, einer „folie cardiaque" darf man getrost zurückweisen. Wenn Herzleidende im terminalen Stadium Delirien und motorische Unruhe zeigen, so mag hier Kreislaufschwäche (CO_2-Sopor.), wie bei schweren Infektionskrankheiten, mitsprechen. Vor allem trifft dies zu bei dem halluzinatorischen Irresein, wie es sich bei Endokarditis im Verlauf einer langwierigen Polyarthritis rheumatica einstellen kann (günstige Prognose). Bei den sog. senilen Geistesstörungen spielen sicherlich arteriosklerotische Prozesse an den Hirnarterien eine nicht unwesentliche Rolle.

Trotzdem kein anderes Organ auch nur annähernd in gleichem Maße auf Affekte und psychische Alterationen reagiert wie das Herz, so sind doch Herzleiden äußerst selten die Folge von Geisteskrankheiten. Auffallenderweise stellen sich z. B. bei manischen Kranken trotz hochgradigster, oft wochenlang dauernder motorischer Unruhe und Schlaflosigkeit so gut wie nie Zeichen von Herzschwäche ein.

Blutkrankheiten und Kreislaufstörungen.

Zu vielen Stauungs-, vor allem zu kongenitalen Herzfehlern gesellt sich eine sekundäre Polycythämie, zu arteriellen Kardiopathien eine Anämie.

Als selbständige Vaquezsche oder Geisböcksche Krankheit ist die Polycythämie (Erythrocytose oder Polyglobulie) nicht ganz selten bei Männern im Alter von 35—55 Jahren. Ihre Symptome sind Hitzegefühl, Blutwallungen, Schwindelanfälle, Migräne, schmerzhafter Druck in der Herzgegend und im l. Hypochondrium; dabei ist Gesicht und Haut dunkelrot verfärbt, so daß die Leute immer erhitzt aussehen. Da auch die Schleimhaut von Mund und Rachen zyanotisch erscheint, der Blutdruck erhöht, das Herz öfters hypertrophisch und der Urin etwas eiweißhaltig ist, so wird nicht selten eine Herzkrankheit diagnostiziert. Aufklärung bringt aber allemal die Untersuchung des Blutes, welches eine erhebliche Vermehrung der roten Blutkörperchen auf 8—10 Millionen im Kubikmillimeter zeigt. Therapeutisch leisten ausgiebige Aderlässe gute Dienste.

Bei chlorotischen und anämischen Patienten ist auch das Herz an der allgemeinen Muskelschwäche und leichten Ermüdbarkeit beteiligt; denn infolge der fehlerhaften Blutmischung leidet in erster Linie seine Ernährung und Leistungsfähigkeit, aber mit Besserung des Grundleidens verlieren sich Palpitationen und Dyspnoe von selbst.

Akute Infektionskrankheiten und Kreislaufstörungen.

Es ist nicht bekannt, daß Herzkranke in ungewöhnlicher Zahl von fieberhaften Krankheiten befallen werden, wohl aber wird der Herzmuskel bei allen Infektionskrankheiten mehr oder weniger durch das Fieber („febriles Herz") und Toxine geschädigt. Die Krankheiten, bei denen Endo- und Myokard Sitz einer spezifischen Erkrankung mit anatomischen Veränderungen sind, wie Gelenkrheumatisnus und die verwandte Chorea rheumatica werden später besprochen werden. Bei Scharlach spricht schon die ungewöhnliche hohe Pulsfrequenz für eine besondere Affinität des Krankheitsgiftes zum Herzmuskel, ebenso die öfters in der 2. Krankheitswoche auftretende Pulsverlangsamung. Als Residuen einer überstandenen Scharlachendokarditis beobachtet man ab und an Klappenfehler, und zwar fast stets an den Semilunarklappen der Aorta. Die Diphtherie verursacht oft folgenschwere Veränderungen am Myokard (s. später), und der „Herztod" ist hierbei ein gefürchtetes Ereignis. Man sei vorsichtig mit Rachenpinselungen, da sie diphtheriekranke Kinder oft aufregen und schädigen. Die Anwendung von Diphtherie-Heilserum und Typhusschutzimpfung möchte ich bei Herzkranken widerraten, nachdem ich wiederholt üble Folgezustände beobachtet habe. Von den rein febrilen Störungen haben langdauernde Erkrankungen die größte Bedeutung. Nach den Untersuchungen von Fr. Groedel ist Schädigung des Herzmuskels durch das Typhusgift außerordentlich selten. Im Gegensatz zu der diagnostisch bedeutungsvollen niedrigen Pulszahl im Anfang des Typhus abdominalis ist der Puls im Beginne des Flecktyphus ausgesprochen beschleunigt und erfährt erst später postfebril eine Verlangsamung. Der Flecktyphus scheint vorwiegend das Gefäßsystem anzugreifen (Hautblutungen) und erst allmählich ein Versagen des Herzens herbeizuführen; aber die Herzschwäche dauert recht lange in der Rekonvaleszenz an und verlangt starke Schonung, da sie sich gegen Medikamente renitent verhält. Bei Dysenterie findet man auch nach Ablauf der akuten Erscheinungen wochenlang noch Pulszahlen von 112—120 pro Minute (selbst im Schlaf). Bei Influenza, bei Bronchitis und bei Pneumonie ist die Mortalität bei Menschen von über 70 Jahren wegen der meist vorhandenen Gefäßveränderungen sehr hoch. Auffallend war in der letzten Influenza-Epidemie die relative Pulsverlangsamung — ihr Fehlen schien von übler Prognose zu sein — und die Seltenheit myokarditischer Veränderungen. Das Bestehen eines Herzklappenfehlers scheint den Verlauf von kroupöser Pneumonie nicht ungünstig zu beeinflussen.

Welches sind die ersten Anzeichen von Kreislaufverschlechterung bei akuten Infektionskrankheiten? Am auffallendsten ist die Beschleunigung des Herzschlages, welche an sich schon von ernster Bedeutung sein kann, wenn sie höhere Grade erreicht, da bei den verkürzten diastolischen Ruhepausen die Reservekraft des Herzens sich zu erschöpfen droht. Kleiner, weicher Puls, Auftreten katarrhalischer Geräusche über den unteren Lungenpartien kündigen ernstere Kreislaufinsuffizienz an, zumal bei gleichzeitiger Schlaflosigkeit, motorischer Unruhe und bei Delirien. Die Diurese hingegen gibt wegen des häufig vorhandenen starken Schwitzens keinen bestimmten Anhalt. Da im Fieber der O_2-Verbrauch sehr gesteigert ist, muß man durch reichliche Lüftung (eventuell O_2-Inhalation!) für reichliche Zufuhr von O_2 sorgen, da dieser unentbehrlich fürs Herz und für das Vasomotorenzentrum ist. Mit Medikamenten soll man frühzeitig und nicht, wie es zu oft geschieht, erst bei eingetretenem Kollaps eingreifen. Von vielen Seiten werden große prophylaktische Digitalisdosen (Infus von 2,0 fol. zu 200; pro Tag) gelobt, zumal beim Fleckfieber und bei der Pneumonie, um die Pulsfrequenz herabzudrücken. Sehr gut bewährt haben sich intramuskuläre Digalen-Injektionen, wodurch auch die Schlaflosigkeit und die zerebralen Symptome schnell gebessert werden. Als eines unserer besten Hilfsmittel ist der Kampfer bekannt; durch große, subkutane Gaben gelingt es oft, den schwer geschädigten Kreislauf wieder in Gang zu bringen. Zwecklos aber ist die Anwendung von Kampfer allein bei schwerem Kollaps mit stockender Zirkulation, da auf eine Resorption gar nicht mehr zu rechnen ist. Hier appliziere man erst Wärmflaschen, Wärmsteine, schlage den Patienten in heiße Tücher frottiere die Extremitäten und unterstütze den Kreislauf durch rhythmische Bewegungen in Ellenbogen- und Kniegelenken. Gelegentlich können auch Strophantin-Injektionen (s. später) lebensrettend wirken.

Narkose und Kreislaufstörungen.

Die Chloroform-Narkose kann auch bei ganz Gesunden eine Herzschädigung hervorrufen, die sich durch Blutdrucksenkung dokumentiert und in 10—12 Tagen sich wieder ausgleicht. Jedenfalls muß die Gefahr öfters wiederholter Narkosen bei nicht ganz suffizientem Herzen beachtet und zu baldiges Aufstehen nach der Operation verboten werden. Auch soll man sich langsam einschleichen (Tropfmethode) und die Dauer möglichst abzukürzen versuchen. Zur Beruhigung aufgeregter Patienten gibt man am Vorabend zweckmäßig 0,3—0,5 Veronal und schiebt eine notwendige Operation nicht lange hinaus, denn die Angst vor der Narkose wirkt meist schlimmer, als die Narkose selbst. Ein so erfahrener Arzt wie Mackenzie sagt „mit geschickter Chloroformnarkose bei Operationen an Herzkranken wird oft weit mehr Nutzen gestiftet als Schaden angerichtet." Weder Klappenfehler noch Arteriosklerose, weder Myokarditis noch Angina pectoris bilden eine Kontraindikation gegen Chloroform, wofern der Blutdruck nicht zu niedrig ist (unter 80 mm Hg). Der Tod in Narkose kann bekanntlich auf 2 Arten erfolgen: als primärer Respirationsstillstand infolge von Lähmung des Atemzentrums („Äthertod") oder, was das häufigere ist, als sog. „Herztod", indem im Gegensatz zum Äthertod die Herztätigkeit gleich zu Beginn der Chloroformnarkose plötzlich aussetzt, während die Atmung noch eine zeitlang fortdauert. Zur Wiederherstellung des Kreislaufes wendet man künstliche Atmung, Faradisation des Zwerchfells und Phrenikus, Adrenalin ($\frac{1}{2}$—1 mg intravenös) und eventuell direkte Massage des Herzens an. Lokale Anästhesierung mit Novocain verursacht öfters erhebliche Gefäßstörungen und verlangt bei Herzkranken allemal große Vorsicht.

Allgemeine Therapie der Kreislauferkrankungen.

Huchard schreibt: „de toutes les maladies chroniques ce sont celles du coeur où la médecine est le moins désarmée pour retarder pendant de longues années l' échéance fatale." In der Tat bietet kaum ein Gebiet der inneren Medizin dem Arzt so viele und so günstige Chancen zum erfolgreichen Handeln, wie die Erkrankungen des Kreislaufsystems.

Vom Standpunkt der Prophylaxe müssen wir im Sinne Rumpfs darauf hinwirken, daß durch gesunde Körperbewegung und durch maßvoll betriebenen Sport das Herz von Jugend auf gekräftigt und durch naturgemäße Lebensweise vor Schädigungen bewahrt bleibt.

Der zunehmende Sport ist lebhaft zu begrüßen als „le moyen le plus parfait de fortifier le muscle cardiaque" (Laache), aber — est modus in rebus. Vorsicht ist geboten vor allem in der Wachstumsperiode des Kindes und im höheren Lebensalter. Auch sollte bei sportlicher Betätigung der· Alkoholgenuß sehr beschränkt werden, da er erfahrungsgemäß die Erholungsfähigkeit des Herzens herabsetzt. Eine erfreuliche Folgeerscheinung der knappen Ernährung während der Kriegszeit ist das Verschwinden der behäbigen Falstaff-Figuren: corpora sicca durant. Außerordentlich nützlich sind hydriatische Prozeduren, da sie nicht nur die periphere Zirkulation mächtig anregen, sondern auch die absolute Herzkraft verbessern. Durch kühle Waschungen und Bäder werden die Alkaleszenz des Blutes und die Zahl der roten Blutkörperchen erhöht; ein mehr zellen- und sauerstoffreiches Blut schützt Herz und Gefäße vor frühzeitiger Erkrankung. In welcher Form Bäder zu empfehlen sind, muß nach Alter, Geschlecht und Körperkonstitution entschieden werden. Kinder, Bleichsüchtige, schwächliche und alte Leute vertragen kalte Bäder schlecht. Heiße Bäder (Temperaturen von über 36° C.) stellen eine eingreifende Maßnahme dar und sollten ebenso wie irisch-römische Bäder, bei welchen die heiße Luft mit Wasser übersättigt ist, nur ausnahmsweise und dann auch bloß von ganz Gesunden genommen werden, da sie Blutdruck und Pulszahl zu sehr steigern.

Grundsätze für die Behandlung von Kreislauferkrankungen.

Bei jeder Herzschwäche müssen wir zunächst feststellen, ob sie primärer oder sekundärer Art ist. Liegt die Ursache im Herzen selbst, welches infolge konstitutioneller Schwäche oder mangelhafter Muskeltätigkeit den Durchschnittsanforderungen nicht gewachsen ist, so muß die Therapie auf „Übung" hinauslaufen (Debilitas cordis infolge von Hypoplasie, Neurasthenie, Adipositas). Ist der Herzmuskel hingegen sekundär durch Überanstrengung, Toxine, fettige Entartung geschädigt, so steht das Prinzip der „Schonung" im Vordergrund durch mehr oder weniger lang dauernde Ruhe. Bei sekundärer Herzschwäche, welche durch Defekte am Klappenapparat oder durch vermehrte Widerstände im Gefäßsystem (Arteriosklerose) hervorgerufen wird, müssen wir für günstige Strombedingungen im großen und kleinen Kreislauf Sorge tragen. Je weniger Kraft zur Dehnung der Gefäßwände und zur Blutüberführung von den Arterien nach den Venen verbraucht wird, um so mehr wird dem Herzen die Arbeit erleichtert. Der l. Ventrikel wird sich um so besser entleeren, je weiter das periphere Strombett ist, der r. Ventrikel um so leichter, je weiter das Lungenstrombett ist. Bei allen Kreislauferkrankungen ist auf möglichst günstige periphere Strombedingungen hinzuwirken, damit die Herzkraft geschont wird. Eine große Rolle spielt die aktive Tätigkeit der Arterien, die mit Hilfe ihrer elastischen und kontraktilen Wandungen die Arbeit des zentralen Herzens ganz wesentlich unterstützen. Gerade in der Einwirkung auf das Gefäßsystem beruht die anerkannte Bedeutung der physikalischen Heilmethoden, in erster Linie der

Hydro- und Balneotherapie.

Durch einfache Waschungen, spirituöse Abreibungen, durch Abklatschen mit nassen Laken und durch Bäder regen wir eine reaktive Gefäßerweiterung und damit die Hautzirkulation und den Tonus der Gefäße in wohltuender Weise an. Heiße Arm- und Fußbäder wirken ableitend bei Kongestions- und asthmatischen Zuständen. Lokale Kälteapplikation in Form von nassen Umschlägen,

Kühlschlangen und Eisbeutel beruhigt und reguliert die Herzaktion, während Wärmeapplikation durch heiße Kompressen, Kleiensäcke, Thermophore erregend und schmerzlindernd wirkt (Adams-Stokessche Krankheit, Angina pectoris).

Ganz im Vordergrund der Balneo-Therapie stehen zur Zeit die CO_2 haltigen Sol- und Stahlbäder, so daß die Diagnose „Herzleiden" sozusagen reflektorisch bei Ärzten und Patienten den Gedanken „Nauheim" auslöst. Diderots Ausspruch „Badekuren sind der letzte Rat der Heilkunst, wenn sie sich gar nicht mehr zu helfen weiß" trifft für heute ebensowenig zu, wie der Spott von Heine „Wenn der Sohn Äskulaps gar nicht mehr weiß, was er mit dem Patienten anfangen soll, dann schickt er ihn ins Bad mit einem langen Konsultationszettel, der nichts anderes ist als ein offener Empfehlungsbrief an den Zufall." Mag auch ein bißchen Mystik mit unterlaufen und manche Quellen allzu sehr mit dem Nimbus der Zauberkraft umgeben, so wissen doch die Ärzte aus hundertfacher Erfahrung, daß Badekuren ihre wohlbegründeten Indikationen haben und nicht zu entbehren sind, indem die Patienten nur fern vom Beruf und losgelöst von der bisherigen Umgebung Zeit, Lust und Ruhe genug haben, sich der oft notwendigen Änderung ihrer Lebensweise zu unterziehen und dann Vieles zur dauernden Nutzanwendung mit hinüber ins tägliche Dasein nehmen. Der blinde Köhlerglaube, den „wundertätigen Quellen" allein sei jeder Erfolg zuzuschreiben, ist selbst den Badeärzten längst verloren gegangen; die wenigsten Badeorte verlassen sich einzig und allein auf ihre Wässer, sondern trachten darnach, alle diätetisch-physikalischen Hilfsmittel in Anwendung zu bringen.

Wegen der Mannigfaltigkeit und feinen Abstufbarkeit seiner Bäder nimmt Nauheim trotz der sarkastischen Kritik eines Mackenzie vorerst noch einen ganz besonderen Platz ein. Es liegt 144 m über dem Meeresspiegel am Abhange des waldreichen Taunus-Gebirges, 30 Kilometer von Frankfurt an der Hauptbahnstrecke nach Kassel. Seine drei Sprudel (7. 12. 14) sind ausgezeichnet durch starken Salz-Eisen- und CO_2-Gehalt bei einer natürlichen Wärme von 29—33,5° C., die also eine künstliche Erwärmung überflüssig macht. Je nach dem Befinden der Patienten werden die Bäder nicht nur mit verschiedener Temperatur, Dauer und Reihenfolge, sondern auch in verschiedener Stärke gegeben: abgeschwächt als milde Thermal- und als stärkere Thermalsprudel — oder als stark CO_2haltige Sprudelbäder mit dem vollen natürlichen CO_2-Gehalt. Seit 1913 verwendet man das überschüssige Wasser verschiedener Trinkquellen zu den CO_2 reichen, aber kochsalzärmeren sog. „Mineral-" oder „Brunnenbädern", die den Stahlbädern von Cudowa, Driburg, Pyrmont, Schwalbach usw. sehr ähnlich sind; sie müssen ebenso wie die seltener verordneten reinen Solbäder zum Gebrauch erst erwärmt werden. Läßt man bei den verschiedenen Bäderformen fortwährend Wasser zu- und abfließen, so hat man ein (Thermal-Thermalsprudel-Sprudel-) „Strombad", das eine außerordentlich starke Wirkung ausübt.

Ähnlich in ihrer Beschaffenheit sind die Thermalsolquellen von Oynhausen [71 m über dem Meer an der Strecke Hannover-Köln gelegen], sowie das benachbarte Salzuflen mit seinen sehr ergiebigen Quellen. Immer mehr sucht neuerdings Kissingen — 200 m an den Südabhängen der Rhön gelegen — Herzkranke auf seine zwar CO_2 reichen. aber kühlen Solquellen hinzuweisen, ebenso Homburg v. d. H. — nahe bei Nauheim und Wiesbaden — und Orb im Spessart, an einer Seitenlinie der Hauptstrecke Frankfurt-Bebra gelegen.

Im Osten Deutschlands werden die CO_2 haltigen Stahlquellen von Alt-heide und Cudowa (Schlesien) viel von Herzkranken aufgesucht, ferner Elster (500 m, im Vogtland) und Steben (600 m, unweit Hof i. Bayern), dann auch Franzensbad (450 m), „Österreichs berühmtestes Herzheilbad“, wie es wenig geschmackvoll in den Prospekten heißt. In Böhmen erfreuen sich ferner Marien-bad (630 m) und Karlsbad (370 m) großen Zuspruchs, namentlich von seiten der Fettleibigen mit Herzbeschwerden. Französische Ärzte schicken ihre Patienten an die CO_2 haltigen Quellen von Bourbonlančy und Royat, belgische nach Spa. Es gibt noch unendlich viele gleichartige Badeorte, doch sind hier nur die bekannteren aufgeführt. Auch einfache Solbäder (Dürkheim, Kreuznach, Münster a. St. etc.) und die schwachen Quellen von Baden-Baden, Soden a. Taunus, Wiesbaden haben ihren berechtigten Platz. Wie vieles in der Medizin, so sind auch Badeorte Sache der Mode und der Reklame.

Wirkung der CO_2-Bäder auf den Kreislauf.

Eine einwandfreie physiologische Erklärung ist trotz vieler und sorg-fältiger Studien zur Zeit nicht möglich; die Wirkung CO_2 haltiger Bäder auf den gesunden und kranken Organismus ist verschieden, je nach CO_2-, Salz-und Eisengehalt, Bewegung und vor allem Temperatur des Wassers: sie ist von Gumprecht zusammengefaßt in den Satz „So lange im Beginn der Kur CO_2 arme Bäder von indifferenter Temperatur (35—33° C.) genommen werden, wird dem Prinzip der „Herzschonung“ genügt, sobald kühlere (unter 33°) und CO_2 reiche Bäder zur Anwendung kommen, dem Prinzip der „Herzübung“. Hiermit ist die direkte Wirkung auf das Herz zu einseitig betont: Über alledem steht die Allgemeinwirkung, wie Anregung der Hautzirkulation, Ableitung des Blutes von den inneren Organen und als Folge bessere Durchblutung von Herz, Leber, Lunge usw. Davon profitiert in erster Linie das kranke Herz, und darum werden die meisten Beschwerden Herzkranker durch Badekuren so günstig modifiziert (F. A. Hoffmann). Der Puls wird bald weicher, zeigt numerische Abnahme und verliert oft etwaige Unregelmäßigkeit. Mit Ver-besserung der Triebkraft des Herzmuskels verschwinden die Stauungen, Dyspnoe und der durch CO_2-Überladung des Blutes gesetzte vasokonstriktorische Reiz, der zur Steigerung des Blutdrucks führt. Viel ventiliert und verschieden be-antwortet ist die Frage, in welcher Weise der Blutdruck durch CO_2 haltige Solbäder beeinflußt wird. Ausschlaggebend hierfür ist die Temperatur des Was-sers: je kühler, namentlich zu Beginn der Kur, das Bad, um so höher die an-fängliche Drucksteigerung, die bei indifferenter Temperatur ausbleibt. Durch die rasch folgende reaktive Erweiterung peripherer Gefäßgebiete und die Be-seitigung von Gefäßspasmen werden die inneren Blutbahnen entlastet, und der anfänglichen Blutdrucksteigerung folgt eine Blutdrucksenkung. Für das Herz bedeutet aber die Beseitigung eines Hindernisses in der Peripherie eine Ver-besserung seiner Triebkraft. Diesen günstigen Zirkulationsbedingungen ent-spricht zumeist auch eine gesteigerte Diurese. Die zweifellose Überlegenheit CO_2 haltiger Solbäder über andere Bäder beruht darauf, daß nicht bloß eine Erweiterung, sondern durch den direkten mechanischen Reiz der Gasblasen und anderer chemischer Bestandteile auch eine aktive Tätigkeit der Gefäße herbeigeführt wird, wodurch die Zirkulation in allen Geweben angeregt und

Ernährungsstörungen infolge mangelhafter Blutströmung vorgebeugt wird. Auf diese Weise werden alle Stoffwechselprodukte besser fortgespült, wie andererseits infolge reichlicher Zufuhr neuer Nährstoffe die Regeneration der Zellen eher erfolgen kann. So erklärt sich die tausendfältig und immer von neuem gemachte Erfahrung, daß durch Badekuren Funktionskräftigung des gesamten Organismus und Hebung der Stoffwechselvorgänge erreicht werden. Zu wenig Notiz wird genommen von der durch Badekuren herbeigeführten Verbesserung der Blutqualität (Vermehrung der Alkaleszenz, der roten Blutkörperchen und des Hämoglobins). Ein gutes, mehr zellenreiches Blut wird weit leichter alle toxischen Substanzen, deren Vorhandensein gleichbedeutend mit Krankheitsdisposition ist, unschädlich machen. Nicolai hat auf Grund elektrokardiographischer Untersuchungen festgestellt, daß kalte Bade-Prozeduren günstiger aufs Herz wirken als warme und daß Zusatz von perlendem Gase, vor allem von Sole, diese günstige Wirkung verstärkt.

Der Hauptzweck, eine ruhige und kraftvolle Herzaktion, ist nur zu erreichen, wenn im Bade eine genügende Reaktion erzielt wird. Diese setzt natürlich einen gewissen Vorrat von Reservekräften voraus: bei zu weit vorgeschrittener Herzschwäche kann von einem Nutzen der Bäder nicht mehr die Rede sein. Es wäre falsch, wollten die Badeärzte dies verschweigen. Sie sollen nicht nur Reden halten und Aufsätze schreiben über das, was sie mit ihren Bädern erreichen können, sondern auch frei zugeben, was sie nicht erreichen können. Speziell uns Ärzten in Nauheim wird der Vorwurf gemacht, daß wir selbst nicht an unsere Götter glauben und uns viel zu viel auf Medikamente verlassen. Einer unserer hervorragendsten Kliniker soll sogar rundweg erklärt haben „die Wirksamkeit von Nauheim beruht auf der geschickten Verwendung von Digitalis seitens der dortigen Ärzte". Dieser Ausspruch ist nicht ganz unberechtigt — sein Vorwurf trifft aber nicht die Nauheimer, sondern diejenigen Ärzte, welche ganz verzweifelte und aussichtslose Fälle noch nach Nauheim dirigieren. Wer Gelegenheit hatte, die Kranken, welche „reif für Nauheim" sind, zu behandeln, der wundert sich nicht mehr, daß in diesem Mekka der Herzkranken aus allen Ländern ausgiebigster Gebrauch von Medikamenten gemacht wird.

Welches sind die Indikationen für Nauheim und ähnliche Bäder? Alle Formen von primärer und sekundärer Herzschwäche mäßigen Grades werden mit Nutzen eine Badekur gebrauchen, auch wenn schon leichte asthmatische und stenokardische Beschwerden, Irregularität des Pulses und geringe Ödeme bestehen. Unter allen Umständen auszuschließen sind Patienten mit weit vorgeschrittener Herzinsuffizienz, die auf Digitalis nicht mehr reagieren, bei denen schon in der Ruhe hochgradige Dyspnoe, bedeutende Ödeme oder Transsudate in den Körperhöhlen, starke und anhaltende anginöse Zufälle und vor allem starke renale Komplikationen bestehen. Wenn Infarkte, Thrombosen oder Apoplexien vorausgegangen sind, so warte man einige Monate mit der Badekur. Vor allem schicke man Leute mit Polyarthritis rheumatica wegen einer komplizierenden Endokarditis nicht eher ins Bad, als bis 4 Wochen nach völliger Entfieberung verflossen sind, ebensowenig gravide Frauen wegen der Gefahr eines Abortes, selbst wenn im übrigen eine Kur angezeigt ist. Da Frauen während der Menstruation nicht baden sollen, so werden die Tage erst zu Hause abgewartet. Vorhandenes Fieber verbietet Badekuren, ausgenommen bei Morbus Basedowi und bei beginnender Tuberkulose.

Recht zufriedenstellende Resultate werden auch mit künstlichen CO_2-Bädern erzielt (Marke Zeo von Kopp und Joseph oder Sandow), denen noch Nauheimer Badesalz (3—4 Kilo) zugesetzt werden kann. Temperatur, Dauer und Zahl der Bäder werden wie bei einer richtigen Nauheimer Kur gewählt: 35—33—30, selten unter 28⁰ C. 6—8—10 bis höchstens 20 Minuten, 20—30 Bäder im Ganzen mit 3, 2 oder auch eintägigen Pausen. Nach jedem Bade wird Bettruhe für 1—2 Stunden beobachtet und zur Erhöhung der Wirkung ein Prießnitzscher Umschlag aufs Herz gelegt. Da das Einatmen von CO_2 von manchen Personen unangenehm empfunden wird, so läßt man die Wanne mit einem Leinentuch zudecken und den Baderaum gut lüften. Entscheidend für die Bekömmlichkeit eines Bades ist das Befinden des Patienten: stellt sich im Wasser bald ein behagliches Wärmegefühl mit Rötung der Haut, hinterher angenehme Ermüdung mit Ruhebedürfnis ein, so waren Temperatur, Art und Dauer des Bades richtig verordnet, nicht aber, wenn die Haut blaß und frostig, die Nägel blau werden, und hinterher Unruhe und Angst auftreten.

Besitzt der Organismus, wie bei älteren Leuten, ein weniger kräftiges Anpassungsvermögen, so empfehlen sich eher Sauerstoff-Bäder (Ozetbäder von Sarason), die nicht so erregen wie CO_2-Bäder und genau wie diese verabfolgt werden.

Diesen Bäderformen reihen sich dann die elektrischen Bäder an, welche in verdienstvoller Weise von Smith eingeführt und in fast allen größeren Städten zu haben sind. Besonders bewährt haben sich sinusoidale Wechselstrombäder (dreiphasig, 35 Milliampère, 35—32⁰ C., 10—15 Minuten, 3—4 pro Woche). Ob sie die natürlichen CO_2-Bäder völlig ersetzen können, ist fraglich, aber keineswesg ohne weiteres abzulehnen. Bei leicht erregbaren und schwachen Patienten bringen faradische und Vierzellenbäder subjektive Erleichterung (Hornung).

Viel zu wenig bekannt und gebraucht sind die überaus einfachen Bürstenbäder: Der Patient wird erst am ganzen Körper mit Schmierseife eingerieben und dann im Wasser (35—33⁰ C.) mit einer weichen Wurzelbürste oder einem Luffahhandschuh kräftig abgerieben (jede Woche 2—3 Bäder mit nachfolgender Ruhe, im ganzen 12—18). Es empfiehlt sich, bei allen Bädern am Schluß durch Zugießen von kaltem Wasser die Temperatur etwas herabzusetzen und bei empfindlichen Leuten die Wanne nicht ganz voll laufen zu lassen (eventuell Halbbad).

Sehr wohltätig in den Frühstadien von Herzleiden sind auch Luftbäder, eventuell verbunden mit Freiübungen. Junge, plethorische Leute können im Freien luftbaden, weniger Abgehärtete tun es im Zimmer bei 16—20⁰ C. Exponiert man den nackten Körper einer niedrigen Temperatur, so sinken Pulsfrequenz und Blutdruck.

Klimatische Kuren.

In der Behandlung von Kreislaufstörungen wird die Bedeutung des Klimas im allgemeinen zu gering bewertet. Jeder Klimawechsel bedeutet einen meist wohltätigen Reiz für den Organismus. Herzkranke, zumal mit beginnender Insuffizienz, haben ein besonders großes Bedürfnis nach frischer, O_2 reicher Luft, sie vertragen erfahrungsgemäß die Sommerhitze in der beengenden Großstadtluft ebenso schlecht, wie kaltes regnerisches, nebliges und stürmisches Wetter im Herbst und Winter. Und so empfehlen sich mit Recht die vielen Bade- und Luftkurorte. In der warmen Jahreszeit ist ein mehrwöchiger Aufenthalt im Mittelgebirge, zumal im Anschluß an eine Badekur, sehr nützlich: im Schwarzwald (Badenweiler, St. Blasien, Freudenstadt, Königsfeld usw.), im Harz (Braunlage, Harzburg, Schierke, Sachsa etc.), im Thüringer Wald (Friedrichsroda, Oberhof), im Taunus (Königstein, Cronberg), in den zahlreichen Sommerkurorten von Oberbayern, Salzkammergut, Steiermark, Tirol und der Schweiz. Die herrlichen Vogesen werden uns Deutschen leider für die nächste Zeit wohl verschlossen bleiben. Bei der Wahl eines Ortes ist immer darauf zu achten, daß Gelegenheit geboten ist, auf ebenen, schattigen Wegen bequeme Spaziergänge zu machen.

Sehr häufig wird dem Arzt die Frage vorgelegt, ob ein Herzkranker auch an höher gelegene Plätze gehen darf. Wir wissen gerade in neuester Zeit durch Untersuchungen an Fliegern, daß bei 1500 Metern die Pulszahl erheblich höher, der Blutdruck eher niedriger und der Radialpuls weniger fühlbar, weicher und selbst inäqual wird. Im Hochgebirge (mehr als 2000 m) empfindet schon der Gesunde Herzklopfen, Pulsbeschleunigung, Atemnot, und zwar eher im Sommer als im Winter (Schrumpf). Alle Orte, die therapeutisch in Frage kommen, liegen unter 2000 Meter, auch der klassische Höhenort St. Moritz. Absolut kontraindiziert ist solche Höhe bei starker allgemeiner und speziell bei Koronarsklerose, bei starker vasomotorischer Unruhe und bei Neigung zu Blutungen, da schon Bahnfahrten ins Hochgebirge infolge Änderung des Blutdruckes Gefahr bringen können. Bei höheren Graden von Herzschwäche sind Kurorte im Hochgebirge (über 1500 m) im allgemeinen nicht zuträglich. Andererseits erholen sich hier genug ältere Leute jahraus, jahrein vorzüglich, und ein allgemeines Verbot wäre durchaus verfehlt. Ein leidlich gesundes Gefäßsystem akklimatisiert sich bald, nur dürfen nicht gleich in den ersten Tagen große Touren unternommen werden. Beim Basedow scheint neuerdings der Hochgebirgsaufenthalt nicht mehr beliebt zu sein.

Entgegen einer weitverbreiteten Ansicht ist der Aufenthalt am Meer nicht nur unbedenklich, sondern häufig direkt nützlich, so bei Klappenfehlern mit Neigung zu Bronchialkatarrhen und bei der Frühbehandlung der Arteriosklerose, auch wenn stenokardische Beschwerden auftreten. Ebenso unbedenklich sind Seereisen, selbst bei vorgeschrittener Arteriosklerose. Weder in meiner Tätigkeit als Schiffsarzt erlebte ich üble Zufälle, noch bei überseeischen Patienten, die alljährlich zur Kur nach Nauheim gekommen waren. Dagegen ist die Seeluft Nervösen zu widerraten (Jodgehalt?).

Komplizieren sich Herzleiden mit Bronchitis, Emphysem oder wiederholten Attacken von Polyarthritis, so empfiehlt sich ein Winteraufenthalt an der Riviera ganz besonders: Bordighera, Nervi, Ospedaletti, Rapallo, San Remo, Sestri Levante auf der italienischen, Mentone, Beaulieu, Cannes, Nizza auf der französischen Seite. Im Frühjahr und Spätherbst bieten die oberitalienischen Seen (Arco, Riva, Bellagio, Locarno, Lugano) und der Genfer See (Montreux, Territet, Vevey), ferner Südtirol (Bozen, Meran) und die Küste der Adria (Abbazzia, Brioni, Lido, Lussin piccolo) empfehlenswerten Aufenthalt. Von spezifischer Heilwirkung ist ein warmes und trockenes Klima bei nephrogenen Kardiopathien, sofern die Herzinsuffizienz nicht zu weit vorgeschritten ist:

prätibiale Ödeme, Beklemmung und Kopfschmerz gehen bald zurück, und es kann bei längerem und wiederholtem Aufenthalt zu einer Dauerheilung kommen.

Diätetik.

Die Ernährungstherapie bei Kreislaufstörungen ist im wesentlichen eine Schonungsdiät und knüpft sich an die Namen Karell, Oertel, Achard, Widal und Strauß. Früher gestattete man Herzkranken ganz allgemein nur wenig Nahrung. Später wurde es anders, und die „mystisch-therapeutische" Verordnung lautete gewöhnlich „Hebung der Ernährung des Gewebes, in erster Linie durch reichliche Nahrungszufuhr" (Rosenbach). Nach von Leydens gewichtigem Urteil (1888) erholt sich ein Herzkranker um so besser, je größer der Appetit und je reichlicher die Nahrungsaufnahme ist. „Bei Klappenfehlern wächst das Nahrungsbedürfnis des Herzens." Auch in Oertels Vorschriften spielt reichliche Eiweißzufuhr eine große Rolle. Im Gegensatz hierzu habe ich, von praktischen Erfahrungen am Krankenbett geleitet, schon vor 20 Jahren geschrieben: „Das systematische Füttern und Roborieren ist durchaus irrationell, es widerspricht dem Prinzip der Herzschonung. Bei ermattetem Herzen ist jede größere Mahlzeit für längere Zeit auszuschließen. Der Kranke soll in kleinen Mengen nur so viel leicht verdauliche Nahrung aufnehmen, daß er nicht herunterkommt. Alle therapeutischen Erörterungen über Nährwert sind Unsinn gegenüber dem Geschmack und Befinden der Patienten. Milch ist leicht verdaulich, sie wird fast völlig ausgenutzt und hinterläßt ein Minimum von Toxinen im Darm. Wenn sie in der Diät Herzkranker nicht das gebührende Ansehen genießt, so liegt es an der unzweckmäßigen Verordnung. Ich kenne Fälle, daß plethorischen Kranken mit schweren myokarditischen Prozessen 3—5 (!) Liter am Tage verschrieben waren." Ich verwies dabei auf Albertini, Valsalva und Tuffnel, welche die Entziehungsdiät als wertvolles therapeutisches Mittel bei Herzleiden angewandt hatten und auf die vorzüglichen Resultate von Karell, Högerstedt und F. A. Hoffmann. Es hat nur zu lange gedauert, bis diese alten Tatsachen neu entdeckt und durch Lenhartz' und Jacobs Bemühungen wieder allgemein bekannt geworden sind. Die von dem russischen Leibarzt Karell eingeführte Kur besteht darin, daß der Patient bei Bettruhe (!) in 4stündigen Pausen je 200 ccm gewöhnliche oder entrahmte Milch als einzige Nahrung bekommt, also 800—1000 ccm am Tage. Je nach dem Effekt geht man nach 4 bis 6, höchstens nach 10 Tagen unter Zulage von Fleisch, Obst, Gemüse, Brot, Zwieback zu reichlicherer Nahrung über. Trotz des starken Eiweißverlustes erfolgt meist rasche und glänzende Besserung auch schwerer Kreislaufstörungen, die aus einem vorher nahezu moribunden Kranken einen leistungsfähigen Menschen macht (Hegler). Meist verträgt der Patient die Kur vorzüglich, er klagt höchstens im Anfang über Hunger und Durst. Man kann dann getrost einen Apfel oder eine Birne einschalten. Der Erfolg ist leicht zu erklären. Durch Verminderung der Blutmenge werden analog wie beim Aderlaß der Kreislauf entlastet und die Anforderungen ans Herz geringer. Es ist zugleich die einfachste Art zur Durchführung der chlorarmen Diät, die überall da angezeigt ist, wo es gilt, Ödeme, Trans- und Exsudate zur Aufsaugung zu bringen.

Salomon hat seit einigen Jahren die „Kartoffelkur" mit zufriedenstellendem Erfolg ausgeführt. Er gibt 5 mal täglich je 200 g in der Schale gebackene Kartoffeln ohne Kochsalz — oder auch ebenso viel Bananen — und nebenher 1 Liter Wasser oder Fruchtsaft. Meist genügen drei solche Kartoffeltage mit weiteren 2—3 Wochen einer NaCl freien Kost (also Kompott, Kartoffeln, Obst, Süßigkeiten), um eine optimale Entwässerung aufrecht zu erhalten.

Eine energische Schonung des Herzens verlangt unbedingt Herabsetzung des Gesamtstoffwechsels. Bei der Verarbeitung der Nahrungsmittel findet in den Verdauungsorganen ein erhöhter O_2verbrauch statt, den das Herz durch stärkere Arbeit ersetzen muß. Je häufiger und größer also die Mahlzeiten, um so größer die Anstrengung für das Herz. Bei der Behandlung von Arteriosklerose sollte die „Entziehungsdiät" viel häufiger therapeutisch zur Anwendung kommen, als es tatsächlich geschieht, und ebenso bei allen Fällen von sekundärer Herzschwäche. Unbewußt geschieht es freilich auch heute noch vielfach: Die Erfolge der Örtelkur beruhen sicher nicht allein auf der vorgeschriebenen Flüssigkeitsbeschränkung, sondern auch auf der verringerten Nahrungsaufnahme, indem die Kranken ihren Appetit verlieren. Dem Herzkranken wird immer das Steigen einiger Treppenstufen als Gefahr hingestellt, aber es wird nicht bedacht, daß dem ermatteten Herzen durch jede größere Mahlzeit eine viel größere Arbeit zugemutet wird. Mit der Nahrungsbeschränkung muß man oft auf das geringste Maß des Notwendigen hinuntergehen und dem Kranken eine leicht verdauliche Kost in so kleinen Portionen reichen, daß er nicht herunterkommt. Überernährung ist stets zu vermeiden, schon um einem übermäßigen Fettansatz vorzubeugen. Herzkranke sollen in ihrem Körpergewicht an der unteren Grenze des Normalen gehalten werden, da es für die Herzarbeit keineswegs gleichgültig ist, ob 5 oder 10 Kilo Körpergewicht mehr fortbewegt werden müssen.

Hastiges Essen ist die Ursache vieler Herzbeschwerden, zumal kann plötzliche Anfüllung des Magens am Abend bei älteren Leuten mit schlechtem Herzmuskel unangenehme Zufälle hervorrufen. Deshalb muß jeder Herzkranke langsam essen, wenn eben angängig, vor Tisch $^1/_4$ Stunde ruhen und bei Tisch keine lebhafte Unterhaltung führen. Bei gutem Kauen ist das Nahrungsbedürfnis eher gestillt und die Ausnutzung der Speisen eine bessere. Ist die Reservekraft des Herzens nicht zu sehr erschöpft, so ist eine kurze Promenade nach dem Essen weit bekömmlicher als das beliebte Einnicken im Lehnstuhl. Beim Schlafen mit vollem Magen treten oft Präkordialangst und selbst Dyspnoe auf, da während der Verdauungsperiode ein stärkerer Zufluß des Körperblutes zu den Bauchorganen stattfindet. Da die Pfortader klappenlos ist, muß die Blutbewegung durch verstärkte Bewegung und Atmung befördert werden.

Bezüglich der Qualität der Nahrung lassen sich keine allgemeinen Vorschriften geben. Bei nervösen und klimakterischen Herzstörungen, bei beginnender Arteriosklerose erweist sich eine länger fortgesetzte vegetarische Lebensweise oft außerordentlich nützlich, während bei wirklich erkranktem Herzmuskel eine weniger voluminöse Kost zu empfehlen ist.

Was die Flüssigkeitsaufnahme betrifft, so sollen Herzkranke weder hastig noch ad libitum trinken. Kohlensäurehaltige Getränke, die den Magen blähen und das Herz inkommodieren, sind zu verbieten. Man muß bei organischen Herzerkrankungen und bei plethorischen Zuständen die Flüssigkeitsmenge auf 1¼ Liter am Tag beschränken, da das Herz durch zu reichliches Trinken belastet wird.

So sinkt bei Herzkranken, die an der Grenze der Kompensation stehen, die Harnmenge, wenn die Flüssigkeitszufuhr reichlich wird, sie steigt, wie bei Gesunden, wenn völlige Kompensation besteht (D. Gerhardt). Bei Bestimmung der Flüssigkeitsmenge sprechen aber Gewohnheit und Klima mit. Einem Münchener gegenüber, der an 3—4 Liter Bier gewöhnt gewesen ist, wird man schon etwas liberal sein dürfen, ebenso in feuchtwarmen Ländern. Man muß auch hier alles Schablonenhafte vermeiden und sich vor kritikloser Flüssigkeitsbeschränkung hüten. Es liegt auch nicht eine einzige Tatsache vor, die den weitverbreiteten Irrtum stützt, daß Flüssigkeitszufuhr in beschränkter Menge Herzkranken schade oder den Fettansatz begünstige. Bei vielen Patienten mit angeborenen und Stauungsfehlern ist das Blut ohnehin schon so eiweißreich und dickflüssig, daß eine rigoröse Trockenkur es noch konzentrierter machen würde. Als Folge hiervon zeigen sich denn auch Unbehagen, Appetitlosigkeit, stockende Verdauung und ein ganzes Heer neurasthenischer Beschwerden.

Alkohol bei Herzkranken.

Viele unserer Herzkranken sind an regelmäßigen Alkoholgenuß gewöhnt, und ein plötzliches Verbot trifft sie schwer. Eine richtig bemessene Quantität halte ich durchweg für erlaubt, manchmal für direkt nützlich. Sehr viele Herzkranke neigen zur Neurasthenie und tragen schwer an ihrem Krankheitsbewußtsein. Es gibt nun kein besseres Mittel gegen Unlustgefühle, als Alkohol. Früher enthielt Bier etwa 5% Alkohol, aber relativ viel Kohlehydrate, weshalb man es Fettleibigen verbieten mußte. Das jetzige Kriegsbier wirkt stark diuretisch und ist ganz harmlos, da der Geschmack nicht zu reichlichem Genuß verleitet. Statt Bier kann man 1—2 Deziliter naturreinen Wein konzedieren, selbst wenn ein leichter Grad von Insuffizienz des Herzens besteht; er regt gar nicht selten den darniederliegenden Appetit und infolge seines Arsengehaltes auch noch die Blutbildung an. Kinder sollen aber Alkohol in jeder Form meiden, ebenso Leute mit Neigung zu Apoplexien, da er Hyperämie der Hirngefäße macht. Ein Trinkverbot zu den Hauptmahlzeiten ist durchaus angezeigt, da die Speisen bei gleichzeitiger Flüssigkeitsaufnahme länger im Magen bleiben. Oft gilt es, starkes Durstgefühl und Trockenheit des Mundes auf andere Weise als durch Trinken zu beseitigen: so läßt man einen Fruchtkern, ein Steinchen oder, wie es die Soldaten auf dem Marsche tun, einen Grashalm im Munde tragen, um die Speichelsekretion anzuregen. Sehr wirksam wird die Trockenheit im Mund bekämpft durch das Kauen von Sahirtabletten und durch Ausspülen mit Glyzerin und Zitronensaft āā. Auch läßt man zweckmäßig vor dem Trinken erst den Mund spülen und gurgeln.

Der alte Satz „qui bene purgat, bene curat" gilt besonders für die Behandlung Herzkranker. Ansammlung von Gas und Kotstauung muß unter allen Umständen vermieden werden. Vielfach sieht man recht quälende Herzstörungen bei Nervösen nach kräftigem Laxieren verschwinden. Bei allen Stauungs-Herzfehlern sowie bei Herzkranken, welche eine Karellkur oder Liegekur durchmachen, ist auf leichten und reichlichen Stuhlgang besonders zu achten, ebenso bei Neigung zu Schwindel und Kongestionen zum Kopf.

Man bevorzuge pflanzliche Abführmittel, wie Rhabarber, Califig, Manna, Tamarinden und dergl. Bei jugendlichen, plethorischen Arteriosklerotikern sind hingegen salinische Mittel sehr wirksam: nüchtern 1 Glas Bitterwasser resp. einen Teelöffel voll Bittersalz (Magnesium sulfuric.) in 1 Glas Warmwasser, oder auch die Marienbader Tabletten. Mit drastischen Mitteln ist Vorsicht geboten bei vorgeschrittener Myokarditis und Arteriosklerose (Gefahr der Urämie!), ebenso mit eingreifenden Bandwurmkuren; hier wähle man statt Extr. Filicis lieber eine Chloroformlösung (F. 1).

Wenn Neigung zur Flatulenz und Völle im Leib besteht, so bringen der Genuß von Pfefferminztee und ähnlichen Karminativis oft große Erleichterung (F. 2 u. 3).

Muskelleistungen bei Kreislaufstörungen.

Lange Zeit hat die unbestrittene Forderung gegolten, Herzkranken möglichste Körperruhe zu verordnen, und bis vor nicht langer Zeit machte man die Prognose davon abhängig, bis zu welchem Grade der Kranke körperlicher Schonung teilhaftig werden könne. In dieser Auffassung ist seit Oertel ein Umschwung eingetreten. Auch das Herz büßt, wie jedes andere Organ, bei langdauernder Schonung seine Funktionstüchtigkeit ein und hat ein richtiges Maß von Arbeit und Bewegung notwendig. Und dieses Maß kann unter Umständen recht erheblich sein. Gerade der letzte Krieg hat zur Genüge bewiesen, welche Anstrengungen Leute mit einem kompensierten Klappenfehler ohne Schaden für ihr Befinden aushalten können. Häufig wird der große Fehler begangen, die Gesamtheit aller Herzbeschwerden auf etwa gleichzeitig bestehende Klappenfehler oder nervöse Herzschwäche zu beziehen, ohne das Herz auf seine Funktionstüchtigkeit zu prüfen. Die Folge davon pflegt der Rat zu sein, das Herz zu schonen, während es im Gegenteil im Training erhalten werden müßte, und ein vorher funktionell normales Herz wird allmählich durch träge Lebensweise insuffizient. In der Badepraxis sieht man viele solcher Patienten aus den vermögenden Kreisen. Auch macht man die Erfahrung, daß Leute mit Herzhypertrophie an Kreislaufstörungen erst zu leiden beginnen, wenn sie auf den bisher betriebenen Sport plötzlich verzichten. Ich habe im Gegensatz zu v. Leyden die Beobachtung gemacht, daß Herzfehler bei begüterten und besser situierten Patienten frühzeitig Insuffizienzerscheinungen zu machen pflegen. Diese könnten nach der Natur ihres Leidens und der verfügbaren Herzkraft ganz gut erhebliche Muskelanstrengungen leisten, die sie aber aus übertriebener Ängstlichkeit meiden, nicht selten noch auf den Rat ihres Arztes hin. Als Folge der Untätigkeit und der meist gleichzeitigen zu guten Ernährung stellt sich eine ganze Reihe nervöser Beschwerden ein, die wieder aufs Herz bezogen und mit weitgehender Ruhe bekämpft werden. Dieser ganze Circulus vitiosus hört mit einem Schlage auf, wenn das Herz wirklich zu den Leistungen herangezogen wird, deren es fähig ist. Also der Satz „Arbeit ist Herzschonung" hat seine Berechtigung, so paradox er auch klingen mag. Auch für die Blutverteilung spielen Körperbewegungen eine wichtige Rolle, indem das Blut von den inneren Organen nach den peripheren Gefäßen abgeleitet und der allgemeine Stoffwechsel gefördert wird. Die Anspannung und Erschlaffung der Muskeln und Faszien stellt eine wichtige Triebkraft für den Säftestrom dar, indem sie das venöse Blut aus den Extremitäten und Bauchorganen besser zurückbefördert. Für gewöhnlich befindet sich $^1/_4$—$^1/_3$ der Gesamtmenge des Blutes in der Muskulatur, bei angestrengter Tätigkeit aber bis zu $^2/_3$. Die gefürchtete Stauung in den inneren Organen bei akuten Krankheiten beruht bei Fettleibigen auf ihrer schlaffen und ungeübten Muskulatur.

Bei nicht leistungsfähigem Herzen ist natürlich äußerste Vorsicht am Platz; doch läßt sich auch hier durch richtig dosierte Muskelübungen (Zander- und Widerstandsgymnastik) die periphere Zirkulation wesentlich verbessern und durch vorsichtig gesteigerte Übung Hebung der Herzkraft erreichen. Dies gilt vor allem bei konstitutionell und infolge von mangelhafter Körperbewegung schwach entwickeltem Herzmuskel. Sonst ist bei beginnender und ausgesprochener Herzinsuffizienz, mag sie Folge von Überanstrengung oder vorausgegangenen Infektionskrankheiten, von dekompensierten Klappenfehlern, oder von Degeneration des Myokards sein, das erste und notwendigste Gebot die Ruhe, und zwar völlige Körperruhe im Bett, nicht nur auf der Chaiselongue oder im Lehnstuhl. Die Dauer dieser Ruhe ist bei leichten Fällen auf 2, bei schweren Fällen auf 6 Wochen und noch länger auszudehnen.

Die mechanische Behandlung von Kreislauferkrankungen wird als aktive, passive und Widerstandsgymnastik ausgeführt. Sie kann nur in Frage kommen, wenn das Herz noch über Reservekräfte verfügt und der Herzmuskel und die Gefäße nicht zu stark entartet sind. Da die meisten Kranken geneigt sind, das erlaubte Arbeitsmaß zu überschreiten, so schicke man sie mit genauen Anweisungen in Zander-Institute, die nicht nur in den Kurorten, sondern auch in vielen größeren Städten bestehen. Durch Vornahme passiver Übungen an selbsttätigen Apparaten werden Blut- und Lymphstrom gefördert, somit dem Herzen ohne jede eigene Anstrengung Erleichterung gebracht. Durch Verordnung aktiver Bewegungen — Überwindung eines mehr oder weniger großen, aber genau dosierten Widerstandes — wird eine Mehrleistung vom Herzen verlangt. Während bei den Zander-Apparaten die Hebelwirkung in Frage kommt, die mit Null beginnt und dann aufs Maximum steigt, um allmählich wieder zurückzugehen, die Übungen also der physiologischen Leistungsfähigkeit des Muskels angepaßt sind, liegt bei den von Herz konstruierten Apparaten die größte Anstrengung im Angriff, muß also gleich zu Beginn geleistet werden.

Die von Schott eingeführte Widerstandsgymnastik wird manuell von besonders ausgebildeten Leuten ausgeführt. In Verbindung mit CO_2-Bädern stellt sie das in Amerika und England beliebte „Schotts treatment" dar.

Die Oertelsche Terrainkur, welche vor wenigen Dezennien in der Behandlung von Kreislaufstörungen eine hervorragende Rolle spielte, ist neuerdings mehr als billig vernachlässigt worden. Sie stellt bei vielen Herzaffektionen (Fettleibigkeit, Plethora, Emphysem, Bierherz, Neurosen) ein vorzügliches Mittel dar zur Beruhigung und Stärkung des Herzmuskels. Beim systematischen Steigen, welches mit Spaziergängen in der Ebene beginnt und vorsichtig zu steilen und weiteren Wegen übergeht, liegt allerdings die Gefahr der Übertreibung nahe, indem die Patienten, sich selbst überlassen, denken, je mehr sie vorwärtsbringen, um so besser sei es fürs Herz. Und wenn Leute, die nichts gewohnt waren, plötzlich Berge kraxeln, so kommen sie zumeist mit schlechtem Herzen zurück. Ein verständiger Mensch, der etwas physiologisch denken kann, weiß aber bald, worauf es ankommt; er kann die ebenso angenehme wie therapeutisch nützliche Terrainkur betreiben. Es ist bedauerlich, daß man eine an sich gute Methode einfach fallen lassen will, weil sie gelegentlich schädliche Auswüchse zeigt. Der Mißbrauch eines Mittels schließt doch seinen richtigen Gebrauch nicht aus.

Leute mit schwachem Herzen müssen zunächst langsam und nicht unmittelbar nach größeren Mahlzeiten spazieren gehen, bei Gegenwind, beim Steigen keine Unterhaltung führen und sofort Halt machen, wenn sie nicht mehr ohne Anstrengung durch die Nase Luft bekommen. Bei jeder Ein- und bei jeder Ausatmung wird je 1 Schritt gemacht, also etwa 30—40 in der Minute. Stellt sich Dyspnoe ein, so wird im Stehen ausgeruht und so lange tief geatmet, bis die Kurzluftigkeit verschwunden ist.

In den meisten von Herzkranken frequentierten Kurplätzen gibt es sanft ansteigende Wege, wie sie zu Terrainkuren erforderlich sind. Doch ist auch hier zu bedenken, daß „Terrain-Kuren" nur bei leidlich gesundem Herzmuskel angebracht sind. Direkt gefährlich werden sie bei absoluter Herzinsuffizienz, bei vorgeschrittener Myokarditis und Arteriosklerose, sowie bei Aneurysmen Ihre eigentliche Domäne sind nervöse Herzstörungen, primäre Herzmuskelschwäche infolge von Untätigkeit oder Fettsucht und beginnende Arteriosklerose, zumal bei Luxuskonsumption.

Zu verwenden ist schließlich auch die Massage, welche den peripheren Kreislauf zu verbessern imstande ist, indem ein etwa vorhandener Spasmus der Hautgefäße gelöst und der Rückfluß von Blut und Lymphe gefördert wird. Massage des Herzens selbst — auch mit dem Vibrations-Apparat (5—10 Minuten) — steht in weniger gutem Ansehen.

Große Erleichterung bringt gelegentlich die vom verstorbenen Abée (Nauheim) empfohlene Herzstütze, sowohl bei funktionellen wie auch bei organischen Herzleiden. Sie vermag mit ihrer Pelotte durch Druck von außen das Herz in seiner Lage tatsächlich zu beeinflussen; es wird nicht nur gestützt und gehoben, sondern auch etwas um seine Längsachse nach r. gedreht. So kann ein abnorm bewegliches Herz („Wanderherz", cor mobile), das oft Störungen bedingt, durch die Pelotte gestützt werden. In gleicher Weise werden Dehnungen und Knickungen der großen Gefäße, bedingt durch den Zug eines stark hypertrophischen Herzens, ausgeglichen und ein leichteres Ab- und Zufließen des Blutes garantiert, vor allem kann das Blut besser in die Koronarien einfließen, wenn das hängende Herz gestützt und der Kugelform genähert wird. So erklärt sich ungezwungen das Ausbleiben stenokardischer Beschwerden nach Anlegen der Herzstütze (Hellendal, Hoke, Sittmann).

Pneumatotherapie.

In einer gleichmäßigen und ausgiebigen Atmung liegt ein hervorragendes Schonungsmoment fürs Herz, das viel zu wenig berücksichtigt wird (F. A. Hoffmann). Bei der Inspiration wird das Blut in den Thorax angesogen, und zwar hauptsächlich aus der unteren Hohlvene und damit auch aus dem Pfortaderkreislauf. Die Lungengefäße werden erweitert; aus diesem gut gefüllten Reservoir kann das l. Herz genügend arterialisiertes Blut für den peripheren Kreislauf schöpfen. Durch Druck des Zwerchfelles und der Exspirationsmuskeln wird noch eine Art Massage des Herzens ausgeübt. Systematische Atemübungen sollten also frühzeitig — nicht erst bei eingetretener Insuffizienz — und möglichst in frischer, reiner Luft vorgenommen werden, nicht etwa nur von Herzkranken, sondern auch von Bettlägerigen, deren Kreislauf infolge von Krankheit oder Verletzung darniederliegt. Auch beim Anlegen von Verbänden achte man stets darauf, daß der Thorax nicht zu sehr immobilisiert wird.

Stauungsherzfehler werden durch Einatmung verdichteter, Aortenfehler und Herzschwäche infolge von Emphysem durch Ausatmen in verdünnter Luft abgeschwächt. Durch die Brunssche Unterdruckatmung wird das venöse Blut aus dem Körper- und Pfortadergebiet nach den Lungen angesaugt und der gesamte Kreislauf beschleunigt. Die Kuhnsche Saugmaske aus Zelluloid bezweckt, durch eine vermittels verstellbaren Ventils abgestufte Erschwerung der Inspiration Luftverdünnung im Brustraum und dadurch ebenfalls Ansaugen des Blutes zu erzielen. Entsprechend dem negativen Druck im Thorax wird das Herz besser durchblutet und der Lungenkreislauf gefördert. Da dies eine Unterstützung für den Kreislauf bedeutet, so bessern sich unter dem Gebrauch der Gesichtsmaske sub- und objektive Zustände von Herzschwäche bei Myodegeneration, Mitralfehlern und arteriellen Kardiopathien.

Durch Verwendung eines veränderten Luftdruckes können die intrathorakalen Druckverhältnisse und damit auch der Blutumlauf beeinflußt werden.

Lagerung und Haltung von Herzkranken.

Viele Herzkranke, aber auch ganz gesunde Leute kommen mit der bestimmten Angabe zum Arzt, daß sie auf der l. Seite nicht liegen oder einschlafen können. Es handelt sich zumeist um nervöse Patienten mit Enteroptose (cor mobile), die bei Linkslage ein störendes Herzklopfen und Pochen im Kopf verspüren. Patienten mit hochgradiger Orthopnoe und mit asthmatischen Beschwerden finden meist instinktiv die Lage heraus, in der sie am ehesten Ruhe und Luft haben; aber man muß oft erfinderisch sein, um den Ärmsten ihre Qualen erträglich zu gestalten. „Ein Arzt, der die gesamte Physiologie des Herzens im Kopfe hat, einem schwer Herzkranken aber die Kissen nicht bequem legen kann, ist doch kein rechter Arzt", sagt Kußmaul mit Recht. Im allgemeinen sitzen Leute mit Lufthunger gern aufrecht, zumal nachts im Bett, und finden oft sogar erst dann Ruhe, wenn sie mit aufgelegten Armen und gestütztem Kopf am Tisch sitzen. Diese ungewöhnliche Lage wird dadurch bedingt, daß das Zwerchfell nach abwärts und die Eingeweide nach vorn gegen die weiche Bauchwand herabsinken und die Atmung nicht mehr behindern. Auch wenn sie keine Beschwerden im Liegen haben, fragen Herzkranke oft, auf welcher Seite sie liegen dürfen; man gestatte ihnen jede Lage, die nicht unbequem ist.

Allen Herzkranken, auch wenn subjektive Zeichen von Kreislaufanomalien fehlen, soll man raten, nicht dauernd in einer gebückten Stellung, z. B. am Schreibtisch, zu bleiben, sondern durch gelegentliches Umhergehen den Blutumlauf zu fördern. Junge Leute mit Kropfanlage und flacher Brust sollen eine gerade Körperhaltung einnehmen.

Ein ausreichender Schlaf zur Nachtzeit, das beste Restaurationsmittel fürs Herz, ist für alle Herzkranken, auch im Stadium völliger Funktionstüchtigkeit, unerläßlich. Schlaflosigkeit versucht man zunächst durch einfache Hausmittel zu beheben, wie Wadenklatschung, Wassertreten, feuchte Wadenwickel oder Leib- resp. Herzaufschläge. Oft genügt das Trinken von einem Glas Zuckerwasser oder von einer Tasse Baldrian-Pfefferminztee — je 1 Teelöffel morgens kalt angesetzt — vorm Schlafengehen, wenn nicht, so greift man zu einem der vielen Schlafmittel, die in den üblichen Dosen, auch für ein geschwächtes Herz, ohne schädliche Nebenwirkungen sind: Bromural (1—2 Tabl.,) Castoreumbromid, Bromgemische (s. F. 4), Veronal oder Medinal ($^{1}/_{2}$—1 Tablette), Adalin, Nirvanol ($^{1}/_{2}$—1 Tablette). Ist die Insomnie toxischen Ursprunges (Nephro- und Kardiosklerose), so wirkt Diuretin (1,0) prompt; ein sehr gutes Mittel ist auch Chloralhydrat in Verbindung mit Brom und Baldrian (F. 5).

Der Aderlaß.

Die alten Ärzte betrachteten reichliche und häufige Aderlässe als Hauptsache in der Therapie von Herzleiden. Was Hufeland geschrieben hat, gilt heute wieder „Mir ist es sehr wahrscheinlich, daß die seit 20 Jahren so auffallend häufig gewordenen Herzkrankheiten ihren Hauptgrund haben in dem eben während dieser Zeit unterlassenen Aderlaß". Er ist das zuverlässigste Mittel, um die Entstehungen von Herz- und Gefäßkrankheiten und das Auftreten übler Folgezustände bei schon bestehenden Störungen zu verhüten. Allmählich haben die „tonangebenden Kreise" in der Medizin ihren ablehnenden Standpunkt aufgegeben und die Berechtigung des Aderlasses anerkannt.

In welcher Weise können venöse Blutentziehungen Kreislaufstörungen günstig beeinflussen?

1. Schon Hufeland erklärt „Niemand wird leugnen, daß Blutüberfluß durch Blutentziehung behoben werden kann." Indem die Blutmenge vermindert wird, werden mit Abnahme der Widerstände in der Peripherie günstige Strombedingungen geschaffen. Der schon von Volkmann experimentell gelieferte Nachweis vom Sinken des Blutdruckes ist später immer wieder bestätigt worden; dieser Abfall steht im geraden Verhältnis zum entzogenen Quantum (nach Engelmann 30 mm Hg bei 500—600 ccm).

2. Wichtiger als die vorübergehende quantitative ist die qualitative Veränderung des Blutes, welches sich bekanntlich schnell wieder ersetzt, aber spezifisch leichter und ärmer an festen Bestandteilen wird. Diese Abnahme der Viskosität — angeblich um 17 % bei mittleren Blutentziehungen — erleichtert dem Herzen die Fortbewegung der Blutsäule und fördert die Stromgeschwindigkeit.

3. Nach stärkeren Blutverlusten kann Anregung der Diurese mit Aufsaugung hydropischer Flüssigkeit plötzlich erfolgen: es tritt Flüssigkeit aus den Geweben in die Blutbahn zurück, vorhandene Ödeme nehmen ab und komprimieren die Venen nicht mehr, welche für das dünnflüssige Blut jetzt leichter passierbar werden.

4. Der Aderlaß befreit das Blut von toxischen Stoffen, speziell von CO_2, die deletär aufs Atmungs- und Gefäßzentrum einwirken. Je mehr CO_2 das Blut enthält, um so stärker ist seine Viskosität. Dekarbonisiert man es, so setzt man

nicht nur die inneren Reibungswiderstände, sondern auch den Reiz auf die Gefäßwand herab. Hierauf beruht wohl die von Hufeland gerühmte krampflösende Wirkung des Aderlasses „die Erschlaffung der Faser". Die Dilatation der Kapillaren bewirkt eine bessere Durchblutung der Gewebe und damit auch ein behagliches Wärmegefühl mit Neigung zum Schwitzen.

5. Der Aderlaß regt die mit der Blutbildung betrauten Organe zu erhöhter Tätigkeit an und verbessert die Qualität des Blutes, wovon in erster Linie der Herzmuskel selbst profitiert.

Aus diesen absolut feststehenden Tatsachen ergeben sich ebensowohl die Berechtigung und Notwendigkeit, als auch die Indikationen des Aderlasses: er kann eigentlich bei allen pathologischen Veränderungen der Kreislauforgane, mit Ausnahme von nervösen Herzleiden, mit Vorteil in Anwendung gezogen werden. Von der rein mechanischen Entlastung wird man bei plethorischen Zuständen Gebrauch machen. Der augenblickliche Erfolg ist hier verblüffend, wie Strasser richtig bemerkt und auch dauernd, wenn man die Blutentziehung wiederholt und in nicht zu geringen Mengen (mindestens $1/_2$ Liter) vornimmt.

Bei der Behandlung sehr vieler, namentlich arteriosklerotischer Kreislaufstörungen heißt die Forderung „Herabsetzung des pathologisch gesteigerten Blutdruckes". Auf welche Weise läßt sich dies Ziel so einfach, so schnell und so sicher erreichen, wie durch Venaesectio? Seit Jahren plädiere ich für dies unentbehrliche Heilmittel, aber wie wenig wird es gebraucht! Nach Entnahme von 200 ccm Blut sah Steyskal den Druck von 170—190 mm. Hg auf 150 zurückgehen.

Hahn in Nauheim konstatierte ebenfalls stets Absinken des vorher gesteigerten Blutdruckes und damit promptes Verschwinden der Hauptbeschwerden, wie Kopfdruck, Schwindel, Wallungen, Flimmern vor den Augen. Auch Krehl erblickt in dem öfters wiederholten Aderlaß (150—300 ccm) eine wirksame Maßnahme, um den Blutdruck herabzusetzen und hebt seine zauberhafte Wirkung beim Asthma cardiale noch besonders hervor. Ist es nicht rationeller, bei Hochdruckstauung durch Beseitigung der Hemmnisse im peripheren Kreislauf dem Herzen die Arbeit zu erleichtern, als durch Gebrauch von Digitalis die letzten Reservekräfte des ohnehin schon überanstrengten Herzens heranzuziehen, um den Ausgleich herbeizuführen? Aber nicht nur bei vollsaftigen Arteriosklerotikern bringt der Aderlaß große objektive Besserung und subjektive Erleichterung, sondern auch bei anämischen Leuten, einerlei ob der Blutdruck erhöht oder normal ist. Er entspricht hier — in kleineren Mengen von 100—150 ccm — dem Zweck der Blutverbesserung und dient damit zur besseren Ernährung der Gefäßwand und der Organe. Wie oft blühen vorgeschrittene Arteriosklerotiker mit geradezu kachektischem Aussehen nach periodisch wiederholten Blutentziehungen wieder auf; dieser blutreparatorische Erfolg ist ebenso sinnfällig bei Herzstörungen chlorotischer Mädchen und Frauen.

Droht infolge ungenügender Saugkraft („diastolische Insuffizienz") der r. Ventrikel zu erlahmen, bei Pneumonie und Stauungsherzfehlern, so greife man unverzüglich zur Lanzette und entlaste durch einen kräftigen Aderlaß — mindestens 300—500 ccm — das venöse System. Überall, wo ein Mißverhältnis zwischen der Spannung der Gefäße und der Triebkraft des Herzens besteht, wird der Druckunterschied zwischen Arterien und Venen und damit der ganze Blutumlauf durch Aderlässe gefördert; vor allem wird der kapillären Stase, die zu Ödemen und bindegewebigen Organveränderungen führt, vorgebeugt. Mit Recht sagt Osler: „Bei Dilatation des Herzens, gleichgültig aus welcher Ursache, ist bei deutlicher venöser Stauung ein Aderlaß indiziert". Es ist absolut nicht notwendig, daß der Puls voll und regelmäßig sei; schon die alten Ärzte erklären den Aderlaß für um so notwendiger, je kleiner und aussetzender der Puls, je kühler die Extremitäten sind. Von kleinen Aderlässen sieht man noch Gutes, wenn Digitalis und andere Herzmittel schon versagen, wie andererseits diese Mittel oft erst nach einem oder mehreren Aderlässen ihre volle Wirkung entfalten. Gerhardt schickte der Digitalisbehandlung gern einen mäßigen Aderlaß voraus; er verringert die Gefahr der Bildung von Thromben im Herzen und damit von Infarkten. Es kommt aber darauf an, daß man den Aderlaß nicht nur im richtigen Augenblick anwendet, sondern daß man ihn auch genügend oft wiederholt. Das Lebensalter kann keine Kontraindikation abgeben, denn auch bei Kindern und betagten Leuten leistet der Aderlaß vorzügliche Dienste. Wie viel Blut zu entnehmen ist, hängt vom Alter und von der Gesamtkonstitution des Patienten ebenso ab, wie von der Natur seines Herzleidens. Ich habe immer den Eindruck, daß man im allgemeinen viel zu ängstlich in der Dosierung ist. Für den Einzelfall ist vor allem die Beschaffenheit des Pulses bestimmend: war er hart und voll, dann läßt man Blut abfließen, bis er weich und weniger gespannt wird; war er klein und unregelmäßig, dann läßt man fließen, bis er regelmäßiger und voller wird. Auf den hohen prophylaktischen Wert der früher allgemein üblichen Gewohnheitsaderlässe soll bei der Therapie der Arteriosklerose hingewiesen werden.

Die neuerdings geübte Venaepunctio ist meines Erachtens der Venaesectio keineswegs vorzuziehen. Schon das Einführen der Kanüle ist technisch nicht immer leicht. Auch kommt es bei vielen Kreislaufstörungen darauf an, schnell druckentlastend zu wirken und durch breites Anschneiden der Vene das Blut in kräftigem Strahl herausschießen zu lassen, um einen wohltätigen Collapsus vasorum zu erreichen.

v. Tabora und ebenso Lilienstein empfehlen bei Herz- und Gefäßkrankheiten den „unblutigen Aderlaß", indem sie durch Umschnürung beider Arme mit Binden oder Manschetten das Blut für eine Minute stauen und dies 4—5mal in einer alle 1—3 Tage vorgenommenen Sitzung wiederholen. Bei dekompensierten Mitralfehlern, myokarditischen Prozessen mit Stauung im kleinen und Pfortader-Kreislauf ist die subjektive Erleichterung unverkennbar, indem Dyspnoe, Oppressionsgefühl, Kopfdruck, Schwindel, Herzklopfen nachlassen oder auch ganz aufhören. Objektiv ließ sich Abnahme und selbst Verschwinden akzidenteller Geräusche und der Zyanose konstatieren (Lilienstein). Nun mag diese sog. „Phlebostase" vorübergehende Entlastung bringen, den Aderlaß kann sie niemals ersetzen, da sie die Beschaffenheit des Blutes nicht zu ändern vermag.

Technik des Aderlasses siehe später.

Medikamentöse Therapie.

Wenn auch die physikalisch-diätetischen Heilmethoden zur Zeit besonders hoch im Kurs stehen, so machen sie doch keineswegs unsere altbewährten Medikamente entbehrlich, bei deren richtiger Auswahl und geschickter Anwendung der Arzt die größten Erfolge in der Behandlung von Kreislaufstörungen erzielen kann. Allen voran steht die Digitalis, ohne welche Naunyn gar nicht Arzt sein möchte, „die uns Lebensjahre gewinnen läßt und viele Schmerzen erspart". Wie so manches, verdanken wir auch dieses vorzügliche Heilmittel der „wilden Medizin". Der schottische Arzt Withering (1785) entdeckte in dem „Wassersuchtstee" einer Kurpfuscherin als wirksamen Bestandteil die Blätter des Fingerhutes und führte sie in den Arzneischatz ein. Seitdem ist Digitalis das Herzmittel par excellence, dessen geradezu zauberhafte Wirkung selbst dem verbissensten „Naturheilkundigen" imponieren muß. Leider liegt, wie Weintraud richtig betont, in dieser allgemein hohen Bewertung eine gewisse Gefahr, indem manche Ärzte nichts anderes kennen und Digitalis bei jeder Herzstörung kritiklos verschreiben, andere Ärzte sie als ultimum refugium betrachten und viel zu spät anwenden.

Zunächst muß jeder Arzt mit der pharmakologischen Tatsache vertraut sein, daß die Wirkung sehr verschieden ist nach Standort, Jahrgang und Zeit der Ernte. Ihr pharmakodynamischer Wert leidet, wenn die Blätter längere Zeit liegen, sie büßen dann nicht nur ihre heilsamen Prinzipien ein, sondern sie schädigen auch oft den Magen. Deshalb ist dafür zu sorgen, daß die Blätter möglichst frisch und in Gebirgsgegenden (Harz, Taunus) gesammelt und gut aufbewahrt werden.

Worin besteht ihre Wirkung? In zweckmäßiger Dosis gegeben verstärkt und verlangsamt Digitalis vor allem die Systole des Herzens. Indem es sich kräftiger zusammenzieht, wird der Blutdruck erhöht und der Blutstrom beschleunigt. Mit Verlangsamung der Schlagfolge wird die Dauer der Diastole verlängert, in welcher das Herz besser mit Blut angefüllt und der Koronarkreislauf begünstigt wird. Damit ist Digitalis das „sicherste Mittel, um dauernde Herzschwäche zu beseitigen" (Eichhorst). Zuerst — nach etwa 48 Stunden — tritt die kardiale Wirkung ein auf das Protoplasma des Herzmuskels, der nicht nur seine kontraktile Kraft, sondern auch seinen Tonus und seine diastolische Schöpfkraft wieder erlangt.

Zu dieser direkten Wirkung aufs Herz, die am deutlichsten bei Herzschwäche mit beschleunigtem und unregelmäßigem Puls zu beobachten ist, tritt noch eine spezifische Gefäßwirkung hinzu: die Gefäße, namentlich im Splanchnikusgebiet, reagieren mit Verengerung auf Digitalis und treiben auch ihrerseits die Blutmenge weiter. Hierauf beruht wohl die etwas später einsetzende renale oder diuretische Wirkung: Steigerung der Urinmenge mit Resorption etwaiger Ödeme. Unter Abnahme der Stauung in Leber und Lunge verlieren sich Dyspnoe und Zyanose schnell, der Urin wird nach 3 Tagen meist reichlich und hell, und der Patient fühlt sich wieder wohl. In leichten Fällen können alle Beschwerden dauernd behoben sein, aber in der Regel treten sie nach Wochen und Monaten von neuem auf und verlangen wieder Digitalis. So geht es oft jahrelang fort: wie eine Uhr in bestimmten Zeiten aufgezogen werden muß, so verlangt das Herz vieler Kranken in mehr oder weniger langen Abständen seine Digitalismedizin.

Wann soll Digitalis verordnet werden? Sie ist die brauchbarste und mächstigste Waffe gegen alle Insuffizienz-Erscheinungen des Herzens, jeder Provenienz und jeglichen Grades, mag es sich um dekompensierte Klappenfehler oder um Herzschwäche infolge von Erkrankung des Herzmuskels handeln.

Keineswegs ist der Sitz eines Klappenfehlers bestimmend: Digitalis ist vielmehr bei allen Dekompensationen angezeigt, auch bei Aortenfehlern, bei denen sie niemals die unbestrittene Anerkennung wie bei Mitralfehlern gefunden hat, oft sogar für kontraindiziert erklärt worden ist, in der irrtümlichen Annahme, durch Verlängerung der Diastole werde eine Dehnung des Herzens begünstigt. Man gibt hier nicht große, sondern lieber, wie bei Mitralstenose, kleine, kontinuierliche Dosen. Hohes Alter bedeutet keineswegs eine Kontraindikation, sogar bei sehr alten Leuten mit weit vorgeschrittener Myokarditis ist das Mittel von vorzüglicher Wirkung, während diese bei nervösen Herzstörungen, speziell beim Basedow, ausbleibt. Bei Adams-Stokesscher Krankheit verbietet sich die Droge wegen der ohnehin schon vorhandenen Bradykardie. Treten aber Zeichen wirklicher Herzschwäche, z. B. Ödeme auf, so ist auch hier Digitalis durchaus am Platze. Niemals verschreibe man das Mittel, solange völlige Kompensation eines Herzklappenfehlers besteht.

Wie verschreibt man Digitalis? Bei unzweckmäßiger Darreichung verursacht sie sehr leicht, zumal bei älteren Frauen, gastrische Störungen: Nausea, Appetitlosigkeit, Erbrechen usw. Diese unangenehme „Digitalis-Dyspepsie", die eine perorale Darreichung oft verbietet, läßt sich vermeiden. Am ehesten ruft ein Infus, auch wenn es durch Zusatz von 5% Spirit. vin. haltbar gemacht wird, Übelkeit und Erbrechen hervor. Aber auch das Pulver ist nicht ganz frei von irritierenden Eigenschaften und wird zweckmäßig mit einem Stomachikum verbunden (F. 7). Soweit nicht Kinder in Betracht kommen, ist die Verordnung von gepulverten Blättern in Pillenform vorzuziehen (F. 8. 9, 10). Der Digitalismedikation schickt man ein Abführmittel (Rhabarber, Ol. Ricini, Calomel, Bittersalz), bei starker Dyspnoe und Dilatation des Herzens einen ausgiebigen Aderlaß ($^1/_4$—$^3/_4$ Liter) voraus. Der klassische Erfolg der Digitalis tritt oft erst dann ein, wenn bestehende Ödeme und Ergüsse in die Körperhöhlen zuvor durch Drainage oder Punktion vermindert wurden.

Auf Huchards Vorschlag wird Digitalis in massiven (0,3—0,5 pro die) oder in kardiotonischen Dosen (0,1—0,2 pro die) verabreicht. Bei Stauungsfehlern nützen meist nur große Dosen: 4—5 mal täglich 0,1 für 4 Tage, in hartnäckigen Fällen (gesunde Nieren vorausgesetzt!) auch bis zur Intoxikation. Arterielle Kardiopathien und die Mitralstenose verlangen kleinere Gaben (etwa 3 mal am Tage 0,03—0,05), die aber oft durch Monate und Jahre hindurch fortzusetzen sind, wie zuerst in bewußter Weise von Groedel sen. „chronische Digitaliskuren" angewandt und empfohlen wurden. Eine kumulierende Wirkung tritt bei den üblichen Dosen nur ausnahmsweise und ohne nachhaltigen Schaden auf. So nahm eine Patientin von Kußmaul mit leichter Stenose der Mitralis und Herzhypertrophie innerhalb von 7 Jahren eine Digitalismenge von 350 g, eine Patientin von Bälz sogar 656 g in 5 Jahren. Thomayers Patientin erfreute sich 8 Jahre lang der größten Euphorie beim täglichen Gebrauch von 3×0,05 pulv. fol. digit. mit 0,05 Chinin. mur. (456 g), einige Tage nach Aussetzen dieser Medikation machten sich aber Zeichen von Herzinsuffizienz bemerkbar.

Die chemische Industrie ist unablässig bemüht gewesen, das wirksame Prinzip der Droge herzustellen und sie von magenreizenden Nebenbestandteilen zu befreien. Man darf aber behaupten, daß die Digitalis in ihrer unveränderten

Form am wirksamsten und daß bis heute kein vollwirksamer Ersatz gefunden ist. Focke sagt ganz richtig: „Es bleibt nun mal nichts anderes übrig, als zuzugestehen, daß bei manchen Drogen, vor allem bei der Digitalis, unsere Chemie an der von der Pflanze geleisteten Arbeit nichts verbessern kann."

Unter all den vielen deutschen, französischen, schweizerischen und anderen ausländischen Präparaten hat sich mir das Digipurat (Knoll) am besten bewährt; es kommt in Tabletten (0,1 pulv. fol. dig.) und in flüssiger Form (Digip. liquidum) in den Handel, läßt bereits nach 14 Stunden seine Wirkung erkennen und wird durchweg gut vertragen (Johns Patienten nahmen innerhalb von 10—12 Wochen 180 Tabletten). Ähnlich zu bewerten sind Digifolin (Ciba), Digipan (Haas) und die verschiedenen Digitalysate. Von Schütze wird das Digitalysat — Bürger, speziell bei intravenöser Applikation, als wirksames Präparat bezeichnet, welches Herz- und Gefäßsystem regulierend beeinflußt. Gut dosierbar und viel gebraucht ist Digalen, welches bei akuter, bedrohlicher Kreislaufschwäche intramuskulär oder intravenös appliziert werden kann. Bei peroraler Anwendung (täglich 3 mal 10—15 Tropfen) besitzt es keine Vorzüge vor der offizinellen Tinct. digit., es wird von Kinderärzten gern verschrieben.

Nach 5 jährigen, eingehenden Erfahrungen empfehlen neuerdings Krehl und Straub als ökonomisch und die Verdauung nicht störend Gitalin (Verodigen) in täglichen Gaben von 3 mal 0,8 mg), im ganzen aber weniger als 1 cg.

Hin und wieder bleibt auch bei ganz richtiger Darreichung von Digitalis der Erfolg entweder ganz aus oder läßt plötzlich nach. Man muß dann auf andere Mittel zurückgreifen, aber seine Erwartungen nicht zu hoch spannen.

In unserem Armamentarium der Kardiaka nimmt den zweitwichtigsten Platz ein der von Livingstone (1868) aus Zentralarrika mitgebrachte Semen Strophanti, der schneller, aber weniger energisch und nicht auf die Gefäße wirkt und mehr für leichtere Grade von Herzschwäche und nervöse Herzstörungen geeignet ist. Von der offizinellen Tinktur verschreibt man 3 mal täglich 5—10 — höchstens 15 Tropfen. Bequem sind die „Granules de Catillon", die jetzt durch die Merckschen Strophantinkügelchen ersetzt werden. Manche Patienten glauben, bei längerem Strophantus-Gebrauch eine Steigerung der Libido sexualis zu verspüren.

Um eine intensive Wirkung zu erzielen, wurde Digitalis mit Strophantus kombiniert, wie im Digistrophan: jede Tablette enthält 0,1 pulv. fol. dig. und 0,05 Sem. strophant. Mit Zusatz von Natr. acet. (Digistroph. diuret. I) und außerdem noch Coff. 0,15 (Digistroph. diuret II) will man den diuretischen Effekt noch steigern (Tornai), der aber nur selten erreicht wird, da der Magen durch die Tabletten zu sehr angegriffen wird. Als „ideales Herzmittel" bringt die Firma Fauth & Co. (Mannheim) ein anderes Digitalis-Strophantuspräparat, das Disotrin, in den Handel, dem nachgerühmt wird, wie allen anderen Mitteln, daß es frei sei von wertlosen und schädlichen Bestandteilen (3 mal täglich 15 bis 20 Tropfen im Wasser, eventuell 3—4 Tabletten; in Ampullen „Kollapsdisotrin zur subkutanen, intra-muskulären oder -venösen Injektion).

Ein geradezu heroisches Herzmittel, welches unter Umständen einer vitalen Indikation (akut bedrohliche Herzschwäche bei Pneumonie, Dekompensation bei der Geburt und bei Nierenkrankheiten) genügt, besitzen wir in den von A. Fränkel (1906) eingeführten intravenösen Strophantin-

Injektionen, welche selbst bei schwersten Störungen, wenn alles andere in Stich läßt, noch einen günstigen Umschwung herbeiführen können. Leider aber machen sich oft im unmittelbaren Anschluß an die Injektionen ganz bedrohliche Zufälle (hochgradige Oppression) bemerkbar, so daß weitgehende Vorsicht geboten ist. Die Injektionen sind nur zulässig, wenn in den letzten 3—4 Tagen Digitalis nicht genommen wurde. Die Fabrik von Böhringer liefert kleine Glasphiolen à 1 mg Strophantin. Man beginnt am ersten Tage mit 0,3 mg, steigt am folgenden Tage auf 0,5 und am dritten auf 0,7 und am vierten auf höchstens 1 mg unter sorgfältiger Kontrolle von Puls und Diurese. Nun wird pausiert, um erst, wenn erneute Herzschwäche es verlangt, wieder eine Serie von Einspritzungen vorzunehmen (möglichst morgens und bei Bettruhe!).

Seit Hippokrates Zeiten viel verwandt, von van Swieten (1700—1777) wieder neu eingeführt, wurde Bulbus Scillae mehr und mehr verlassen, da es leicht Erbrechen und Durchfall hervorruft. Die Meerzwiebel, welche auch in den Pil. hydragog. Heimii (F. 11), sowie im diuretischen Wein von Gerhardt und Trousseau (F. 12) enthalten ist, wird meist in Verbindung mit Digitalis verschrieben zur Beseitigung kardialer Hydropsien. Mendel, welcher diese Kombination verwirft, wendet das Mittel seit 3 Jahren unvermischt an bei Stauung im Pfortadersystem, bei Aortenfehlern; Myocarditis sclerotica und im kardialen Stadium von Emphysem und von Nephritis und verordnet gleichzeitig eine lakto-vegetabile, salzarme Kost. Er nennt Bulbus Scillae ein Spezifikum für die „diastolische Insuffizienz", welches gleichzeitig expektorierend wirkt, und verschreibt Dosen von 0,3 Bulb. Scill. mit 0,03 Cod. phosphor., davon läßt er 1 Woche lang 3 mal täglich 1 Pulver, dann 2×1 und schließlich nur 1 Pulver nehmen. Oft kann eine intermittierende und nicht selten eine kontinuierliche Scilla-Behandlung notwendig sein; ein Patient nahm in 465 Tagen 690 Pulver à 0,3. Als unangenehme Begleiterscheinungen wurden höchstens Durchfälle beobachtet.

Convallaria majalis (Maiblume) findet in Rußland vielfache Verwendung bei Herzkranken, als Infus (10:200) 2stündlich 1 Eßlöffel oder als Tinktur, 3mal täglich 15—20 Tropfen. Sie bildet neben Coffein. natr. benzoic. das wirksame Prinzip des Kardiotonins, das gegen leichtere Schwäche und nervöse Störungen des Herzens empfohlen wird. Ein weiteres, russisches Volksmittel ist Adonis vernalis. Von 3—4 g Herb. Adon. vern. wird eine Tasse Tee bereitet und im Laufe eines Tages getrunken (Übelkeit und Erbrechen s. F. 13).

In den ersten Stadien von Kompensationsstörungen soll nach Schedel, Tabora und Pesci auch Bariumchlorid (pro die 20 cg in Wasser während 7—8 Tage) durch Erhöhung des arteriellen Muskeltonus den Blutstrom beschleunigen und die Diurese vermehren.

Allard, Bonsmann, v. Noorden, Schubart und andere sahen bei chronischer Herzmuskelschwäche und dekompensierten Mitralfehlern durchgehends gute Erfolge von Cymarin (aus Apocynum cannabinum), das von den Elberfelder Farbwerken in Tabletten à 0,3 mg (3 oder meistens 5 pro die) und in Ampullen à 1 mg geliefert wird. Man injiziert anfangs nur die Hälfte einer Ampulle intravenös jeden zweiten, dann jeden Tag, im ganzen etwa 6 mg in 2 Wochen und wiederholt diese Injektionen nach 5—6 Tagen, wenn sie Erfolg hatten. Ein deutlicher Nutzen zeigt sich meist nach 4—6 Tagen, in dem die subjektiven Beschwerden und die Ödeme unter Steigerung der Diurese und Pulsverlangsamung (um 20—30 Schläge) schwinden. Übrigens bedarf es dieses Derivates gar nicht mal immer, oft reicht das Extr. Apocyn. cannab. fluid. (3 mal täglich 10—12—15 Tropfen nach dem Essen) völlig aus, um einen kardialen Hydrops zum Schwinden zu bringen; nur selten ruft es Übelkeit und Erbrechen bei Frauen hervor.

In Frankreich ist Sparteinum sulfuricum (0,15—0,3 pro die), in England Strychnin. nitricum ein beliebtes Herztonikum. In subkutanen Gaben von $^1/_2$—1 mg bekämpft Strychnin sehr wirksam die bedrohliche Herzschwäche bei akuten Krankheiten der Alkoholiker; Wenckebach sah prompten Erfolg von 2 mg bei unregelmäßiger Herztätigkeit und Extrasystolen (F. 14).

Chinin als Antagonist von Digitalis dämpft die Herztätigkeit und befreit sie von Unregelmäßigkeiten und zu hoher Spannung (Wenckebach). In 1 g Dosen bewährte es sich beim Vorhofflimmern, wenn dieses noch nicht zu lange bestanden hatte, in Dosen von 0,4—0,8 pro die bei Basedow und paroxysmaler Tachykardie, in Verbindung mit Digitalis (F. 15) bei mangelhafter Herztätigkeit mit hohem Blutdruck (Nierenleiden, allgemeine Arteriosklerose, Aorteninsuffizienz).

Akute Kreislaufschwäche bekämpft man gern mit subkutanen Injektionen von 0,2 Coffeinum natrio-benzoicum (auch natrio-salicylicum), eventuell 2—3 mal nacheinander, bis zu 2,0 in 24 Stunden. Es wirkt gefäßerweiternd (Nieren- und Koronararterien), weshalb es gern in Verbindung mit Digitalis und Diuretin gegeben wird (F. 16, 17).

Bei drohendem Versagen der Herzkraft und bei Kollapszuständen ist der Kampfer wegen seiner stimulierenden Wirkung auf den Herzmuskel (Heubner) als eines unserer besten Hilfsmittel altbekannt. Durch große subkutane Gaben von Ol. camphor. fort. gelingt es oft, den schwer geschädigten Kreislauf in Gang zu bringen. Vor allem soll man ihn, wie kürzlich von Fr. Groedel wieder richtig verlangt wird, frühzeitig schon bei relativ geringen InsuffizienzErscheinungen anwenden. Groedel hat sich zur Regel gemacht, um den Kollaps zu verhüten, bei forcierter Entwässerung, sozusagen prophylaktisch Kampfer mehrmals täglich zu injizieren, zumal wenn man durch Drastika gegen Aszites vorgeht. Er sah manchmal geradezu erstaunliche Erfolge bei der Behandlung der verschiedensten rein nervösen oder kombinierten nervösen Kreislaufstörungen und schreibt ihm auch eine auf die peripheren Gefäße dilatierende Wirkung zu; injiziert wurde in solchen Fällen 2 mal täglich $^1/_2$ ccm Ol. camph. fort. oder per os 3 × 0,1 Kampfer in Pillenform verabreicht (F. 18).

Bei nervöser Herzschwäche ist das wenig bekannte Crataegol (Extract. fluid. Crataeg. oxyacanthae P. D. u. Co. 3 mal täglich 10—15—20 Tropfen in Zuckerwasser) recht brauchbar, dem man noch Tinct. digit. (āā) hinzusetzen kann. Tinct. Cact. grandiflor. setzt Blutdruck und Pulsfrequenz herab, verstärkt die Diastole und ist sehr des Versuches wert bei den Herzstörungen von Frauen im Klimakterium (F. 19, 20).

Bei leichten Kreislaufstörungen, speziell nervöser Natur, stehen von jeher und mit Recht die Baldrianpräparate in hohem Ansehen. Eine Tasse Baldriantee, warm oder auch als kalter Aufguß (1 Teelöffel voll morgens kalt angesetzt, eventuell noch mit 1 Teelöffel voll Pfefferminztee, und abends getrunken), beruhigt das Herz und wirkt schlaffördernd. Das Gleiche gilt von einfachen und ätherischen Baldriantropfen (mehrmals am Tag und auch während der Nacht 15—20—25 Tropfen in etwas Wasser), die von Fräntzel nach der durch Digitalis hergestellten Kompensation lange Zeit gegeben wurden, um den Erfolg dauernd zu gestalten. Daß Baldrian ein brauchbares Heilmittel ist, beweisen zur Genüge die zahllosen Präparate, die immer wieder auf den Arzneimittelmarkt geworfen werden: Bornyval (3—6—8 Perlen, öfters unangenehmes Aufstoßen!), Neo-Bornyval, Valamin, Valyl, Valisan usw. Ein sehr gutes, aber recht teures Analeptikum ist Validol (Menthol. valer. mehrmals 10—15—20 Tropfen). Es ist Geschmacks- und Erfahrungssache, welches Mittel man wählen, und was man noch hinzusetzen will.

Zu den tonisierenden Herzmitteln gehören noch Myokardol (Ergotin mit Coffein. citric.), Kola Astier und Neurokardin, ein Kawapräparat (appetitanregend!). In neuester Zeit wird die Kalktherapie vielfach angepriesen, so Kalzan (3 mal täglich 2 Tabletten) bei akuter Endokarditis, chronischer Myokarditis, Herzneurosen, Basedow, dekompensierten Vitien, chronischer Nephritis (Gumpert).

Der Arzt soll nie vergessen, den Patienten darauf hinzuweisen, daß alle Herzmittel wegen ihres schlechten Geschmackes stets während oder nach dem Essen zu nehmen sind, und dies besonders auf dem Rezept vermerken.

Da die Theobromin-, Jod- und Quecksilberpräparate nicht Herzmittel im eigentlichen Sinne sind, so werden sie später besprochen werden.

Soll Morphium bei Herzkranken angewandt werden?

Es gibt noch immer Ärzte, welche sich vor der Anwendung von Morphium und ähnlich wirkenden Narcoticis fürchten, obgleich selbst bei Kranken mit kleinem, frequentem und unregelmäßigem Puls nie eine unangenehme Wirkung beobachtet wurde (Mosler). Die qualvollen Anstrengungen der nach Luft ringenden Patienten, der Stauungshusten und die nächtliche Unruhe strapazieren das Herz außerordentlich, während eine mäßige Dosis Morphium geradezu herzschonend wirkt. Nicht selten reagieren aufgeregte und unruhige Kranke erst dann auf Digitalis, wenn sie zuvor durch einige Morphiumdosen von Dyspnoe, Schlaflosigkeit und psychischer Erregung befreit werden. Orthopnoe und Lungenödem schwinden meist nach einer dreisten Morphiuminjektion, welche bei größeren Blutungen (Infarkt) die durchaus notwendige Beruhigung bringt. Selbstverständlich soll man in der Dosierung vorsichtig sein, ohne jedoch in den Fehler allzu kleiner Dosen zu verfallen, die bekanntlich eher aufregen als beruhigen. Auch Kindern soll man die Wohltat des Morphiums nicht vorenthalten (bei 2—4jährigen etwa 2 mg, bei 6—10jährigen 3—4 mg). Man gebe Erwachsenen 0,01—0,02 Morphium subkutan (Pantopon in doppelter Menge). Zur Bekämpfung der urämischen Unruhe bei Nephrosklerose ist Morphium weniger geeignet; es bringt allerdings wohltuenden Schlaf, begünstigt aber entschieden das Entstehen und Ansteigen von Ödemen. Hier ist Diuretin (1,0) angezeigt, auch Aspirin (0,5), welches die Nykturie oft günstig beeinflußt. Von mancher Seite wird behauptet, daß Morphium die Digitalistoleranz herabsetze, von anderer Seite wird die Kombination direkt empfohlen: 3 mal täglich 2 Tabletten Digimorval, welches neben 0,05 Digitalis und 0,005 Morphium noch 3 Tropfen Menthol. valer. enthält.

Behandlung der Ödeme.

Bei andauerndem Mißverhältnis zwischen Flüssigkeits-Aufnahme und -Abgabe kommt es zur Wasseransammlung, zunächst im Unterhautzellgewebe, später auch in den Körperhöhlen. Nicht immer machen sich Ödeme dem Auge bemerkbar, es gibt sog. „latente Ödeme", welche zu einem Wasserreichtum der viszeralen Organe (stadium préoedème) führen und nur durch regelmäßige Körperwägung fesztustellen sind. Zunächst ist zu entscheiden, ob es sich um Stauungs-, „kardiale" Ödeme infolge von Kreislaufschwäche, oder aber — was die Prognose sehr trübt — ob es sich um einen „renalen", durch Niereninsuffizienz bedingten Hydrops handelt. Oft schon Tage, bevor kardiale Ödeme sich zeigen, sinkt die Harnabsonderung auf die Hälfte der normalen Menge, und auch weit darunter (500, ja bis zu 200 ccm in 24 Stunden). Der Urin zeigt hohes spezifisches Gewicht, bierbraune Farbe, beim Erkalten reichliches Sediment und fast ausnahmslos Albumen. Wenn er trotz reichlicher Diurese eiweißhaltig bleibt, so ist es schon zu chronischen Gewebsveränderungen in den Nieren gekommen, die sich durch den Nachweis spärlicher Nierenepithelien und hyaliner Zylinder, weißer Blutkörperchen usw. dokumentieren. Die Therapie besteht in Einschränkung der Wasser und Kochsalzzufuhr, in Anregung der Blutzirkulation durch Venaesektion und Herzmittel (Digitalis und seine Trabanten), sowie in Darreichung von diuretischen Mitteln und Applikation von mit 2—5% Salz- (See-) Wasser getränkten Kompressen auf die ödematösen Stellen, was resorptionsbefördernd wirkt. Man lasse die Lage im Bett öfters verändern, damit die Ödemflüssigkeit nicht dauernd an denselben Partien stehen bleibt. Das beliebte Hochlegen und Wickeln der Beine täuscht dem Patienten eine Abnahme der Ödeme nur vor, die sich in andere Teile verzogen haben. Für die Verordnung der Flüssigkeitsmenge gilt die Differenzbestimmung zwischen Aufnahme und Urinausscheidung. Man prüft, bei welcher geringsten Menge die Urinsekretion am reichlichsten ist und bestimmt darnach das Maß. Zeigt sich ein beträchtliches Manko, so gibt man etwa 100 ccm Flüssigkeit weniger, als Urin ausgeschieden wird. Man vermeide eine plötzliche starke Reduktion und gehe nicht unter $1/_2$ Liter herunter, den man in kleinen Portionen auf den Tag verteilt. Hat die Diurese eingesetzt und schwinden die hydropischen Erscheinungen, so konzediert man 800 bis 1000 ccm und bleibt hierbei stehen, bis alles vorbei ist (Groedel sen., Fiessinger). Jeder Patient, dem die Gefahr kardialer Ödeme droht, sollte auch in der guten Zeit nicht über $5/_4$—$1^1/_2$ Liter Flüssigkeit hinausgehen. Stauungshydrops, selbst schwersten Grades mit Ergüssen in die Körperhöhlen, schwindet gar nicht selten überraschend schnell und auch dauernd, so daß noch viele Jahre ungestörten Wohlbefindens folgen können. Da der kardiale Hydrops der kochsalzireien Kost gegenüber sehr zugänglich ist, so feiert die Karellsche Milchkur in Verbindung mit Digitalis ihre glänzendsten Triumphe: nach vorausgeschickter Darmentleerung durch Purgantien nimmt der Patient bei Bettruhe während 3 Tagen $3/_4$—1 Liter Milch pro Tag auf 4—5 Portionen verteilt. An Stelle der Milch kann man eventuell auch 4—5 Schalen (150—200 ccm) gezuckerten Flieder-, Hagebutten-, Pfefferminz- oder Heidelbeerblättertee in beliebiger Form und Temperatur als einzige Nahrung geben, bei starkem Durst noch etwas Obst (Birnen, Ananas). Am 2. Tag beginnt man dann mit der Darreichung von Digitalis in massiven Dosen, eventuell noch in Verbindung mit einem oder mehreren Diureticis (F. 21, 22, 23).

Die Wirkung ist in geeigneten Fällen geradezu erstaunlich, schon nach 2 mal 24 Stunden wird der Urin hell und oft so reichlich, daß die Patienten nicht schlafen können, weil sie beständig das Nachtgeschirr gebrauchen müssen. Tagesmengen von 6000 ccm sind ebenso wenig selten, wie Gewichtsabnahmen von 10—12 Kilo in wenigen Tagen. Es ist gut, wenn nach erfolgter Entwässerung noch 5—6 Tage Bettruhe beobachtet wird. Wenn die Harnmenge am 3. oder 4. Tag nach Darreichung von Digitalis und Diureticis auf über 1500 ccm gestiegen ist, so darf man auf vollen Erfolg rechnen, wenn dagegen erst am 5. Tag, so ist der Erfolg unsicher, und wenn auch am 5. Tag diese Menge nicht erreicht wird, so besteht wenig Aussicht auf Erfolg. Versager kommen ja gelegentlich vor, ohne daß sich ein Grund finden läßt. Man setzt die bisherige Medikation dann für einige Tage aus und probiert andere Mittel in verschiedener Kombination (F. 13, 24)

Die Patienten verhalten sich Medikamenten gegenüber individuell verschieden und immer wieder beobachtet man, daß kardiale Ödeme doch noch schwinden, wenn man ein neues Mittel anwendet. So überrascht, falls nicht ausgesprochene Niereninsuffizienz vorliegt, z. B. Urea manchmal durch seine eklatante Wirkung (4—5 mal täglich 20 g in der doppelten Menge Flüssigkeit oder Tee) oder auch Apocyn. cannab. (s. oben).

Wenn alle Mittel versagen und wir am Rande des Bankerotts stehen, dann müssen wir zum zweischneidigen Calomel unsere Zuflucht nehmen, welches zuweilen noch eine frappante Wirkung entfaltet. Man gibt 3 mal täglich 0,2 Calomel und achtet auf peinlichste Mundpflege (F. 25, 29). Der Erfolg tritt, wenn überhaupt, schon am 3. Tage auf. Beim Aszites bewährt sich gar nicht selten eine Zitronenkur (3 mal täglich den frisch ausgepreßten Saft von 2—6, bis zu 20 Stück am Tag), sowie der monatelange Gebrauch von Cremor Tartari (3 mal täglich 1 Teelöffel voll). Zu erwähnen sind ferner die Schilddrüsentabletten (à 0,3 Trockensubstanz, anfangs nie mehr, als eine, beim Ausbleiben von Störungen, wie Änderung der Pulsfrequenz, Durchfälle 2—3 pro die, höchstens 3 Wochen), von denen Eppinger bei hochgradigen Ödemen infolge von Myodegeneratio cordis glänzende Erfolge gesehen hat. Es gibt außerdem eine ganze Reihe von Geheimmitteln und Volksmitteln, denen tatsächlich eine harntreibende Wirkung nicht abzusprechen ist, so dem Wendlandschen Wassersuchtspulver (wirkt stark abführend) Uroballan. Antihydropsin, Bellmanns Phaseoltabletten (entsprechend dem bekannten Bohnenschalentee) usw. Außer den offizinellen Species diureticae sind noch Schachtelhalm, Equisetum, als Dekokt 20 : 200 oder als Dialysat. Equiset. arvens. Golaz 4 mal täglich 30 Tropfen), Wachholderbeeren, Birkenblättertee und viele andere im Gebrauch. Kräftig urinbefördernd ist folgende Mischung: je $^1/_3$ Eßlöffel Liebstöckel- und Petersiliensamen werden mit 20 zerdrückten Wachholderbeeren auf eine Tasse Tee gekocht, der abends getrunken wird. v. Reiches (Hamburg) Vorschrift lautet: 40 g Wachholderbeeren und 20 g Tausendgüldenkraut mit 2 Flaschen Braun- oder Dünnbier zu 2 Tassen eingekocht, morgens und abends je $^1/_2$ tassenweise trinken. Haenel (Nauheim) setzt je 1 Bündel Spargel, Kerbel und Petersilie nebst Wurzel mit 2 Liter Wasser kalt an und kocht sie zu 1 Liter ein; hiervon wird mehrmals am Tage 1 Weinglas voll mit Mineralwasser genommen.

Beim renalen Hydrops wird ungenügende Ausscheidung von Kochsalz durch die Nieren zur Ursache der Wasserretention im Körper. Hier gilt es, möglichst jeden Salzzusatz bei einer im übrigen gemischten Kost auszuschalten; erst dann erfolgt Wasserausschwemmung. Auch hier kann die Karellkur für einige Tage recht zweckmäßig sein, ebenso eine reine Zuckerdiät (bis 400 g pro die, anfangs 3—4 zusammenhängende Zuckertage, später 2 in der Woche). Im übrigen gestatte man täglich bis zu $1^1/_2$ Liter Flüssigkeit in Form eines Tees oder alkalischen Brunnens (Neuenahr, Vichy, Fachinger), niemals aber salinische oder Kochsalzquellen, auch nicht zum Zwecke des Purgierens; eine noch weitergehende Reduktion der Flüssigkeit ist weder nützlich noch nötig. Bei kombinierter kardio-renaler Insuffizienz sind die Purinkörper (Theobromin und seine Doppelsalze) von äußerst starker und nachhaltiger Wirkung, da sie durch Erweiterung der Nieren- und Koronargefäße eine bessere Durchblutung herbeiführen und nicht nur die Ausscheidung von Wasser, sondern auch von Salzen, speziell von Kochsalz, herbeiführen. Leider haben aber all diese Purinderivate, die man zweckmäßig mit Digitalis, Coffein, Strophantus und anderen Mitteln verbinden kann, einen ganz abscheulichen Geschmack und greifen den Magen sehr an. Man muß sie deshalb in Oblaten oder in Geloduratkapseln verschreiben und stets bei vollem Magen nehmen lassen. Geht eine Kapsel beim Schlucken auf, so stellt sich ein widerwärtiges Brennen und Würgen im Hals ein. Auch treten nicht so selten heftige Kopfschmerzen (durch 0,3 Pyramidon zu beheben), heftige Aufregungszustände (namentlich nach Theozin), Übelkeit und Extrasystolen auf. Die diuretische Wirkung tritt gewöhnlich in den ersten 24 Stunden, selten erst nach 2—3 Tagen auf und äußert sich in oft ungeheuren Urinmengen von 4—6, ja bis 8 Litern im Tage. Merkwürdigerweise reagiert dieser Patient besser auf das eine Präparat, jener besser auf ein anderes. Zumeist hält der Effekt nur während des Gebrauches an und läßt mit Aussetzen des Mittels alsbald wieder nach. Am gebräuchlichsten ist das Theobrom. natr. salycil., (Diuretin, von Knoll in Tabletten à 0,5 hergestellt), welches in Dosen von 3—5 g pro die gegeben wird (F. 21, 22, 26).

Ähnlich sind Agurin (F. 24), Theolaktin, Theophorin und das schon in kleinen Dosen (0,1—0,3) wirkende Theocin (F. 13, 23).

Eine überraschende Dauerwirkung, auch wenn andere Mittel versagten, wird von Hoffmann dem Theacylon (Merck) nachgerühmt, welches gut vertragen und nur ganz vereinzelt von Erbrechen begleitet wird, ohne daß deshalb die Medikation unterbrochen werden mußte. Nach Fr. Groedel beginnt man, um eine vollständig stagnierende Diurese wieder in Gang zu bringen, zweckmäßig sogleich mit größeren Dosen (3 mal 1,0) unter gleichzeitiger Verabfolgung von Digitalis; soll die Diurese nur von Zeit zu Zeit angeregt werden, so genügen kleinere Dosen (2—3 mal täglich 1 Tablette à 0,5, im ganzen 10). Auch Margarethe Reischer erwies sich Theacylon in Tagesdosen von 2—3 g als wirksames Diuretikum bei Herz- und Gefäßkrankheiten. Bequem sind die Euphyllinsuppositorien (fertig zum Gebrauch à 0,35 in Originalschachteln). Die Mikroklysmen von Eichhorst (je 10 Tropfen Digalen-Cloetta und Tinct. strophant. mit 0,3 Theocin in 5 ccm Warmwasser gelöst und morgens in den After eingespritzt) behalten noch bei monate- und jahrelangem Gebrauch ihren guten Effekt.

Wenn bei stockender Diurese alle Versuche fehlschlagen, so muß man an die operative Entfernung der in das Unterhautzellgewebe und in die Körperhöhlen transsudierten Flüssigkeit gehen durch Skarifikationen, Haut-, Pleura- und Bauchpunktion (Technik s. später). Mit dieser mechanischen Entfernung der Ödeme und Ergüsse in die serösen Höhlen, welche die periphere Zirkulation und die Zwerchfellatmung sehr erschweren, bringen wir den Wassersüchtigen große Erleichterung und erreichen noch eine Wirkung der Kardiaka und Diuretika, welche bis dahin versagten. Die Möglichkeit der extrarenalen Ausscheidung wird im allgemeinen nicht genügend hervorgehoben: so kann durch Kauen von Sahirtabletten oder auch von Fruchtkernen die Speichelsekretion bis zu 1500 ccm am Tage angeregt und auch hierdurch die Resorption von Stauungsflüssigkeit begünstigt werden. Die aus den Schleimstoffen einer Malvazeen-Pflanze hergestellten Eusitin-Tabletten beseitigen das Hunger- und Durstgefühl; sie sind als gänzlich unschädlich bei Entziehungsdiät sehr angebracht. Das Verschwinden des bisher oft quälenden Durstes kündigt den Erfolg unserer Therapie zur Mobilisation der Ödeme an, während das Wiederauftreten des Durstes das Gegenteil beweist. Die Beseitigung der Ödeme hat man auch durch das Hervorrufen profuser Schweiße angestrebt und zu diesem Zwecke subkutane Pilocarpin-Injektionen ($^1/_2$—1 Spritze einer 1%igen Lösung, wöchentlich 1—2) oder lokale Schwitzprozeduren angewandt (Aufstellen elektrischer Lichtkästen über den Beinen unter genauer Überwachung der Herztätigkeit).

Es bestehen Wechselbeziehungen zwischen Ödemen und Allgemeinbefinden: oft sieht man bei zunehmender Entwicklung von Ödemen ein Nachlassen asthmatischer und stenokardischer Beschwerden und Wiederauftreten der alten Beschwerden nach Beseitigung der Ödeme.

Psychische Behandlung.

Mit vollem Recht erblickt Herz einen wesentlichen Teil der ärztlichen Tätigkeit in der Einwirkung auf den Gemütszustand des Patienten. Bei den Klagen der meisten Neurastheniker spielen Herzbeschwerden eine wichtige Rolle, ohne daß ein wirkliches Herzleiden besteht, die Zahl der eingebildeten Herzkranken ist Legion. „Aber es müßte ein wunderbarer Spezialist sein, der nicht mit Hilfe von Blutdruckbestimmung, Röntgendurchleuchtung, Elektrokardiogramm oder sonstiger spitzfindiger Methoden irgend eine Kreislaufanomalie herausfinden würde", schreibt ein kritisch veranlagter Arzt. Werden solch nervöse Patienten dann nach Nauheim oder in ein anderes „Herzheilbad" geschickt, so sind sie damit endgültig in die Reihen der Herzkranken aufgenommen und es kostet oft die größte Mühe, sie von der gänzlichen oder verhältnismäßigen Harmlosigkeit ihrer Beschwerden zu überzeugen (Wenckebach). Gerade im letzten unglücklichen Kriege ist die Zahl der angeblich Herzleidenden ins Ungeheure gewachsen; die Leute wurden wegen allerlei Kreislaufsymptome als „herzleidend" in die Heimat befördert, wo sie zu hunderten die Kurorte bevölkerten und im Verkehr mit wirklich Herzkranken lernten, ganz alltägliche Erscheinungen als wichtig aufzufassen oder Krankheitssymptome nachzuempfinden, die sie selbst gar nicht hatten. Erst allmählich sahen die Ärzte ein, daß solche Soldaten in den Heimatlazaretten gar nicht wieder gesund,

sondern viel besser im Etappengebiet belassen wurden, wo sie in wechselvoller
Umgebung ihr angebliches Herzleiden bald vergaßen In der Privatpraxis stellen
vorzugsweise die wohlhabenden Kreise das Heer eingebildeter Herzkranker,
während die arbeitenden Klassen nicht Zeit haben, auf solche Kleinigkeiten
zu achten Es scheint aber auch, daß bei vielen Kollegen die Diagnose „Herzfehler" jetzt eine größere Breite einnimmt, als wir das von früher her gewohnt
waren; denn wir beschränkten diese Diagnose nur auf Klappenfehler, während
jetzt alle möglichen Abweichungen von der Norm so bezeichnet werden (Goldscheider). Auch eine richtige, aber unvorsichtig hingeworfene Diagnose
kann viel Unheil anrichten Wie oft werden Leute mit einem harmlosen Klappenfehler erst herzkrank, wenn ihnen diese Diagnose mitgeteilt wird! Sorge und
Angst vor Herzschlag, Wassersucht und anderen schlimmen Folgezuständen
machen Stimmung und Herztätigkeit labil und reizbar, diese Symptome werden
als Äußerungen des Klappenfehlers gedeutet und behandelt, so daß nun wirklich aus dem Ventildefekt ein richtiges Herzleiden entsteht. Im allgemeinen
soll man die Aufmerksamkeit gar nicht aufs Herz lenken, so lange es funktions-
tüchtig ist. Leichtsinnigen Menschen mag man immerhin raten, vorsichtig
zu leben, da am Herzen nicht alles in Ordnung ist. Wenn aber Zeichen von Herzschwäche bestehen, dann soll der Patient genau erfahren, was er zu tun und zu
lassen hat. Nur stelle man die Sache nicht unnötig ernst hin und sorge für eine
zuversichtliche Stimmung.

Spezieller Teil.

Akute Herzkrankheiten.

Perikarditis, Entzündung des Herzbeutels.

Das Perikard ist im Beginne der Entzündung mehr oder weniger hyper-
ämisch, leicht fleckig getrübt und mit ausgeschwitztem Faserstoff bedeckt.
Diese graugelblichen, netzförmigen und leicht abziehbaren Fibrinauflagerungen
können sich in balkigen, zottigen Massen ums Herz legen (cor villosum). Das
sich bildende trübe und sero-fibrinöse Exsudat ist in seiner Menge verschieden,
von einigen Eßlöffeln bis zu 2 Liter (Pericarditis exsudativa). Später kann
es durch Organisation der Fibrinmembranen zur schwieligen Verdickung und
auch zur partiellen oder totalen Verwachsung beider Perikardblätter kommen
(Synechien, Concretio seu Obliteratio pericardii).

Den Ausgangspunkt für solche Perikarditis (selten vor dem 6.—8. Lebensjahr!) bilden fast immer Polyarthritis oder Chorea rheumatica im jugendlichen
Alter, welches bekanntlich sehr zu Entzündungen seröser Häute disponiert.
Auch bei ganz leichten, kaum fieberhaften Attacken, die bei Fehlen von Schwel-
lungen oft nur als Hyperästhesie der Glieder und Gelenke „(Wachstumsschmer-
zen") erscheinen, wird man bei genauer Untersuchung häufig genug durch das
Vorhandensein endo- und perikardialer Geräusche überrascht. Viel seltener
kommt Perikarditis fortgeleitet vor (Pleuritis, Pneumonie, Tuberkulose), ver-

hältnismäßig häufig als Komplikation von Lungenschüssen (2—3% nach Florken). Akute suppurative Perikarditis wurde von Bark bei 1000 Sektionen im New-Yorker Findelhaus nur 14mal beobachtet, meist per continuitatem (Wirbelkaries, Empyem) fortgeleitet oder metastatischer Natur (Pyämie). Kaum je vermißt man als Ausdruck einer fieberlosen Pericarditis sicca Reibegeräusche an der Herzbasis im Terminalstadium von Nephrosklerose, zumal wenn sie in Urämie übergeht, und von Mitralstenose, sowie von kongenitalen Herzfehlern.

Die Pericarditis acuta entwickelt sich unter mehr oder weniger ausgesprochenen Allgemeinstörungen, die so gering sein können, daß die Patienten gar nicht für ernstlich krank gelten. Sie klagen wohl über Angst, Herzklopfen und stechende Schmerzen, die sich ins Epigastrium fortsetzen und beim Atmen, Husten, Gähnen, Schlucken und durch Druck des aufgesetzten Hörrohres oder Auflegen des (nota bene stets schädlich wirkenden!) Eisbeutels verstärkt werden, ein wichtiges Zeichen, da bei Kindern unter 14 Jahren Neuralgien oder sonstige Schmerzen in dieser Gegend kaum je vorkommen.

Als objektive Zeichen fallen Blässe der Schleimhaut, kurze, oft stöhnende Respiration, ab und zu Singultus, leichte Ohnmachten und mäßiges Fieber (38—39°) auf. Das charakteristische Reiben an der Herzbasis l. vom Sternum wird nur selten vor der ersten Woche gehört; es erscheint oberflächlich, schabend oder knarrend, nicht ausgesprochen synchron der Herztätigkeit und deutlicher beim Anhalten der Atmung und beim Aufsetzen des Hörrohres; mit steigendem Exsudat schwindet das Reiben. Der stets stark beschleunigte Puls (Frequenzen von 160 bei Kindern!) ist anfangs voll, dann allmählich kleiner, weicher und auch unregelmäßig, da Endo- und Myokard stets mitbeteiligt sind. Mit Zunahme des Perikardialexsudates wird die Herzdämpfung allmählich größer und nimmt die bekannte Dreiecksform an, absolute und relative Herzdämpfung werden fast gleich. Die Zahl der Leukozyten ist nicht so hoch (9 bis 12 000), wie bei Appendizitis, die differentialdiagnostisch in Frage kommen kann.

Die Prognose ist ganz schlecht bei Pericarditis suppurativa, dubiös bei Pericarditis sicca im Endstadium von anderen Krankheiten. Aber auch die einfache, fibrinöse Form endet in 15—20% tödlich. In günstigen Fällen erfolgt nach einigen Wochen Resorption und Erholung, wenn nicht, so steigern sich Dyspnoe und Beklemmung; Herzschwäche und Kollaps führen nach qualvollen Tagen und Wochen zum Tode, der auch unerwartet eintreten kann. Schwere Residuen, wie partielle oder totale Synechien, sind keineswegs seltene Folgen der adhäsiven Perikarditis.

Die Therapie richtet sich zunächst gegen das Grundleiden (Polyarthritis): strengste Bettruhe (in l. Seitenlage mit erhöhtem Oberkörper), knappe, reizlose Kost, wie Kartoffel-, Mehl-, Grieß-, Reisbrei mit Kompot und nicht zu süßen Fruchtsaucen, Früchte und Fruchtsuppen, wenig und nur ganz frische Eier, aber weder Fleisch noch Bouillon, Kaffee oder Alkohol; als Getränk frisch bereitete Zitronen- (4—6) Limonade. Für leichten und ausgiebigen Stuhl ist eventuell durch Rhabarber, Wiener Trank und dergl. zu sorgen. Entzündung und Schmerzen werden am wirksamsten bekämpft durch Ansetzen von 3—5 (bei Erwachsenen 6—8) Blutegeln am l. Sternalrand, deren Stiche etwas nachbluten sollen. Bei kräftigen und größeren Kindern ist wie bei Erwachsenen ein Aderlaß von 100—250 sehr vorteilhaft, während man bei ängstlichen Kindern sich oft mit Einreibungen von Tinct. Jod., Jodvasogen oder Schmierseife in die Herzgegend (Schonung der Brustwarze!) begnügen muß. Ein Prießnitz-Umschlag, 2 mal am Tage für 1—1$\frac{1}{2}$ Stunden, wird wohltuend empfunden.

Was die Medikamente betrifft, so ist Salizyl sofort auszusetzen. Man gibt doppelt kohlensaures Natron 4—5 mal am Tage eine Messerspitze voll in irgend einem alkalischen Wasser, bei großer Unruhe und Dyspnoe je nach dem Alter des Kindes 5—10—15 Tropfen einer 1%igen Morphiumlösung. Deuten hochfrequenter und unregelmäßiger Puls auf zunehmende Herzschwäche hin, so zögere man nicht mit Anwendung von Digitalis (F. 27 für Kinder, F. 28).

Wenn das Exsudat lebensbedrohliche Erscheinungen verursacht, so ist die Punktion nach Curschmann vorzunehmen (Technik s. später). In neuerer Zeit tritt eine große Zahl von Chirurgen von vornherein für operative Eröffnung des Perikards ein, da sie nicht nur die bei eventuellem Druck wichtige Entlastung fürs Herz bringt, sondern auch den entzündlichen Prozeß selbst günstig beeinflußt. Bei suppurativer Perikarditis ist die Perikardiotomie stets notwendig.

Obliteratio pericardii.

Die komplette Verwachsung des Herzbeutels mit dem Herzen als Residuum einer Perikarditis oder Polyserositis ist kein allzu seltener Sektionsbefund, ohne daß die dafür angegebenen Symptome sich bei Lebzeiten bemerkbar und die Stellung der Diagnose möglich gemacht hätten. Oft ist gleichzeitig das äußere Perikardblatt mit der vorderen Pleurafläche und dem Zellgewebe des Mediastinums verwachsen. Dadurch wird nicht nur das Herz in seiner Tätigkeit gehindert, sondern vor allem auch der Koronarkreislauf und damit die Ernährung des Herzmuskels geschädigt. Es kommt erst zur Herzhypertrophie und mit der Zeit zu Erscheinungen von Herzinsuffizienz. Da das schwachwandige r. Herz sehr viel leichter als das l. durch diese Verwachsungen beeinträchtigt wird, so gleichen die kardialen Symptome denen einer Trikuspidalinsuffizienz: Dyspnoe, kleiner frequenter Puls, Schwindel, Zyanose, die auch in der Ruhe nicht verschwindet und bei geringem Anlaß sich steigert, Stauung der Halsvenen und zunehmende Ödeme, die auch die obere Körperhälfte betreffen. Ganz im Vordergrund des Krankheitsbildes steht Leberschwellung mit Aszites, so daß die Aufmerksamkeit leicht vom Herzen abgelenkt wird, zumal seine Auskultation und Perkussion oft wenig von der Norm abweichende Verhältnisse ergeben („perikarditische Pseudo-Leberzirrhose"). Als wichtigstes, wenn auch keineswegs sicheres Symptom gelten systolische Einziehungen in der Gegend der Herzspitze und des Processus ensiformis, der häufig ein diastolisches Vorschleudern folgt. Das Broadbentsche Zeichen (systolische Einziehung auch der unteren Rippen l. neben der Wirbelsäule), die Unverschieblichkeit des Herzens bei Lagewechsel, das inspiratorische Anschwellen der Jugularvenen und ihr merkwürdiger Kollaps in der Diastole, der Pulsus paradoxus können die oft unsichere Diagnose stützen. Es handelt sich fast stets um Leute im Alter von 11—28 Jahren. Therapeutisch kommt, da die Hauptgefahr vom r. Herzen droht, neben allgemeiner Körperruhe Sorge für reichlichen Stuhlgang bei leichter und nicht zu reichlicher Kost in Frage, um den Pfortaderkreislauf zu entlasten. Bei beginnenden Stauungen sucht man die Herzkraft zu heben durch Digitalis in Verbindung mit Calomel (F. 29) oder Cremor Tartari. Unter Zunahme des Aszites, der manchmal Dutzende von Punktionen des Abdomens verlangt, erfolgt aber nach Jahr und Tag der Tod unter den Zeichen von Marasmus. Wiederholt wurden schwerste Kreislaufstörungen durch die von Brauer vorgeschlagene Kardiolyse behoben, bei der nach Entfernung einiger Rippenstücke und eventuell noch eines Stückes vom Sternum das Herz aus den Verwachsungen heraus gelöst wird.

Myocarditis acuta.

Bei allen entzündlichen Affektionen des Endo- und Perikards ist das Myokard mitbeteiligt und spielt seine Erkrankung vielleicht sogar die wichtigere Rolle, obschon sie, wegen des Fehlens von auskultatorischen Erscheinungen, meist wenig Beachtung findet. Man müßte viel öfters die Diagnose „Pankarditis" stellen. Die Degeneration der Muskelfasern ist verschieden stark, am ausgesprochensten bei der postdiphtheritischen Herzlähmung (Auflösung der Muskelfasern durch das Toxin, Myolisis cordis toxica). Charakteristisch ist das starke Auseinanderweichen der Fasern, Verbreiterung der Zwischenräume und einfache Unterbrechung des Verlaufs der Muskelfasern. Auch bei vielen anderen Infektionskrankheiten (Polyarthritis, Dysenterie, Sepsis, Flecktyphus usw.) wird der Herzmuskel geschädigt, wenngleich die klinischen Befunde nicht eindeutig sind: Puls gewöhnlich klein und beschleunigt, öfters aber auch verlangsamt, Verbreiterung der Herzdämpfung, namentlich nach längerem Liegen, meist leise, aber reine Herztöne, selten Galopprhythmus und Embryokardie, katarrhalische Geräusche über den unteren Lungenpartien, schlechte Diurese, Blässe und verfallener Gesichtsausdruck. Die Prognose solcher „allgemeinen febrilen Kreislaufstörungen", die nach Romberg hauptsächlich auf Lähmung des Vasomotorenzentrums beruhen, ist bei jugendlichen Leuten meist günstig.

Eine Ausnahmestellung nimmt die Diphtherie ein, bei der in $^1/_4$ aller Todesfälle, in manchen Epidemien noch häufiger, die gefürchtete Herzlähmung eintritt. Kinder von 5—10 Jahren sind besonders belastet, während Erwachsene fast ganz verschont bleiben. Gewöhnlich am 6. oder 7. Tag, wenn die lokalen Prozesse schon abgeheilt sind, erblassen und erbrechen die Kinder ganz unerwartet und sterben unter den trostlosen Erscheinungen der Herzinsuffizienz. Der Tod ist, wie die klinischen Beobachtungen mit grausamer Deutlichkeit beweisen, meist durch keine Therapie aufzuhalten. Die Serumbehandlung hat nach dieser Richtung hin auch nicht den mindesten Nutzen gebracht, man hat eher Grund zu der Annahme, daß sie die Entstehung der Herzschwäche verursacht oder doch begünstigt, da gerade die ganz zu Beginn der Erkrankung gespritzten Kinder einen besonders hohen Prozentsatz liefern. Wiederholt habe ich bei jungen Leuten von etwa 20 Jahren eine ausgesprochene Herzschwäche beobachtet im direkten Anschluß an eine mit Heilserum behandelte angebliche Diphtherie, die sicherlich nur eine Angina tonsillaris gewesen war. Jedenfalls rate ich dringend ab, bei Kindern mit überstandener Endokarditis Serum-Injektionen, womöglich gar bloß prophylaktisch, vorzunehmen.

Bei akuten Infektionskrankheiten muß die Kreislaufschwäche möglichst frühzeitig bekämpft werden, sobald als erstes Zeichen ein Weicher- und Kleinerwerden des Pulses auftritt. Hier sind große, subkutane Kampfer-, Strychnin- und Koffeingaben, in kritischen Fällen auch intravenöse Strophantin- und Digaleneinspritzungen von lebensrettendem Erfolg, ebenso dreiste Darreichung von starkem Kaffee und Alkohol (alter Rhein- und Pfalzwein, Sherry, Champagner). Dagegen möchte ich vor dem unheimlich wirkenden Adrenalin warnen.

Wenn das Herz bei lange dauerndem Fieber stark mitgenommen worden ist, so lasse man den Rekonvaleszenten nicht zu früh, sondern erst dann aufstehen, wenn durch leichte Atem- und Muskelübungen die Herzkraft etwas gehoben ist. Sehr stärkend wirkt hier wieder Kampher in Verbindung mit Eisen Chinin und Digitalis (F. 30).

Endocarditis acuta.

Die Entzündung der Innenhaut des Herzens, sowie ihrer Duplikatur an den Klappensegeln kann gutartig (E. benigna oder verrucosa) oder bösartig (maligna oder ulcerosa) sein. Die maligne Form ist stets Teilerscheinung einer septischen schweren Allgemeininfektion (Puerperalfieber, Pyämie etc.) und durch virulente Bakterien hervorgerufen. Ursache der Infektion sind oft Ulzerationen in der Nase mit ihren Nebenhöhlen, Mandelerkrankungen, Harnröhrenbeschädigung nach Bougieren und Katheterisieren. Pathologisch-anatomisch findet sich geschwüriger Zerfall der Klappen und selbst der Wandpartien des Herzens. Gewöhnlich setzt diese septische Endokarditis mit Schüttelfrost, hohem Fieber, typhöser Benommenheit, Milzschwellung und anderen schweren Erscheinungen ein. Manchmal tritt die Klappenentzündung mehr als Nebenbefund zutage, andere male beherrscht sie das Krankheitsbild vollständig. Der Puls ist voll, aber weich, stark beschleunigt, dikrot und oft unregelmäßig. Wenn von der Detritusmasse Embolien sich loslösen und fortgeschwemmt werden, so entstehen unter Schüttelfrost und Erbrechen metastatische Abszesse und hämorrhagische Infarkte, speziell in den Nieren (Hämaturie).

Ähnlich ist die sog. E. septica lenta (Lenhartz), welche durch den Streptococcus viridans hervorgerufen wird und leider gar nicht selten vorkommt. Es handelt sich meist um Kinder von 12—15 Jahren, bei denen nach früher überstandenem Gelenkrheumatismus ein mehr oder weniger gut kompensierter Klappen- (meist Mitral-, seltener Aorten-) Fehler zurückblieb, dem eine sekundäre Infektion aufgepfropft wird. Im Anschluß an eine Erkältung oder eine Angina tonsillaris tritt unter leichten Gelenkschmerzen oder influenzaartigen Symptomen Fieber auf, so daß ein Rezidiv des Rheumatismus angenommen werden muß; doch trotzt das Fieber (meist bis 39°) allen therapeutischen Maßnahmen. Eine Abgrenzung gegen die benigne Endokarditis ist zunächst gar nicht leicht und oft erst durch den Nachweis eines Miltzumors, sowie vor allem von pathogenen Krankheitserregern im Blut möglich. Die Prognose beider Formen ist absolut ungünstig; eine Heilung kommt nur ganz ausnahmsweise zustande, der Tod erfolgt in wenigen Wochen oder zumeist unter Besserung vortäuschenden Remissionen (daher auch „E. recurrens") erst nach 3—7 Monaten bei zunehmender Anämie und Marasmus.

Leider ist alle Therapie ziemlich machtlos, weder Heilsera noch intravenöse Kollargolinjektionen vermögen die Katastrophe abzuwenden. v. Müller

(Wien) empfiehlt neuerdings eine Methylenblausilber-Verbindung. Zur Bekämpfung des Fiebers wendet man große Chinindosen (0,5—1,0, bei bedrohlicher Herzschwäche aber nur 0,1—0,2 mehrere Male am Tage) an, zur Beruhigung der Herzaktion den Leiterschen Kühlschlauch und Digitalis. Die Krankheit verlangt vom Arzt viel Geduld und Geschick, um durch gute Pflege und Ernährung die Patienten nebst Angehörige bei gutem Mut zu erhalten.

Zahlreiche Infektionskrankheiten werden in ernster und folgenschwerer Weise durch E. benigna kompliziert, indem sich aus dem Blut Niederschläge an den Klappen bilden in Gestalt flacher, warziger Auflagerungen, die aus Blutkörperchen, Blutplättchen und Fibrin bestehen. Auch von diesen Wucherungen, die zumeist unterhalb des Schließungsrandes der Klappensegel als manchmal mit bloßem Auge kaum wahrnehmbare, dann wieder als hirsekorngroße Warzen zu finden sind, können Embolien in Milz, Hirn und Niere verschleppt werden. Die häufigste Ursache dieser gutartigen Endokarditis sind Polyarthritis rheumatica und Chorea minor: je jünger das Individuum, welches den ersten Anfall erleidet, um so größer die Gefahr einer Endo- und Perikarditis. Auch Scharlach hat gleich dem Rheumatismus die Tendenz, sich mit entzündlichen Prozessen am Endokard (meist der Aortenklappen am Ende der 2. Woche!), seltener am Perikard zu verbinden.

Leichtere Formen von Endokarditis sind nicht selten beim Tripperrheumatismus, sie äußern sich in Herzklopfen und dumpfem Druckgefühl in der Präkordialgegend. Auskultatorisch wird manchmal ein weiches Geräusch über der Herzspitze, seltener über der Aorta gehört. Völlige Genesung ist die Regel, nur ausnahmsweise bleibt ein Vitium zurück. Aber es können auch schwere Prozesse an den Aortenklappen mit Schüttelfrost, Benommenheit, Dyspnoe und stark unregelmäßigem Puls einsetzen: am Herzen findet man Geräusche, im Urin Albumen, auch wohl Blut und im Blut Gonokokken. Baldiger Exitus ist stets zu erwarten. Gelegentlich kommt es nach einer einfachen Angina tonsillaris und, wenn auch nur ganz selten, nach Parotitis epidemica zur Endokarditis. Zu erwähnen ist noch ein zeitweise gehäuftes Auftreten akuter Herzentzündungen bei Kindern im Alter von 5—10 Jahren, welche meist plötzlich mit erheblicher Beeinträchtigung des Allgemeinbefindens und ausgesprochenen Schmerzen in der Herzgegend erkranken. Schon nach einigen Tagen erfolgt Abfall der subfebrilen Temperatur und hinterher stellen sich im Beginn der 2. Woche die Symptome einer Klappenläsion ein.

Endokarditische Prozesse spielen sich ausnahmslos am l. Herzen ab, und zwar aus dem Grunde, weil nur sein Endokard mit arteriellem Blut, welches besonders reich an Fibrin ist, in Berührung kommt. Beim akuten Gelenkrheumatismus übertrifft der Fibringehalt des Blutes die Normalzahlen um das 2—4fache. Kinder, deren Blut schon an sich sehr fibrinreich ist, zeigen deshalb erhöhte Neigung zu fibrinösen Entzündungen seröser Häute. Wenn eine Frau in der Schwangerschaft an Gelenkrheumatismus erkrankt, so kann auch der Fötus eine Endokarditis durchmachen, die sich dann aber am r. Herzen abspielt, welches arterielles Blut empfängt.

Die objektiven Veränderungen, welche auf einen endokarditischen Prozeß hindeuten, treten zumeist in der 2. Woche des Gelenkrheumatismus hervor, können aber auch ganz fehlen, wenn die Endokarditis sich nicht an den Klappensegeln, sondern mehr an den Chordae tendineae etabliert. Meist wird ein an

Intensität wechselndes Geräusch an der Herzspitze viel seltener im r. 2. Interkostalraum hörbar, der Puls wird beschleunigt, weich und voll, später aber klein und unregelmäßig. Die Herzdämpfung ist meist etwas verbreitert. Die so wichtige Verstärkung des 2. Pulmonaltons tritt relativ spät auf, nachdem die erwünschte Hypertrophie des r. Ventrikels zustande gekommen ist. Die Temperatur ist nur mäßig erhöht, meist auf 38° oder wenig darüber.

Der Verlauf ist gewöhnlich ein langsamer, oft insidiöser, der sich unter kleinen Nachschüben auf viele Wochen erstrecken kann.

Die Prognose der verrukösen Endokarditis ist quoad vitam gut, die Erkrankung geht meist in Heilung über, wenn auch nur im funktionellen und nicht im anatomischen Sinne. Da sich die Exkreszenzen in Narbengewebe umwandeln, so führt dies zur Verdickung, Retraktion oder Verwachsung der Klappensegel, der häufigsten Ursache aller Herzklappenfehler.

Die Therapie muß vom prophylaktischen Standpunkt aus all jenen Infektionskrankheiten vorbeugen, welche Endokarditis im Gefolge haben können, vor allem dem akuten Gelenkrheumatismus. Durch Beseitigung von Tonsillar-Pfröpfen und -Abszessen, von chronischen Eiterungen, von Pyorrhoea alveolaris, durch eine mehr vegetarische Lebensweise und Stuhlregulierung, durch Hautpflege, Bade- und klimatische Kuren sucht man die Entstehung von Gelenkrheumatismus resp. von seinen Rezidiven, die immer die Gefahr erneuter Endokarditis bringen, zu verhüten. Ferner soll man beim Gelenkrheumatismus eine Behandlungsmethode anwenden, welche eine Endokarditis-Komplikation möglichst ausschließt. Leider hat die Medizin ihre Dogmen ebenso gut wie die Theologie; was feststeht, daran läßt sich nicht rütteln, auch wenn es unrichtig ist (Riedel). So gilt noch immer die Salizylsäure mit ihren Derivaten als Spezifikum gegen Polyarthritis rheumatica — ein geradezu verhängnisvoller Irrtum, der nicht genug bekämpft werden kann. Mit Einführung der Salizylpräparate in die Praxis hat die Zahl der Herzkomplikationen ganz unzweifelhaft zugenommen, und die Blutorgien eines Bouillaud waren meines Erachtens immerhin der jetzt so beliebten Darreichung massiver Salizyldosen vorzuziehen, da sie Nieren, Magen und Blut weniger tief und weniger dauernd geschädigt haben. Am zweckmäßigsten behandelt man den Rheumatismus und die komplizierenden Herzaffektionen mit mäßigen Blutentziehungen, blander Kost (s. Perikarditis) und mit Atophan in Verbindung mit Natrium bicarbonicum.

Wie steht es mit der Darreichung von Digitalis bei frischer Endokarditis? Da man bei kräftiger Herztätigkeit die Gefahr einer Embolie durch Loslösung von Gerinnseln nicht zu fürchten hat, beginnt man mit kleinen Dosen (F. 27, 28), sobald ein beschleunigter und schwacher Puls eine stärkere Mitbeteiligung des Myokards anzeigt. Auch in der Rekonvaleszenz ist Digitalis zwecks Ausbildung einer guten kompensatorischen Hypertrophie durchaus am Platze (F. 30).

Die Klappenfehler des Herzens.

Unter Klappenfehlern, Vitium cordis, versteht man anatomische Veränderungen am Klappenapparat des Herzens, die zur Störung der normalen Kreislaufverhältnisse mit objektiv wahrnehmbaren Symptomen führen (Geräusche,

Pulsanomalien usw). Das Resultat solch einer organischen Läsion können Insuffizienz, Stenose oder Kombination beider an einer oder an mehreren Klappen sein.

An der Gesamtmortalität sind die Vitien mit etwa 5% beteiligt. Da sie durchweg einen chronischen, über Jahre und Jahrzehnte ausgedehnten Verlauf nehmen und wenigstens im Endstadium fast beständig therapeutisches Eingreifen verlangen, so gewinnen sie eine ganz besondere Wichtigkeit für den Arzt.

Was die Entstehungsursachen angeht, so ist die überwiegende Mehrzahl aller Herzklappenfehler auf eine frühere Polyarthritis resp. Endocarditis rheumatica zurückzuführen, von 670 in der Leipziger Klinik beobachteten Fällen in 60%. Weitaus am häufigsten handelt es sich dabei um krankhafte Veränderungen an der Mitralklappe. In zweiter Linie (in fast 30%) kommen ursächlich sklerotische und syphilitische Prozesse an der Aorta in Betracht, die, wie Edgren und ich schon vor mehr als 10 Jahren betont haben, gern aufs Endokard und die Semilunarklappen der Aorta übergreifen; so sind nach der verdienstvollen Darstellung von Deneke $^3/_4$ aller Fälle von Aorten-Insuffizienz in der Großstadt auf Mesaortitis luetica zu beziehen, was von Collins und Donath bestätigt wurde. Finden sich bei Leuten in relativ jungen Jahren Zeichen von Schlußunfähigkeit der Aortenklappen, so lasse man stets die Wassermannsche Reaktion machen und prüfe zugleich die Kniephänomene wegen eventueller Tabes. Schließlich sind noch in etwa 10% Skarlatina, kongenitale Veränderungen an den Klappen (stets r. seitig und meist mit anderen Entwicklungsstörungen des Herzens kombiniert) und in einem geringen Bruchteil traumatische Einflüsse (Abreißen der Klappensegel durch Quetschung und Erschütterung des Thorax) in Betracht zu ziehen. Ob traumatische Zerreißungen an ganz gesunden Klappen möglich sind, ist fraglich; sie betreffen fast nur die Aortenklappen und können sofort auftretende, aber auch erst allmählich entstehende Geräusche bedingen.

Was geschieht nun, wenn an irgend einer Klappe krankhafte Veränderungen sich ausbilden, die zu einer Insuffizienz, Stenose oder zu beiden führen? Es kommt allemal zu einer Störung und Erschwerung des Kreislaufes im ganzen oder doch wenigstens in gewissen Abschnitten, indem entweder (bei Insuffizienzen) während der Zeit, in welcher die Ostien durch ihre Klappen abgeschlossen sein sollten, ein Teil des Blutes rückwärts getrieben wird, oder aber (bei Stenosen) durch die verengten Ostien in der Zeiteinheit nicht genügend Blut ausgeworfen werden kann, oder es findet beides statt. Der Endeffekt für den Kreislauf ist immer der gleiche: dem arteriellen System kann nicht bei jeder Herzsystole die normale Menge Blut zugeführt werden, und im Venensystem staut sich das Blut. Nun besitzt aber das Herz, wie jedes andere Organ, ein großes Anpassungsvermögen und die Fähigkeit, durch Heranziehung seiner Reservekräfte dauernde Mehrarbeit zu leisten, um trotz Ventildefektes die Blutströmung annähernd oder auch in vollem Umfange aufrecht zu erhalten. Damit ist von neuem der Gleichgewichtszustand hergestellt und der Herzfehler „kompensiert“. Die hinter dem Klappendefekt im Sinne der Blutströmung gelegenen Herzabschnitte hypertrophieren, indem sie die verlangte größere Leistung durch häufigere oder durch verstärkte Kontraktionen zu bewältigen suchen.

Vieltausendfältige Erfahrung lehrt, daß zahllose Leute mit klinisch wohl ausgeprägtem Vitium sich in nichts von gesunden unterscheiden, in keiner Weise bezüglich ihrer Leistungsfähigkeit beeinträchtigt werden und praktisch als herzgesund gelten dürfen. Nicht aus der Intensität der Geräusche, durch welche sich die anatomische Läsion zu erkennen gibt und denen schon Fräntzel eine ganz untergeordnete Rolle zuschreibt, läßt sich beurteilen, ob die Strömungsverhältnisse wirklich so gestört sind, daß ein gesundheitlicher Nachteil die Folge sein muß: Flottierende Klappensegel und Mitralfehler, die den Blutstrom kaum ändern, verursachen oft laute Geräusche, während bei Mitralstenosen mit oft enormer Kreislaufschädigung nur ein schwaches Geräusch zu hören ist. Auch bei gleich schwerer anatomischer Veränderung können die Folgezustände sehr verschieden sein, indem jeder Mensch eine andere Herzkraft zur Verfügung hat. Die Beschaffenheit des Herzmuskels ist es vorzugsweise, die das Schicksal der mit Vitien behafteten Leute bestimmt, erst aus seiner Funktionsprüfung ergibt sich das entscheidende Kriterium, ob die Klappenveränderung in ihren Konsequenzen als gleichgültig oder als schwer anzusehen ist. Gewiß stellt jeder Klappenfehler erhöhte Ansprüche, aber wir wissen, daß das Herz jeden Augenblick bereit ist, das Vielfache von dem zu leisten, was in der Ruhe verlangt wird, und daß es bei Leuten vieler Berufsklassen eine dauernde Mehrbelastung ohne Nachteil verträgt. Lehrreich sind die Experimente von Balint und Tangl, die bei Tieren künstlich durch Zerreißen der Aortensegel Klappenfehler erzeugten: infolge der erhöhten Arbeitsleistung kam es wohl zu einer Hypertrophie des Herzens, aber nie zu den Erscheinungen von Inkompensation. Und es gibt genug Leute, bei denen trotz anscheinend erheblicher Klappenläsion und trotz starker Anstrengungen eine geradezu ideale Kompensation durch Jahrzehnte ,hindurch ganz ungestört und unvermindert erhalten bleiben kann, wie ich es an mir selbst nun fast 40 Jahre konstatiere. Man sollte dann füglich auch nicht von „Herz- oder Klappenfehler" oder gar „Herzleiden" sprechen, sondern von einer Klappen,,veränderung", einem Klappen,,defekt", der, wie ich vielen Patienten zur Beruhigung sage, nur einen „inneren Schönheitsfehler" darstellt. In manchen Fällen ist allerdings der Klappenapparat durch narbige Schrumpfung und Verwachsungen so geschädigt, daß die Herzkraft von vornherein nicht ausreicht, einen auch nur halbwegs geregelten Kreislauf aufrecht zu erhalten, und in kurzer Zeit erlahmen muß. Aber man ist bei Sektionen immer wieder erstaunt, daß selbst bei hochgradig erkrankten Klappen, die oft nur noch einen ganz engen, von starren Wänden umgebenen Spalt darstellen, eine leidlich ausreichende Kompensation Jahre hindurch bestehen konnte.

Wenn der Herzmuskel unter den gewöhnlichen Ansprüchen des täglichen Lebens nicht oder nur unvollständig imstande ist, die durch einen Klappenfehler bedingte Mehrarbeit zu leisten, um die Störung auszugleichen, so spricht man von „Dekompensation" oder „Inkompensation". Warum neigt nun das Herz bei der Mehrzahl aller mit Vitien behafteten Leute zu einer vorzeitigen Erschöpfung, obwohl es doch für viel beträchtlichere Mehrleistung eingerichtet ist, als die Kompensation eines Klappenfehlers sie verlangt? Zunächst ist zu bedenken, daß bei Klappenfehlern das Herz die Mehrarbeit ständig und ohne jede Unterbrechung leisten muß, niemals völlig sich erholen kann, während unter normalen Verhältnissen das Herz, auch wenn es zu stärksten Leistungen herangezogen wird, hinterher doch seine Erholungspausen im Schlaf findet. Sodann wurde schon früher darauf hingewiesen, daß die Reservekräfte eines jeden hypertrophierten Herzmuskels zeitlich begrenzt sind. Am wichtigsten ist aber, daß derselbe entzündliche Prozeß, welcher am Endokard und an den Klappen die Erkrankung hervorruft, stets auch das Myokard mehr oder weniger mitgreift. Es wird, wie besonders die Leipziger Schule nachgewiesen hat, regelmäßig erkrankt gefunden, in Form einer Endarteriitis der kleinen Muskelgefäße und einer Bindegewebsvermehrung mit ausgedehntem Muskelschwund. Wenn aber der Herzmuskel in dieser Weise gelitten hat, dann ist er nicht mehr den größeren Anforderungen, die jeder Klappenfehler an ihn stellt, gewachsen und wird vorzeitig insuffizient.

Aus dem Gesagten ergibt sich ohne weiteres die Bedeutung der Herzklappenfehler für Gesundheit und Lebensdauer; es gibt ganz leichte, gleichgültige Vitien, die gar keine Beschwerden verursachen und oft ganz zufällig entdeckt werden und wieder so schwere Vitien, daß die schlimmsten Kreislaufstörungen daraus resultieren. Im allgemeinen wird ihre Prognose zu düster hingestellt, indem die meisten Statistiken auf Hospitalbeobachtungen beruhen, die in keiner Weise maßgebend sein können, da die Leute naturgemäß erst dann in Spitäler sich begeben, wenn schon Zeichen von Dekompensation sich bemerkbar machen. Unbedingt falsch ist der Satz, den Corvisart an die Spitze seines berühmten Werkes über Herzkrankheiten setzte „haeret lateri lethalis arundo", sowie die Auffassung der Laien, ein Klappenfehler führe unweigerlich und bald zum Tode. Überraschende Todesfälle sind vielmehr die Ausnahme (meist nur bei Aortenfehlern!), die Mehrzahl solcher Kranker stirbt nach längerem Kranksein in ihren Betten. Sehr lehrreich ist der Bericht von Allyn: $^2/_3$ seiner Patienten waren trotz ihres Klappenfehlers mehr als 50 Jahre, 28 mehr als 60, 16 mehr als 70, 7 mehr als 80 und 2 sogar 90 Jahre alt geworden. Und so soll man, wie es in England geschieht, einen Klappenfehler nicht ohne weiteres als Grund ansehen, die Aufnahme in eine Lebensversicherung abzulehnen. Bei Kindern verlaufen Klappenfehler gar nicht selten symptomlos und werden erst erkannt, wenn mit Beginn der Pubertät die üblen Folgeerscheinungen sich einstellen. Von größter Bedeutung ist die Frage, auf welcher Basis der Klappenfehler entstanden ist: eine Aorteninsuffizienz rheumatischen Ursprungs verträgt sich oft sehr lange Zeit mit erstaunlichen Körperleistungen, während eine Aorteninsuffizienz luetischer Herkunft trotz vorsichtigster Lebensführung meist in wenigen Jahren zum Tode führt. Am gutartigsten ist die Mitral- und dann die rheumatische Aorteninsuffizienz; weniger günstig die Aortenstenose, welche fast nur als Folge von Arteriosklerose zustande kommt. Bei der Mitralstenose gehört eine völlige Kompensation zu den Seltenheiten und ist die Leistungsfähigkeit des Herzens im 5. Dezennium völlig erschöpft. Wenn bei Insuffizienz der Aortenklappen einmal Dekompensation eingetreten ist, so sind die Aussichten recht ungünstig. Bei der Aufrechterhaltung der Kompensation spricht der Zustand der peripheren Gefäße in hohem Maße mit; leiden sie, wie es bei Aortenfehlern die Regel ist, in ihrer Elastizität und in ihrem Tonus, so verbraucht sich die Herzkraft viel schneller. Es ist ferner eine Erfahrungstatsache, daß Frauen Mitralfehler weniger lange ertragen als Männer, während diese wieder den Aortenfehlern eher erliegen.

Die Frage, ob ein Klappenfehler überhaupt ganz heilen könne, darf man mit v. Leyden wohl bejahen. Hin und wieder sieht man bei jungen Menschen im Laufe der Jahre alle Erscheinungen eines klinisch wohl ausgeprägten Klappenfehlers restlos verschwinden.

Die Therapie hat eine 4fache Aufgabe:

1. Prophylaktisch all jene Krankheiten zu bekämpfen, welche valvuläre Erkrankungen im Gefolge haben können, in erster Linie den akuten Gelenkrheumatismus, in zweiter Linie Lues und Arteriosklerose.

2. Bei bestehendem Klappenfehler auf möglichst vollkommene Ausbildung einer kompensatorischen Herzhypertrophie hinzuwirken (kleine Digitalisgaben nach frisch überstandener Endokarditis, Badekuren, vorsichtig begonnene Gymnastik usw.).

3. Alle Schädlichkeiten zu vermeiden, welche den Herzmuskel in seiner Funktionstüchtigkeit und damit eine dauernd gute Kompensation beeinträchtigen.

4. Bei eingetretener Dekompensation die Folgezustände durch Kräftigung des Herzmuskels möglichst schnell zu beseitigen.

So lange Herzfehler völlig ausgeglichen sind, haben ihre Träger meist gar nicht das Bedürfnis, zum Arzt zu gehen. Werden sie zufällig entdeckt, so hüte man sich, von „Herzfehler" zu sprechen, sondern zeige in unauffälliger Weise den Weg, auf dem man das Eintreten von Kompensationsstörungen am sichersten verhütet. Wissen Leute bereits von ihrem Klappenfehler, so zerstreue man nicht nur bei ihnen selbst, sondern auch bei überängstlichen Angehörigen alle unnötigen Befürchtungen, indem man erklärt, daß ein Klappenfehler gar nicht so schlimm ist und keineswegs Verzicht auf ein arbeits- und genußfrohes Leben bedeutet. Mit Recht erklärt Plehn mäßig betriebenen Sport für direkt nützlich: er erlebte bei seinen nächsten Verwandten, daß trotz bestehender Mitralinsuffizienz nicht nur allen Anforderungen des täglichen Lebens Genüge geleistet, sondern auch erhebliche Sportsleistungen jahrzehntelang vertragen wurden. Nur in der Pubertätszeit ist Vorsicht geboten. Im übrigen sind die früher erwähnten hygienischen Maßregeln vorzuschreiben: eine mäßige Lebensweise, die überflüssigen Fettansatz verhindert, ist auch im Stadium der besten Kompensation notwendig, nicht aber das schablonenhafte Verbot von Bier und Wein, die in mäßiger Quantität genossen unbedenklich, oft sogar zu empfehlen sind, so bei vielen überaus ängstlichen Naturen, die durch das Bewußtsein, einen Herzfehler zu haben, zu Hypochondern werden. Im allgemeinen wird zur Hauptmahlzeit besser nichts getrunken oder doch nur, wenn dafür die Suppe weggelassen wird. Wird der Klappenfehler durch allgemeine Adipositas kompliziert, so ist eine allmählich vorzunehmende Entfettung unbedingt nötig, um die Kompensation gut und bleibend zu erhalten. Man muß aber bedenken, daß ein schonendes Vorgehen notwendig ist, da ein hypertrophischer Herzmuskel bei Nahrungsbeschränkung leicht geschädigt werden kann.

Durch kurze, kühle Waschungen, Fluß- und Seebäder von nicht zu langer Dauer (höchstens $1/4$ Stunde), in der Winterszeit durch Wannen- und Bürstenbäder (34—30° C.) werden Tonus der Gefäße und andere Kreislaufbedingungen verbessert. „Unter der Suggestion einer starken Reklame, die von den Kurorten ausgeht, glauben breite Schichten des Publikums, so bald ein Geräusch am

Herzen oder sogar ein ausgesprochener Klappenfehler da sei, in den CO_2-Bädern das einzige Mittel zur Rettung finden zu können — leider sind auch viele Ärzte diesem Wahn verfallen" (v. Noorden). Bei vollkommener Kompensation sind spezielle Kuren ganz überflüssig, sind aber nützlich bei beginnender Pubertät, im Klimakterium und in der Rekonvaleszenz nach akuten Erkrankungen und haben einen recht heilsamen, erzieherischen Erfolg bei leichtsinnigen Menschen, die trotz Klappenfehlers in unverantwortlicher Weise aufs Herz lossündigen. Kurze Luft- (nicht Sonnen-) Bäder sind stets zu empfehlen, vor allem bei Aortenfehlern, da sie Blutdruck und Pulsfrequenz herabsetzen. Bei Mitralfehlern ist durch spirituöse Abreibungen und durch Sitzbäder die Neigung zu Lungenkatarrhen und Stauungen im Pfortadergebiet zu bekämpfen (regelmäßige und ausgiebige Defäkation!). Im allgemeinen verlangen Aortenfehler strengere ärztliche Kontrolle, als Mitralfehler; sie gestatten zwar oft geradezu erstaunlich große Kraftleistungen, bergen aber die Gefahr völliger Erschöpfung in sich, da warnende Symptome oft fehlen und die Dekompensation meist plötzlich eintritt, während bei Mitralfehlern so früh Dyspnoe und andere Zeichen von beginnender Herzschwäche auftreten, daß die Leute sich von selbst Schonung auferlegen, bevor ernster Schaden angerichtet ist. Diese Gesichtspunkte sind auch bei der Wahl des Berufes zu berücksichtigen. Häufig wird allerdings der Arzt vor ein fait accompli gestellt und soll nur entscheiden, ob Aufgabe oder Wechsel unbedingt notwendig ist. Hier sei man nicht allzu ängstlich. Ergeben Anamnese und Funktionsprüfung, daß das Vitium immer gut ausgeglichen war und es noch ist, so besteht kein Grund, die bisherige Tätigkeit, auch wenn sie ziemlich erhebliche Körperleistungen verlangt, aufzugeben. Wie viele Landärzte, Handwerker und Arbeiter müssen und können sich mit ihrem Klappenfehler hart durchs Leben schlagen und gehen nicht an ihm, sondern an einer interkurrenten Krankheit nach Dezennien zugrunde. Thorspecken hat 71 Soldaten mit Klappenfehlern klinisch und röntgenologisch untersucht, die im Felde zum Teil lange Zeit große Anstrengungen durchmachen mußten; nur wenige hatten wegen Herzstörungen das Lazarett aufgesucht. Auch von meinen Nauheimer Patienten zeigten sich eine ganze Reihe den Strapazen des Feldzuges durchaus gewachsen, obschon mancher zwischendurch noch an Dysenterie und anderen Infektionskrankheiten zu leiden gehabt hat. Ich möchte jungen Menschen, die einen gut kompensierten Klappenfehler haben, einen Beruf empfehlen, der reichliche Bewegung in frischer Luft und nicht eine sitzende Lebensweise bedingt, denn der Herzmuskel bleibt viel länger intakt, wenn er geübt wird. Am wenigsten geeignet ist das Leben der Kellner, Wirte, Weinreisenden, Schlachter und Zigarrenhändler. Vor allzu ausgiebigem Genuß des Studentenlebens ist zu warnen; gegen die Mensuren ist nicht allzu viel einzuwenden, wenn sie in guter Luft und nicht in von Zigarren- und Zigarettenqualm verräucherten Sälen stattfinden und sich nicht zu lange ausdehnen.

Welches ist die Behandlung bei beginnender und bei ausgesprochener Dekompensation? Sobald auch nur die leisesten Zeichen von Erschöpfung des Herzens (schlechter Schlaf, Dyspnoe oder Beengung bei Anstrengungen, Gefühl der Völle, Husten usw.) sich einstellen, ist vollkommene Ruhe im Bett, nicht nur auf der Chaiselongue, geboten und in leichten Graden auf 2 Wochen, bei höheren Graden auf 4—6 Wochen auszudehnen. Etwaige schädigende Momente (Alkohol, Nikotin, Kaffee, reichliches Trinken) sind auszuschalten und durch Herabsetzung der Nahrungszufuhr die Ansprüche an den Kreislauf möglichst herabzusetzen. Durch Auflegen einer Herzflasche oder eines Leiterschen Herzkühlers ist die Herztätigkeit zu beruhigen und zu regulieren. Erfolgt bei diesem Regime nicht in einigen Tagen Besserung, so warte man nicht länger mit der Darreichung von Digitalis und seinen Trabanten, die je nach dem Grad der Herzinsuffizienz in schwächeren oder stärkeren Dosen zu verwenden sind. Wenn sich der Herzmuskel wieder erholt hat, dann läßt man zunächst unter ständiger Funktionsprüfung mehr oder weniger weite Gänge unternehmen; später kommen dann Badekuren in Nauheim und ähnlichen Plätzen zweckmäßig zur Anwendung. Man muß stets bedenken, daß ein einmal insuffizient gewordenes Herz für die Folge weniger widerstandsfähig bleibt und dauernde Rücksicht verlangt.

Herzklappenfehler.

Klappenfehler des linken Herzens.

Mitral-Insuffizienz.

Unter allen Klappenfehlern ist Schlußunfähigkeit der Mitralklappe der häufigste; er entwickelt sich zumeist in jungen Jahren nach Gelenkrheumatismus und befällt beide Geschlechter gleich häufig.

Da der l. Ventrikel bei jeder Systole das Blut nicht, wie es sein soll, ausschließlich vorwärts in die Aorta, sondern auch durch das unvollständig geschlossene Mitralostium teilweise rückwärts in den l. Vorhof austreibt, so wird dieser von 2 Seiten mit Blut gespeist und allmählich gedehnt. Es muß, da der Abfluß des Blutes aus den Pulmonalvenen in den überfüllten l. Vorhof erschwert wird, zur Drucksteigerung im kleinen Kreislauf kommen. Da nun der r. Ventrikel dauernd gegen diesen Widerstand ankämpfen muß, wird er mit der Zeit hypertrophisch.

Die klinischen Symptome der Mitralinsuffizienz sind: systolisches Geräusch an der Herzspitze und auch über der Pulmonalis von verschiedener Intensität, manchmal mit einem fühlbaren Schwirren verbunden; verstärkter, oft klappender 2. Pulmonalton; mehr oder weniger verbreiterte Herzdämpfung nach r. und l., dementsprechend ein deutlicher Spitzenstoß; in späteren Stadien die Pulsatio epigastrica. Im Röntgenbild zeigt sich das „Kugelherz". Der Puls ist weich und meist ganz leicht beschleunigt, der Blutdruck an der unteren Grenze des Normalen. Erst mit Beginn von Kompensationsstörungen wird der Puls klein, beschleunigt und unregelmäßig, der Blutdruck niedrig.

Die Mitralinsuffizienz verträgt sich, wie bereits erwähnt wurde, am längsten mit ungestörtem Befinden. Auch wenn schon ausgesprochene Kompensationsstörungen bestanden haben, läßt sich oft noch auf Jahre hinaus ein recht guter Zustand erreichen, so daß die bisherige Tätigkeit ruhig weitergeführt werden kann.

Bei der Behandlung muß vor allem vor dem noch immer nicht überwundenen Schlendrian gewarnt werden im Stadium genügender Kompensation Digitalis zu verschreiben. Sie ist erst beim Auftreten von Insuffizienzerscheinungen zu geben, dann aber frühzeitig genug, ehe sich schwere Folgezustände entwickeln können. Durch kleine, häufig wiederholte Digitalisgaben läßt sich eine in ihrer Kompensation labile Mitralinsuffizienz oft jahrelang so beeinflussen, daß sie fast beschwerdefrei ertragen wird. Bei ausgesprochener Dekompensation sind große Gaben von mindestens 3 mal 0,1 pulv. fol. digit. angezeigt, zweckmäßig in Verbindung mit einem Narkotikum, wenn Stauungskatarrh auf den Lungen, oder mit einem Abführmittel, wenn bedeutende Ödeme und Stauung im Pfortaderkreislauf vorhanden sind (F. 8, 9, 31).

Mitralstenose.

Obschon Stenose des Mitralostiums ohne gleichzeitige Insuffizienz der Klappe selten vorkommt, so existiert doch fraglos ein „rétrécissement mitral absolument pur" (Durosiez). Nach v. Hampeln macht sie etwa 5 % aller Vitien aus; sie wird vorwiegend in der Privatpraxis bei zarten Frauen im 3. und 4. Dezennium beobachtet und leider oft übersehen.

Wenn das Ostium verengt ist, so wird der Abfluß des Blutes aus dem l. Vorhof in den l. Ventrikel erschwert, so daß dieser während der Diastole ungenügend Blut zugeführt erhält und bei der Systole auch nur ungenügend Blut ins Aortensystem auswerfen kann. Deshalb erscheint der Puls klein, weich, leicht unterdrückbar, und ihm entspricht ein niedriger Blutdruck (meist 80 bis 90 mm Hg). Der schwachwandige Vorhof kann, selbst wenn er etwas hypertrophiert, nur selten mit genügender Kraft sein Blut durch das stenosierte Ostium treiben. Nun staut sich das Blut im l. Vorhof und rückwärts im kleinen Kreislauf, weil der Abfluß aus den Lungenvenen gestört ist („Lungenschwellung" und -„Starre"). Der r. Ventrikel muß, wie bei Mitralinsuffizienz, durch erhöhte Arbeitsleistung den vermehrten Widerstand in den Lungengefäßen überwinden und deshalb hypertrophieren. Als Zeichen des dauernd erhöhten Blutdruckes bildet sich braune Induration aus (mit „Herzfehlerzellen"). Daher neigen Leute mit Mitralstenose besonders stark zur Atemnot und können ihr Herz fast nie zu größeren Anstrengungen bringen. Die physikalischen Zeichen sind veränderlich, da der Prozeß meist ein progressiver ist. Der Puls wird in späteren Jahren so unregelmäßig, daß ein richtiges Delirium cordis entsteht. Gar nicht selten sind auch Anfälle von paroxysmaler Tachykardie (omen malum!). Der Spitzenstoß, der fast ausschließlich vom r. Ventrikel gebildet wird, ist oft nach l. verlagert, der Herzstoß stark und nach r. verbreitert (Pulsatio epigastrica). An der Herzspitze hört man am deutlichsten meist etwas außerhalb der l. Mammillarlinie, ein der Vorhofkontraktion synchrones präsystolisches — seltener ein rein diastolisches — Geräusch, welches unmittelbar nach dem 2. Ton beginnt, allmählich stärker wird und mit dem eigentümlich knallenden lauten 1. Ton endet (Kreszendo-Geräusch nach Gerhardt). Ihm entspricht das oft fühlbare präsystolische Katzenschnurren. Das präsystolische Geräusch ist als rollender Vorschlag oft kaum, oder erst nach Bewegungen oder Digitalisgebrauch deutlich zu hören. Die Herzdämpfung ist mehr nach r. verbreitert. Bei der primären oder reinen Mitralstenose, deren Ursprung auf eine meist in ganz jungen Lebensjahren überstandene rheumatische Endokarditis, wenn auch nie Rheumatismus der Gelenke, bestanden hat, zurückzuführen ist, erscheint die Herzsilhouette oft klein. Der l. Ventrikel, in den nicht viel Blut abfließen kann, atrophiert und bildet oft nur ein Anhängsel. Die Form der Mitralstenose, welche sich sekundär nach Gelenkrheumatismus entwickelt, ist fast immer mit Insuffizienz kombiniert und zeigt im klinischen und im Röntgenbild ganz ähnliche Symptome. Bei älteren Leuten kommt es nicht selten infolge von sklerosierender Endokarditis zur Mitralstenose: Hier ist der Puls hart, der Blutdruck im großen Kreislauf erhöht, der l. Ventrikel hypertrophisch, und oft ist gleichzeitig Angina pectoris und Nephrosklerose vorhanden. Diese Form hat eine sehr ernste Prognose. Auch bei der reinen Stenose sind die Chancen für eine völlige Kompensation und eine lange Lebensdauer recht gering, die Mehrzahl stirbt vor dem 40. Lebensjahr. Menstruationsanomalien, Sterilität und Aborte sind häufige Begleiterscheinungen (vgl. S. 37). Die Prognose wird auch noch durch das Auftreten von Lungeninfarkten und embolischer Hemiplegie verschlechtert, die durch das Lösen von Thrombenstücken aus dem l. Herzohr entsteht. Ein plötzlicher Tod ereignet sich auch bei schwerer Mitralstenose nur selten und dann meistens unmittelbar ante menses.

Die Therapie muß von vornherein eine schonende sein: keine großen und vor allem keine plötzlichen Anstrengungen, Schutz gegen Bronchialkatarrhe (spirituöse Abreibungen, Winteraufenthalt im Süden) und gegen Pfortaderstauung (leichter und reichlicher Stuhlgang). Bei nachlassender Kompensation, die sich durch Abnahme der Stärke des 2. Pulmonaltons, durch verminderten, dunkelgefärbten Urin und Stauungszustände in Lunge und Leber anzeigt, ist Digitalis in kleinen, aber kontinuierlichen Dosen äußerst wirksam. Augenfällige Erleichterung bringt Frauen ein vor Eintritt der Menses, die stets mit vermehrten Herzbeschwerden einhergehen, vorgenommener, periodisch wiederholter Aderlaß (100—150—200 ccm). Bei starker Schwellung und Druckempfindlichkeit der Leber lege man warme Breiumschläge oder ein künstliches Kataplasma auf, appliziere 6—8 Blutegel (Technik s. später) am Leberrand, resp. 3—4 Blutegel am After.

Aorteninsuffizienz.

Hier liegen die Verhältnisse am durchsichtigsten: sind die Aortenklappen nicht schlußfähig, so fließt während der Diastole ein Teil des ausgeworfenen Blutes wuchtig in den l. Ventrikel zurück. Dementsprechend hört man über der Aorte, oft noch deutlicher l. vom Sternum im 3. Interkostalraum, ein diastolisches, gießendes Geräusch. Die oberflächlich gelegenen Arterien, die oft erweitert hervortreten, lassen eine lebhafte, hüpfende Pulsation (Carotis, Subclavia) und beim Druck mit dem Hörrohr auskultatorische Geräusche (Durosiez' Doppelgeräusch an der Cruralis) wahrnehmen. Der Puls ist celer und altus, der Blutdruck beträchtlich erhöht (160—180 mm Hg). Meist ist Kapillarpuls vorhanden, bisweilen sieht man mit dem Augenspiegel auch Pulsation der Netzhautarterien (auch bei Basedow!) an der Grenze der Papille. Die Herzdämpfung braucht auch bei offenkundiger Insuffizienz jahrelang keine nennenswerte Vergrößerung zu zeigen, aber bei höheren Graden geht sie über die l. Mammillalinie hinaus bis in die vordere Axillarlinie. Dementsprechend ist der Spitzenstoß nach außen und meist nach unten (6., ja 7. Interkostalraum) verlagert und deutlich hebend. Bei kräftigem Herzmuskel tritt die Erschütterung der dem Herzen vorgelagerten Brustwand auffällig zu Tage.

Leute, deren Aortenklappen auf rheumatischer Grundlage insuffizient geworden sind, sehen rot und gesund („wie Milch und Blut") aus und sind meist viele Jahre allen Anforderungen des Lebens gewachsen; sie klagen selten über Dyspnoe, dagegen öfter über sensible Phänomene. Infolge der erhöhten Gefäßspannung sind Augenflimmern, Ohrensausen, leichter Schwindel und Nasenbluten keine seltenen Begleiterscheinungen. Schon bei völliger Kompensation wird Albuminurie als Ausdruck einer funktionellen Nierenschädigung beobachtet, wie auch Arteriosklerose als Folge der ungleichmäßigen Blutströmung und der starken Druckschwankungen häufig zur Entwicklung kommt. Ist Dekompensation eingetreten, so geht es meist und trotz sorgfältigster Therapie unaufhaltsam dem Ende entgegen. Der Tod erfolgt unter qualvollen asthmatischen und hydropischen Erscheinungen, selten plötzlich und unerwartet. Auch in den Zeiten vollsten Wohlbefindens ist wegen der Gefahr der Schrumpfniere die Ernährung etwa so zu regeln, wie bei Arteriosklerose: mäßige, mehr vegetarische Kost unter Vermeidung größerer Alkoholmengen, scharfer Gewürze und starken Rauchens. Durch fleißigen Gebrauch von Luftbädern, kühlen Waschungen und Wannenbädern (33° C, wenn möglich als Bürstenbad) die Blutdruck und Pulsfrequenz herabsetzen, soll der Tonus der Gefäße angeregt und erhalten werden. Durch reichliche Bewegung in frischer Luft ist für gleichmäßigen Abfluß des Blutes nach den Venen zu sorgen. Beim Auftreten von Herzschwäche ist neben völliger Bettruhe eine Entziehungsdiät. angezeigt. Wenn auch Digitalis nicht so prompten und nachhaltigen Erfolg garantiert, wie bei dekompensierten Mitralfehlern, so leistet sie doch auch hier in kleinen, kontinuierlichen Dosen brauchbare Dienste (F. 10).

Über die durch atheromatöse und luetische Prozesse zustande gekommene Aorteninsuffizienz wird später (Arteriosklerose) gesprochen werden.

Aortenstenose.

Unkomplizierte Stenose des Aortenostiums beruht meist auf arteriosklerotischer Basis und ist weder häufig noch abnorm selten (Külbs).

Der l. Ventrikel muß sich energischer und vor allem anhaltender kontrahieren, um seinen Inhalt völlig durch das mehr oder weniger verengte Ostium hindurchpressen zu können; er hypertrophiert, was sich durch verstärkten, hebenden Spitzenstoß und durch Verbreiterung der Dämpfung nach l. dokumentiert. Im 2. r. Interkostalraum wird an Stelle des l. Tones ein lautes und scharfes Geräusch gehört, das sich in die großen Gefäße fortpflanzt und von der aufgelegten Hand oft als Katzenschnurren gefühlt wird. Dies Geräusch, welches manchmal auf größere Entfernung zu hören ist, gibt keinen Anhaltspunkt für den Grad der Stenose. Der Radialpuls schlägt langsam und gemächlich gegen den Finger an und beträgt oft nur 50—60 Schläge in der Minute. Der Blutdruck zeigt Durchschnittswerte von 150—160 mm Hg. Bei höheren Graden besteht Blässe der Haut und der Schleimhäute, Neigung zu Schwindel und Ohnmacht. Da Leute mit Aortenstenose gewöhnlich im höheren Alter stehen, so pflegt ihre Leistungsfähigkeit meist erheblich beschränkt zu sein.

Therapeutisch kommt wegen der meist zugrunde liegenden Arteriosklerose (s. später) Jod neben Bädern und Massage in Frage. Man gebe aber bei leichter Pulsunregelmäßigkeit und Schwindel keine Digitalis, sondern Baldrian oder ähnliche Exzitantien (F. 19, 20).

Klappenfehler des rechten Herzens.

Die Segel der Trikuspidalklappe sind nur ausnahmsweise so verändert, daß sie in ihrer Funktion behindert sind. Aber wie es bei ausgesprochener Schwäche und Dilatation des l. Ventrikels infolge fieberhafter und anämischer Zustände eine relative Insuffizienz der Mitralis gibt (akzidentelle oder funktionelle, im Charakter wechselnde Geräusche bei Fehlen der Verstärkung des 2. Pulmonaltons), so treten infolge von Schwäche des r. Ventrikels gelegentlich auch an der Trikuspidalis die Zeichen einer relativen Insuffizienz auf: systolisches Geräusch am r. unteren Sternalrande, Zyanose und Leberhyperämie mit Stauungsikterus. Hat das r. Herz seine Saug- und Triebkraft wiedererlangt, was sich durch Verstärkung des 2. Pulmonaltons kundgibt, so verschwinden diese Symptome ebenso, wie die Pulsation der Halsvenen und der Leber.

Trikuspidalstenosen kommen kaum vor.

Die Pulmonalinsuffizienz, meist Folge fötaler Endokarditis, macht etwa 2 % aller Vitien aus (Rehfisch). Herzdämpfung und Herzstoß sind nach r. verbreitert, im 2. l. Interkostalraum und nach der Mitte des Sternums zu wird ein diastolisches Geräusch (manchmal als Katzenschnurren fühlbar) auffallend laut während der Exspiration gehört. Gegenüber einer Aorteninsuffizienz ist auf das Vorhandensein des 2. Tones über der Carotis und auf die Blutdruckmessung hinzuweisen (große Differenz zwischen Maximal- und Minimaldruck bei der Aorten-Insuffizienz). Der Klappenfehler kann jahrelang bestehen, ohne sonderliche Beschwerden. Von 58 autoptisch sichergestellten Fällen waren 22 über 30 alt und von diesen 10 im Alter von 50—75 Jahren.

Die Pulmonalstenose, zumeist angeboren und mit anderen Entwicklungshemmungen am Herzen (offenes Foramen ovale, Septumdefekte) kombiniert, zeigt hochgradige Zyanose, Kolbenfinger, kühle Extremitäten mit Neigung zu ständigem Frieren, Schwäche, Kurzatmigkeit. Der Puls ist wie bei der oft gleichzeitig bestehenden Pulmonalinsuffizienz, klein und weich, das Herz oft vergrößert, im 2. l. Interkostalraum ein scharfes und lautes Geräusch zu hören. Ihre Träger erreichen nur selten das 3. Dezennium, sie sterben gewöhnlich schon in der Pubertät. Zu empfehlen ist gleichmäßige Zimmerwärme (ev. Aufenthalt in warmen Ländern), warme Kleidung und warmes Baden, Genuß von kohlehydratreicher Nahrung (Zucker, Dextrose) und warmem Tee mit Zitronensaft bei kaltem und feuchtem Wetter. Durch periodisch wiederholte Aderlässe (120—150 ccm, bei Frauen vor Eintritt der Menses) beugt man der Eindickung des Blutes und der drohenden zyanotischen Stauungsniere vor.

Kombinierte Klappenfehler.

Die Entstehung der Klappenfehler bringt es mit sich, daß an ein und derselben Klappe außerordentlich häufig Insuffizienz und Stenose sich gleichzeitig ausbilden, wobei eine von beiden klinisch in den Vordergrund rückt. In gleicher Weise können sich endokarditische Prozesse an mehr als einer Klappe abspielen, wie nach Gelenkrheumatismus oft genug Insuffizienz der Mitral- und der Aortenklappen zurückbleibt. Daß ein Klappenfehler die Folgen des anderen bis zu einem gewissen Grade aufhebe, mag theoretisch denkbar sein; tatsächlich aber summiert sich stets ihre nachteilige Wirkung. Aber auch kombinierte Klappenfehler auf rheumatischer Basis brauchen keineswegs immer gesundheitliche Störungen im Gefolge zu haben: ich selbst zeige seit fast 40 Jahren so ausgesprochene Symptome einer Mitral- und Aorteninsuffizienz, daß ich schon als Student meinen Bekannten als Untersuchungsobjekt dienen mußte. Aber stets bin ich den Strapazen einer recht anstrengenden Land- und später Badepraxis völlig gewachsen gewesen, habe ausgiebig jeden Sport betrieben und die Genüsse des Lebens in oft übervollem Maße gekostet. Auch wiederholte, meist recht schwere Attacken von Gelenkrheumatismus, eine doppelseitige Pneumonie und zwei septische Infektionen durch Leichengift wurden ohne Versagen des Herzens überstanden.

Je mehr bei kombinierten Klappenfehlern die Stenose überwiegt, um so übler pflegen die Konsequenzen zu sein. Ungünstig zu beurteilen ist das Fortschreiten sklerosierender Prozesse von der Aortenklappe auf die Mitralis, wenn „Aortenfehler sich mitralisieren".

Kongenitale Herzaffektionen.

Sie beruhen auf Persistenz gewisser fötaler Zirkulationsverhältnisse (Offenbleiben des Foramen ovale und Ductus arteriosus Botalli) oder auf Entwicklungsstörungen, und haben ein mehr anatomisches als klinisches Interesse So sind unkomplizierte Septumdefekte bisher nur 9 mal konstatiert (Bertels). Bei dieser sog. Rogerschen Krankheit (Morbus coerulens) ist ein mehr oder weniger starkes Geräusch über dem ganzen Herzen nachweisbar. Auch bei großer Kommunikationsöffnung zwischen beiden Ventrikeln kommt es nicht immer zu nachweisbaren Zirkulationsstörungen, die Leute können ein hohes Alter erreichen und den Anstrengungen des Militärdienstes gewachsen sein. Ich konnte Morbus coerulens durch 4 Generationen hindurch bei vielen Mitgliedern einer Familie beobachten. Relativ häufig ist Dextrokardie mit Herzmißbildungen vereinigt; unkompliziert verträgt sie sich sogar mit den Anstrengungen des Feldzuges.

Chronische Herzmuskelerkrankungen.

Am Myokard können die verschiedensten Ernährungsstörungen und degenerativen Veränderungen sich ausbilden und eine frühzeitige Erschöpfung der Herzkraft bedingen. Schon im Alter und bei Inanitionszuständen tritt an Stelle des Muskelgewebes Bindegewebe, das Herz atrophiert, wird schlaff und brüchig („Altersherz", braune Atrophie). Die meisten Myokarderkrankungen sind Folge schlechter Blutbildung (Chlorose, Anämie), von Intoxikationen (Alkohol, Arsen, Blei, Chloroform, Tabak) oder von lokalen Zirkulationsstörungen in den Koronargefäßen (Sklerose, Embolie, Thrombose). Die chronische, interstitielle Myokarditis weist mannigfache Grade auf: umschriebene Atrophien, Nekrosen, Schwielen, Infarkte mit Erweichung (Myomalazie). Widersteht der erkrankte Herzmuskel nicht mehr dem Innendruck des Blutes, so kann es an einer umschriebenen Stelle zum sog. „Herzaneurysma" und auch zur Spontanruptur mit sofortigem Tod infolge Austrittes von Blut ins Perikard kommen. Die Degeneration des Herzmuskels, wie sie sekundär bei vielen Herz- und Lungenleiden und speziell bei Koronarsklerose auftritt, zeigt weder klinisch charakteristische Symptome — diese bilden beim ersten Anblick oft ein regelloses Durcheinander — noch steht sie in einer festen Beziehung zur funktionellen Leistungsfähigkeit des Organes. Die vielen Arbeiten der Pathologen haben in den letzten Jahren zu dem unzweifelhaften Ergebnis geführt, daß die Leistungsfähigkeit des Herzmuskels in weitem Maße von nachweisbaren anatomischen Veränderungen unabhängig sein kann. Oft finden sich erstaunlich hohe Grade von Entartung des Herzmuskels bei Leuten, die bis zu ihrem Lebensende eine gut erhaltene Zirkulation zeigten und gar nicht an Herzinsuffizienz zugrunde gingen, während andere klinisch die Symptome ausgesprochener Herzmuskelschwäche zeigten oder eines plötzlichen Herztodes starben, deren Herz jeden anatomischen Befund vermissen ließ. Mackenzie ließ bei einer großen Anzahl von Patienten, die im Alter von 42 bis 77 Jahren an Kardiosklerose zugrunde gegangen waren, das Herz durch den Pathologen genau untersuchen; ganz gleiche Sektionsbefunde, die auf eine Identität der Symptome im Leben schließen lassen mußten, lagen vor bei Menschen, die an sehr verschiedenen klinischen Symptomen gelitten hatten: einige an Angina pectoris, andere an Asthma cardiale, noch andere an Extrasystolen, Ödemen usw. Hier ist noch manches unaufgeklärt, und bei autoptisch negativen Herztodesfällen greift man auf das Reizleitungssystem zurück. Man weiß heute sicher, daß weit mehr, als Ausdehnung und Art der Veränderungen, ihr Sitz an bestimmten, für die Reizerzeugung und Reizleitung wichtigen Stellen von Bedeutung ist (Jaschke). Natürlich soll die Bedeutung anatomischer Veränderungen am Herzmuskel keineswegs herabgesetzt werden.

Bei der Debilitas cordis handelt es sich nicht um eine Erkrankung des Herzmuskels, sondern um einen konstitutionell oder infolge von mangelhafter Übung schwachen Herzmuskel, der stärkeren Anforderungen gegenüber versagt. So gibt es genug Leute, ja ganze Familien, die in bezug auf das Herz einfach schlecht veranlagt sind und trotz aller Übung ihre Leistungsfähigkeit nicht auf ein höheres Niveau zu bringen vermögen, ohne aber in ihrer Lebensdauer irgendwie gekürzt zu werden.

Von einer Insufficientia cordis sollte man nur sprechen, wenn ein vorher ganz leistungsfähiger Herzmuskel infolge anatomischer oder auch funktioneller Schädigungen an Kraft und Ausdauer eingebüßt hat. Die chronische Herzinsuffizienz kann die Äußerung der verschiedensten Erkrankungen des Herzmuskels sein und alle Grade von leichter Ermüdbarkeit bis zum völligen Versagen des Herzens aufweisen.

Ob durch körperliche Überanstrengungen ein ganz normales Herz so geschädigt werden kann, daß es eine wesentliche Erweiterung erleidet, ist noch immer nicht entschieden. Korach will zwar nach großen beschwerlichen Marschleistungen und Mangel an genügenden Ruhepausen akute tonogene Herzdilatation gesehen haben, Andere wieder nicht, trotzdem der Krieg genug Gelegenheit zu solchen Beobachtungen hätte bieten gekonnt. Seit dem Läufer von Marathon sind in der Fachliteratur manche Fälle tödlicher Erschöpfung nach unsinnigen Sportleistungen und nach dem hastigen Genuß großer Flüssigkeitsmengen (Bierjungentrinken) beschrieben worden. Aber es ist doch nie ganz sicher gestellt, daß bei solchen Todesfällen ein völlig gesundes Herz versagt hat. Nach seinen Erfahrungen in den Schweizer Bergen schreibt Widmer der nervösen Quote eine wichtige Rolle zu. Vom Sport sind am bedenklichsten Gewichtsstemmen, Ringen, Radeln, und Skifahren während Eislauf, Tennis, Schwimmen weniger Gefahr fürs Herz bedingen. Bei noch wachsendem Organismus und nach akuten Krankheiten ist jedes Übermaß besonders gefährlich, wie überhaupt jeder Sport unter allmählicher Steigerung (in vernünftigem Training) mit Vermeiden einmaliger übergroßer Anstrengungen betrieben werden sollte. Nicht genügend trainierte Leute sollen Wettkämpfen fernbleiben, da die unvermeidliche psychische Erregung Herz- und Nervensystem besonders angreift. Rationelles Training ist weniger bedacht auf Entfaltung einer momentanen größten Kraftleistung, als auf Ausdauer durch allmähliches Gewöhnen. Wenn man aus der Ebene in größere Höhen, oder wenn man in ein ganz anderes Klima kommt, so adaptiere man sich erst, bevor man größere Anstrengungen unternimmt. Aus Südwest-Afrika brachten derzeit viele unserer Feldzugsteilnehmer ein geschädigtes Herz zurück, welches auf die in dem ungewohnten Klima überstandenen Strapazen zurückgeführt werden mußte und in realtiv kurzer Zeit gesundete. Vor dem Genuß von Alkohol und Tabak bei Ausübung von Sport ist schon früher gewarnt worden.

Bei der sog. „idiopathischen Herzhypertrophie", unter deren Bann wir lange gestanden sind, handelt es sich um echte Arbeitshypertrophie. Es betrifft Leute, deren Herz bei übermäßigem Bier- oder Weingenuß gleichzeitig noch starke Körperarbeit leisten muß (Münchener Bierherz, Tübinger Wingertherz, s. S. 24). Vielleicht begünstigt eine besondere Konstitution die schnellere Entwicklung einer Herzhypertrophie: gibt es doch auch Menschen, die ohne sich körperlich je hervorragend betätigt zu haben, ungewöhnlich stark entwickelte Skelettmuskeln aufweisen.

Therapeutisch kann nur eine rationelle Lebensweise in Frage kommen. Ein hypertrophisches Herz ist immer beschränkt in seinen Reservekräften und weniger widerstandsfähig gegen Infektionskrankheiten. Vor allem sei man hier vorsichtig mit Entfettungskuren. Bestehen Zeichen von Herzschwäche, so muß diese erst behoben sein, bevor man eine Entfettungskur beginnt. Leute mit hypertrophischem aber suffizientem Herzen sollen die bisher gewohnten Körperübungen niemals plötzlich abbrechen, sondern bis ins Alter in mäßiger Weise fortsetzen.

Cor adiposum, Fettherz.

Bis vor wenigen Dezennien spielte das Fettherz in der klinischen Medizin eine große Rolle, und viele Autoren erblickten in ihm eine der wichtigsten und häufigsten Ursachen für das Erlahmen der Herzkraft. Jedem Korpulenten, der über Herzklopfen, Dyspnoe und Pulsanomalien klagte, wurde ein Cor adiposum zugesprochen. Als charakteristische Symptome galten langsamer, unregelmäßiger Puls, Stokes Atmungsphänomen, Schwindel, Arcus senilis am Auge usw. v. Leyden und O. Fräntzel haben mit dem Begriff „Fettherz" aufgeräumt, und neuerdings wird die tatsächliche Bedeutung der Verfettung nicht mehr so hoch angeschlagen, ja es wird sogar in Abrede gestellt, daß Einlagerung von Fett auf die Kontraktilität der Muskelfasern und damit auf die Funktion des Herzens von Einfluß sei. Man spricht jetzt von „Herzbeschwerden bei Fettleibigen" und ist bestrebt, ihre Ursache zu ergründen. Bei exzessiver Fettsucht nimmt das normaliter vorhandene subepikardiale und intermuskuläre Fettgewebe zu, so daß das Herz in eine mehr oder weniger dicke Fettschicht eingebettet ist und die dünne Wand des r. Ventrikels vollständig durch Fett ersetzt wird (Mastfettherz). Es kommt schließlich zur fettigen Degeneration der Herzmuskelfasern selbst, besonders bei Potatoren.

Von Fettsucht spricht man, wenn die Mittelwerte — so viel Kilo wie Zentimeter über 1 Meter Körperlänge (z. B. 70 Kilo: 170 cm) — um 20% überschritten werden, vor allem, wenn der Bauchumfang viel größer ist als der Brustumfang. Die subjektiven Beschwerden differieren sehr bei anscheinend gleichen Graden von Fettsucht. Wir begegnen täglich stark korpulenten, rührigen Menschen, welche ohne die geringste Unbequemlichkeit tanzen, radeln und alle Körperanstrengungen gut ertragen, obwohl dabei gar nicht selten eine ganz ausgesprochene Unregelmäßigkeit des Pulses besteht. Zeichen von Kreislaufschwäche treten vorzugsweise bei phlegmatischen und untätigen Korpulenten auf, bei denen die Muskeln des ganzen Körpers in auffallendem Mißverhältnis zur Körpermasse stehen: sie geraten bei jeder ungewöhnlichen Anstrengung in Schweiß und außer Atem, verspüren Herzklopfen und Angst, der Puls wird stark beschleunigt, klein und auch unregelmäßig. Die Herzdämpfung erscheint vergrößert und die Herztöne sind undeutlich. Jeder Arzt weiß, wie leicht und schnell solche Leute nach einfachen Bronchialkatarrhen, Influenza und anderen Infektionskrankheiten oder nach körperlicher Überanstrengung einer tödlichen Herzschwäche erliegen; sie gehen mit der Zeit auch allen Beschwerden entgegen, wie sie infolge von Koronarsklerose und chronischer Myokarditis entstehen. Frauen werden durch Fettleibigkeit weniger gefährdet als Männer.

Wenn muskelschwache fettleibige Leute unter 40 Jahren über die oben erwähnten Beschwerden klagen, so darf man die Diagnose „Fettherz" und die Prognose günstig stellen. Bei geeignetem Verhalten wird im Laufe von 1 bis 2 Monaten Alles behoben. Wird aber das Herz eines muskelstarken Fettleibigen ohne vorausgegangene unzweckmäßige Entfettungskuren, Magendarmkatarrhe, Infektionskrankheiten oder Überanstrengung insuffizient, so liegt eine Entartung des Herzmuskels meist auf arteriosklerotischer Basis vor („arteriosklerotisches Fettherz").

Für die Therapie des sog. unkomplizierten Fettherzens gelten die gleichen Gesichtspunkte, wie für die Behandlung der Fettsucht überhaupt. Eingreifende Entfettungskuren können nur bei jugendlichen Personen und auch nur bei völlig leistungsfähigem, nicht hypertrophischem Herzmuskel in Betracht kommen. Man muß darauf achten, daß durch die Reduktion des überschüssigen Fettes nicht eine direkte Schädigung des Herzmuskels erfolgt. Jede Entfettungskur soll in langsamem Tempo erfolgen und nur Fett, nicht aber die Muskulatur, zum Schwinden bringen. Die Kost muß gemischt sein und nicht zu wenig Eiweiß enthalten; es muß langsam gegessen und gut gekaut werden, um ein Sättigungsgefühl eher herbeizuführen und das Trinken bei Tisch zu vermeiden. Wein, aber nur naturreiner, ist in beschränkter Menge, das früher recht nahrhafte Bier aber gar nicht zu erlauben; dagegen dürfte das jetzige Bier harmlos sein. Vor allem sind Atemübungen und Bewegung in frischer Luft notwendig, sowie fleißiger Gebrauch von Luft- und Schwimmbädern; hier kommen auch Kuren in Karlsbad, Marienbad, Homburg, Kissingen, Tarasp usw. in Frage. Zu achten ist auf nicht zu dicke, im Sommer auf helle Kleidung. Bei endogener Fettsucht kann man vom Thyreoidin vorsichtigen Gebrauch machen (F. 32, Degrasintabletten).

Der berühmte englische Kliniker Stokes wies zuerst auf die wichtige Tatsache hin, daß beim sog. Fettherz Bewegung absoluter Ruhe vorzuziehen sei. Man beobachtet häufig, ähnlich wie bei Angina pectoris, das, was unter dem Ausdruck „getting the second wind" bekannt ist, d. h. zu Beginn der Körperleistung bekommt der Fettleibige hochgradige Dyspnoe und Herzpalpitationen, aber durch Ausdauer und Vermeiden übermäßiger Anstrengung kann er nach kurzen Ruhepausen viel leisten, und selbst hohe Berge besteigen (Schott).

Sobald nennenswerte Arbeitsdyspnoe, Schwindel, weicher oder unregelmäßiger Puls auf Herzinsuffizienz hindeuten, muß zuerst das Herz und dann erst die Fettsucht behandelt werden. Hier sind Nauheim und andere CO_2haltige Bäder in Verbindung mit Widerstandsgymnastik angezeigt. Medikamentös ist Kampfer in Verbindung mit Digitalis sehr zu empfehlen (F. 30).

Es ist meist ein Fehler der Neurastheniker, auch wenn keine Symptome von Herzschwäche bestehen, sich entfetten zu wollen. Man warne sie besonders vor dem eigenmächtigen Gebrauch von Schilddrüsentabletten und vor Geheimmitteln, die häufig Jodkali enthalten.

Adams-Stokes Krankheit.

Diese schon Morgagni bekannte Krankheit wird auf Huchards Vorschlag mit dem Namen ihrer ersten Beschreiber, Robert Adams (1827) und William Stokes (1846) benannt. Man versteht darunter in der modernen Herzpathologie die extremsten Grade von Überleitungsstörung: völlige Unterbrechung der Reizleitung auf dem Weg vom Vorhof zum Ventrikel infolge Erkrankung des Atrioventrikularbündels. Vorhof und Ventrikel schlagen jetzt unabhängig voneinander in dem ihnen eigenen Tempo. Da auf 3—4 Vorhofskontraktionen erst eine Ventrikelkontraktion erfolgt, so entsteht ein auffallendes Mißverhältnis in der Frequenz ihrer Kontraktionen. Und so ist das Hauptsymptom die Bradykardie. Beim kompletten „Herzblock" (Gasskell 1907) fühlt man entsprechend der Ventrikelautomatie an der Radialis 35, 30 und noch weniger Schläge in der Minute, während am Halse oft 80 Venenpulsationen zu zählen sind, welche die schnellere Tätigkeit des r. Vorhofs beweisen. Es dauert bisweilen 15, ja 20 Sekunden, ehe man wieder einen Puls fühlen oder einen Herzschlag hören kann. Fällt die Schlagzahl der Ventrikel auf 20 oder noch weniger, so setzen vorübergehend Bewußtlosigkeit ein wie beim petit mal und kurzdauernde (3—5 Sekunden) epileptiforme Zufälle, manchmal in Form der sog. Absencen mit Verdrehen der Augen, Erblassen und 2 bis 3 tiefen Atemzügen. Hoeterdorf zählte bei einem Patienten tausende solcher Anfälle, 40 bis 50 in der Stunde, auch während des Schlafens. Meist bemerkte der Patient das Herannahen der Zufälle durch Aufsteigen von Hitze zum Kopf und Schwarzwerden vor den Augen, worauf er die Besinnung verliert und zu Boden stürzt: die Augen sind nach oben verdreht, die Pupillen weit, der Lidschlag hört auf, das vorher ängstliche Gesicht wird totenbleich, die Schleimhäute werden blutleer und die Extremitäten kalt; bei besonders heftigen Anfällen wurde auch Schaum vor dem Mund beobachtet, so daß eine Verwechselung mit Epilepsie möglich war; doch fehlen Aufschrei, klonische und tonische Krämpfe, unfreiwilliger Urinabgang und Zungenbiß. Die Atmung wird allmählich tiefer, stertorös und unregelmäßig, setzt schließlich für eine Minute

aus (Cheyne-Stokes) und nimmt nach und nach wieder den normalen Typ
an, wobei das Sensorium frei und das Befinden wieder wohl wird. Nur selten
vermißt man eine ausgesprochene, periphere Arteriosklerose, sowie eine auffällige
Schlafsucht. Bei den leichteren Fällen von partiellem Herzblock werden
die Patienten nur blaß und etwas schwindelig, die Pulszahl bewegt sich zwischen
40 und 50. Natürlich darf man nicht von Bradykardie reden, wenn bei frustranen
Herzkontraktionen die Blutwelle nicht bis in die Radialis gelangt. Zweifellos
und viel häufiger, als angenommen wird, gibt es eine familiäre, ererbte Verlangsamung der Herztätigkeit, so zählt Wenckebach an sich selbst nur
52 Schläge. Relativ häufig tritt Adams-Stokes im Verlauf von schwerem Gelenkrheumatismus und rheumatischer Endo- und Perikarditis auf, in leichter
Form mit den Erscheinungen von Herzschwäche auch nach andauernden ok-
kulten Blutungen (Ulc. duoden.) und nach langdauernder Unterernährung.
Ich beobachtete wiederholt bei Herren mittleren Alters, die während des Krieges
höchst mangelhaft ernährt waren und auf den gewohnten Alkoholgenuß verzichten mußten, Schwindel- und Angstanfälle, wobei der Puls in seiner Frequenz
unter 50 und recht klein, der Blutdruck unter 100 mm Hg war. Etwas forzierte
Ernährung mit kräftigen Alkoholgaben brachten alle Symptome schnell und
dauernd zum Schwinden.

In allen Fällen von bleibendem Herzblock darf man eine anatomische
Läsion des Hisschen Bündels annehmen, wie Gummata (nach Lewis 4mal
bei 38 Fällen), Schwielen, Atrophie, seltener Tumoren, wobei der übrige Herzmuskel manchmal völlig gesund und leistungsfähig bleiben kann.

Die Krankheit, welche vielfach als Fettherz diagnostiziert wird, kommt
vorwiegend bei Männern und nicht gerade selten vor, wenngleich bis 1907 nur
70 Fälle publiziert worden sind.

Vorübergehende leichte Grade von Adams-Stokes sind günstig zu beurteilen, während bei dauernden, schweren Formen die Prognose sowohl quo
ad restitutionem als auch quo ad vitam recht trübe ist, da es sich hier meist
nicht nur um einfache Veränderungen im Hisschen Bündel, sondern auch um
ausgedehnte Schädigung des Myokards handelt. Plötzliche Todesfälle sind keine
Seltenheit, wenn auch manchmal das Leiden trotz häufiger Anfälle von Bewußtlosigkeit eine Reihe von Jahren dauert. Pick beobachtete z. B. einen
Patienten mit typischem Adams-Stokes von 1892 bis 1913, der schließlich
einer interkurrenten Krankheit erlag und bei der Sektion eine isolierte myokarditische Schwiele an Stelle des Hisschen Bündels zeigte. Das sind Fälle,
bei denen Anfälle selten sind und der Herzmuskel verhältnismäßig gesund ist.

Therapeutisch ist vor Digitalis strengstens zu warnen, so lange direkte
Zeichen von Herzinsuffizienz (Dyspnoe, Ödeme usw.) fehlen. Bei Verdacht auf
Gummabildung ist eine antiluetische Kur einzuleiten. Jod ist bei gleichzeitig
bestehender Arteriosklerose von sichtlichem Nutzen, ebenso der periodisch
wiederholte Aderlaß. Verschiedene Patienten gaben an, daß, wenn sie beim Hin-
schlagen während eines Anfalles sich stark blutende Kopfwunden zugezogen
hatten, die Anfälle oft lange Zeit aufgehört hätten. Ganz merkwürdige Besserung
bringen CO_2-Bäder in Verbindung mit allgemeiner Körpermassage, die ich auf
Empfehlung von Beste (Nauheim) angewendet habe: so verlor ein russischer
Staatsrat nach einer 4wöchentlichen Kur die gehäuften Anfälle von Bewußtlosigkeit, wobei die Pulszahl von 18 pro Minute auf 70 anstieg. Zu empfehlen

sind noch heiße Herzaufschläge, Exzitantien (F. 19, 33, 34, 35) und vor allem auch Alkohol in Form von altem Rhein- oder Pfalzwein, Kognak und Champagner.

Arhythmia perpetua.

Herzunregelmäßigkeit ist absolut kein sicheres Symptom für Myokarditis, wie noch vielfach angenommen wird, ja sie braucht selbst bei schwerer Myokarditis überhaupt nicht unbedingt vorhanden zu sein. Recht häufig ist der sog. Pulsus irregularis perpetuus, welcher trotz seines Namens keineswegs stets ein dauernder ist und auch nicht die absolut vitale Bedeutung hat, die ihm zugesprochen wird. Er besitzt keine pathognomonische Bedeutung für eine bestimmte anatomische Läsion des Herzmuskels und darf keineswegs einzig und allein auf eine Zerstörung des Sinusknotens bezogen werden, der wiederholt ganz intakt gefunden wurde. Der Zustand beruht auf Vorhofstachykardie, das Hissche Bündel ist aber nicht imstande, so viele Reize weiterzuleiten. Sehr selten ist die Arrhythmia perpetua bei Aortenfehlern, häufig dagegen bei Mitralfehlern und bei stark fettleibigen Männern mit völlig erhaltener Herzkraft. Sie ist ätiologisch kein abgrenzbares Symptomenbild, kann vielmehr aus allen Arten von Rhythmusstörungen hervorgehen. Sie muß aber vielfach als Ausdruck schwerster Organerkrankung gelten, da die Mehrzahl der Patienten einer progressiven Herzinsuffizienz oder auch dem „Minutenherztod" (Hering) erliegt.

Können wir mit Herzmitteln etwas erreichen? Gewiß, auch hier wirkt Digitalis günstig, wofern sie dauernd und in großen Dosen (evtl. bis zu Intoxikationserscheinungen!) gegeben wird: bei Frequenzen von 120 bis 140 Schlägen 3—4 mal täglich 0,1 pulv. fol. dig. oder ebenso viel Digipurattabletten. Meist genügt eine solche Dosis, um die Ventrikelfrequenz nach wenigen Tagen auf die normale Höhe von 60—80 zu bringen. Man geht dann auf kleinere Gaben zurück, läßt aber den Puls nie auf 120 kommen. Auch wenn ein entscheidender Einfluß auf Frequenz und Beschaffenheit des Pulses ausbleibt, so nehmen doch Dyspnoe und subjektive Beschwerden unverkennbar ab. Das Fortbestehen einer Irregularität bei Klappenfehlern trotz Digitalis ist immer übel. Von Wenckebach wird Chinin (1,0) empfohlen (F. 14, 15).

Paroxysmale Tachykardie.

Sie ist eine Bezeichnung für ganz plötzlich auftretende Anfälle extrem beschleunigter Herzaktion, verbunden mit mehr oder weniger gestörtem Allgemeinbefinden. Sie stellt zwar ein einheitliches Krankheitsbild dar, ist aber nicht an eine bestimmte Herzkrankheit gebunden. Gelegentlich rufen extrakardiale Ursachen solche Anfälle hervor, wie Gravidität, Hochstand des Zwerchfelles, Vaguskompression bei Bronchialdrüsentuberkulose; nach Abtreibung von Askariden und Trichozephalen hörten Anfälle öfters auf. Doch liegt der pathologischen Reizbildung zumeist eine Erkrankung der im Herzen liegenden automatischen Zentren zugrunde. Bei den immerhin seltenen Autopsien fanden sich Veränderungen verschiedener Art, wie Koronarsklerose mit Degeneration des Myokards, atrophische, fibröse und interstitielle Prozesse. Auch der vor Laon gefallene Theo Groedel, der die Krankheit am besten geschildert hat, konstatierte stets myokarditische und zwar in der Regel sklerosierende Ver-

änderungen, wenn nicht ein Vitium nebenher nachzuweisen war (meist Mitralfehler bei Frauen, nach Lewis in $^1/_4$ aller Fälle). Auch bei anscheinend rein
nervös bedingten Fällen muß man latente Myokardveränderungen annehmen.
Verschiedene Patienten, bei denen die ersten Anfälle schon im 3. Dezennium
aufgetreten waren, und sich nur in jahrelangen Pausen wiederholten, sind später
an Kardiosklerose und Herzinsuffizienz zugrunde gegangen.

Das Leiden kann — meist mit Vitium kombiniert — schon in recht jugendlichem Alter (mit 6 Jahren, Lewis, mit 10 Jahren, Stuart) vorkommen, am
häufigsten aber tritt es zwischen 20 und 30 Jahren auf (Lewis), seltener in
höherem Alter (mit 59 Jahren erster Anfall!). Groedel beobachtete es annähernd gleich oft bei beiden Geschlechtern und vielfach mit Glykosurie kombiniert, Levis doppelt so oft bei Männern.

Die Anfälle beginnen meist ganz abrupt und ohne jeden Anlaß; nur selten
werden Schreck oder freudige Ereignisse verantwortlich gemacht. Eher schon
sprechen gastro-intestinale Störungen mit. Der Herzschlag nimmt plötzlich ein
rasendes Tempo an („Herzjagen"), es tritt ein Gefühl der Müdigkeit und des
Flatterns in der Brust mit leichter Beängstigung auf. Fieber oder Zeichen
von Herzschwäche fehlen meist völlig. Manche Kranke klagen wohl über die
stürmische Herztätigkeit und Störungen des Allgemeinbefindens (Kopfdruck,
Klopfen im Hals, deprimierte Stimmung (Urina spastica), andere aber sind sich
kaum einer Herzstörung bewußt, wenn sie nicht durch Fühlen die hohe Pulsfrequenz feststellen würden. Später tritt geradezu Gewöhnung ein, so daß viele
Leute keine Notiz mehr davon nehmen und ihre Tätigkeit gar nicht unterbrechen;
so machte ein bekannter Augenarzt während des Anfalles Linsenextraktionen
und andere subtile Operationen. Appetit und Stuhl leiden nicht, auch Gewichtsverluste treten nicht auf.

Objektiv fällt leichte Blässe mit ängstlich gespanntem Gesichtsausdruck
auf. Die Atmung erfolgt ohne Beschwerden, eher etwas oberflächlich und
langsam, als ob eine Hemmung bestände. Sehr in die Augen springen die etwas
gestauten Halsvenen mit ihren undulierenden Bewegungen. Auch im Epigastrium fällt dies Wogen auf. Das markanteste Symptom ist jedoch die enorm
hohe Schlagzahl des Herzens, die in der Regel zwischen 180—200 in der Minute
liegt, aber auch auf 240 und noch höher steigen kann. Der Puls ändert seine
Frequenz im Liegen nicht, er ist zumeist regelmäßig, nur bei Frequenzen über
200 pflegt er irregulär, klein und oft kaum noch zählbar zu werden. Die meist
reinen Herztöne zeigen den Pendelrhythmus und sind auch am Rücken gut
zu hören. Geräusche, die in der anfallsfreien Zeit wegen gleichzeitigen Vitiums
(Mitralstenose) gehört werden, verschwinden oft. Der Blutdruck ist niedrig.
Manche Autoren, wie Aug. Hoffmann, lassen beim Anfall eine Herzvergrößerung zustande kommen; das kann nur für ganz schwere, mit dekompensierten Vitien komplizierte Fälle zutreffen, die nebenher Leberstauung, geringe
Diurese und Ödeme zeigen. Th. Groedel hat bei 56 Fällen von ausgesprochener
paroxysmaler Tachykardie weder perkussorisch noch orthodiagraphisch eine
Herzvergrößerung, wohl aber wiederholt eine Verkleinerung während der Anfälle festgestellt.

Die Anfälle, welche weder durch Schlaf noch durch Bewegungen beeinflußt werden, dauern ganz verschieden lange, Minuten, Stunden und sogar
bis zu 1 Woche, durchschnittlich 1—2 Tage. Bei ein und demselben Patienten

ist die Dauer ziemlich konstant, so daß die Paroxysmen einander ähneln. Je länger die Intervalle sind zwischen den einzelnen Attacken, um so länger pflegt der nächste Anfall anzuhalten und umgekehrt. Das Aufhören der Attacken erfolgt ebenfalls ganz plötzlich, meist mit einem Ruck in der Herzgegend, der vom Patienten als Erleichterung empfunden wird. Zwischen den Anfällen besteht zumeist völliges Wohlbefinden, so daß der Arzt, der nicht gerade beim Anfalle zugegen war, einzig und allein auf die Schilderung seines Patienten angewiesen ist. Beim einfachen, nervösen Herzklopfen setzt die Pulsbeschleunigung nicht so unvermittelt ein und aus, sie erreicht keine höhere Frequenz als 150 in der Minute, es zeigt sich aber, wie bei paroxysmaler Tachykardie, gelegentlich Polyurie.

Wenngleich die Anfälle an sich keine Lebensgefahr bedeuten und kaum je zum Tode führen, so ist die Prognose doch vorsichtig zu stellen unter Berücksichtigung der Anamnese, des Gesamtbildes und vor allem der Leistungsfähigkeit des Herzens in der anfallfreien Zeit. Junge Leute mit kurzdauernden Attacken dunklen Ursprunges haben meist ein langes Leben vor sich, wenn auch die Aussicht auf völlige Beseitigung recht gering ist, da im Laufe der Jahre sich gar nicht selten eine bleibende Arhythmie entwickelt, ohne daß jedoch Zeichen von Herzschwäche auftreten. Wenn sich bei Leuten von über 40 Jahren die ersten Anfälle zeigen, so ist der weitere Verlauf meist ungünstig. Sehr ernst liegt die Sache, wenn Zeichen von Herzinsuffizienz infolge von Klappenfehlern oder Myokarditis bestehen, obschon auch hier der Exitus während oder unmittelbar nach dem Anfall nur selten erfolgt. Häufen sich die Anfälle, so schaffen sie entschiedene Disposition für Herzschwäche und Gerinnselbildung (Embolie).

Zur Kupierung der Anfälle gibt es meines Erachtens nur ein ziemlich zuverlässiges Mittel und das ist Morphium (0,02 subkutan). Die Patienten führen es zweckmäßig in Suppositorien (F. 36) bei sich, da ein Arzt nicht stets zur Stelle ist. Der Erfolg ist wohl auf das durch Morphium hervorgerufene Erbrechen zurückzuführen, da ein kräftiges Brechmittel (F. 37) meist ebenso prompt den Anfall beseitigt. Wenckebach konnte durch Chinin (0,75 intravenös) regelmäßig einen Anfall von 240 Pulsschlägen kupieren. Kaufmann empfiehlt Physostygmin: 10—14 Tage lang 3 mal täglich 3—9 Tropfen einer $1^0/_{00}$ Lösung neben 15 Tropfen Tinct. Stroph. pro die, 3 Tage später $^3/_4$ mg Atrop. sulfur. (subkutan). Physostygmin soll den Vagus reizen, dessen Kompression (mit 2 Fingern am äußeren Karotisrand in der Höhe des Schildknorpels) während mehrerer Minuten auch schon empfohlen ist. Manche Patienten bringen durch ganz absonderliche Prozeduren die Anfälle zum Schwinden: möglichst tiefe Inspiration, Valsalvas Versuch im Niederhocken oder im Sitzen mit dem Kopf zwischen den Beinen, sekundenlanges Liegen mit herabhängendem Kopf, schnelles Aufspringen, Trinken von Eiswasser usw. Hampson faradisiert gleichzeitig alle großen Muskeln des Körpers. Sehr nützlich ist energisches Reiben und Kneten des Leibes; für die anfallfreie Zeit empfiehlt sich das Tragen einer Leibbinde. Niemals unterlasse man die Darreichung eines kräftigen Abführmittels oder die Vornahme von Magenspülungen.

Wichtig ist auch die psychische Beruhigung des Patienten und seiner Angehörigen: Brausepulver, Baldrian, Eisbeutel aufs Herz, kühle Nackenaufschläge gewähren Erleichterung und die Überzeugung, daß etwas geschehen ist. Absolute Ruhe ist bei unkomplizierten Fällen nicht mal geboten, viele

Patienten kümmern sich schließlich gar nicht mehr um die Anfälle. So verfolgte ein 50jähriger Postschaffner den Verlauf eines Manövers trotz bestehenden Anfalles. Als nun der alte Soldat beim Einsetzen der Musik Tritt fassen wollte, „schnappte das Herz plötzlich ein" und alles war vorbei.

Ausdrücklich muß noch hervorgehoben werden, daß Digitalis die Anfälle gar nicht beeinflußt, aber sofort in Anwendung zu ziehen ist, wenn Symptome von Herzschwäche vorhanden sind.

Morbus Basedowi.

Bei der zuerst von Graves (1835 „Graves' disease") und dann vom Merseburger Arzt v. Basedow (1843) beschriebenen Krankheit bilden Herzbeschwerden nur das Hauptsymptom. Das Leiden beruht auf Intoxikation, bedingt durch gesteigerte oder veränderte Sekretion endokriner Drüsen. Die wichtigste Rolle spielt die Schilddrüse, deren veränderte Funktion („Hyper- und Dysthyreoidisation") jedenfalls Basedow erzeugen kann (Möbius). Neben diesen thyreogenen Fällen gibt es aber auch thymogene und thymothyreogene Mischformen, bei denen einmal mehr die Schilddrüse, das andere Mal mehr die Thymusdrüse beteiligt ist. Die antagonistischen Beziehungen zwischen Ovarium und Thyreoidea lassen es nicht ausgeschlossen erscheinen, daß noch die Geschlechtsdrüsen der Frau und des Mannes (Prostata?) mit Basedow ursächlich in Zusammenhang stehen.

Die Krankheit ist sehr verbreitet, namentlich in „Kropfgegenden" und unter der städtischen Bevölkerung (Grotjahn). Frauen werden 6—10mal so oft befallen, wie Männer (nach Tobias und Mendel 9,3 : 1), und zwar meist im Alter von 20—40 Jahren.

Bezüglich der Ätiologie darf es als ausgemachte Tatsache gelten, daß für beide Geschlechter in erster Linie anhaltende Aufregungen und Sorgen, dann einmaliger, starker Schreck („Schreckbasedow") und nur selten Trauma und Überanstrengung in Betracht kommen. Hierdurch wird aber die auffallende Seltenheit der „Männerbasedow" gar nicht erklärt, da doch die Männer diesen schädlichen Ursachen mindestens in gleichem Maße ausgesetzt sind. Für das Überwiegen der Frauen hat man die nahen Beziehungen der weiblichen Sexualorgane zur inneren Sekretion verantwortlich gemacht. Wenn auch manche basedowkranke Frau erotisch veranlagt ist, so kann man noch nicht gleich geschlechtliche Abstinenz bei stark entwickelter Libido als prädisponierendes Moment hinstellen.

Unter Murrays 120 Patienten befanden sich 110 Frauen, davon 42 ledige; die jüngste war 15, die älteste 65 Jahre.

Stets muß man nachforschen, ob kurz vor Ausbruch der Krankheit Jod irgendwie innerlich oder äußerlich genommen wurde. Man wird immer wieder überrascht sein, wie oft selbst kleine Dosen den Ausbruch der Krankheit hervorrufen können („Jodbasedow"). Noch gefährlicher als unzweckmäßiger Jodgebrauch ist übermäßige Zufuhr von Schilddrüsensubstanz, schon nach den ersten Gaben kann es zu einer Überschwemmung des Körpers mit thyreotoxischen Stoffen kommen. Gelegentlich kann man den Übergang einfacher Strumen zum Basedow beobachten: von 75 Kropfkranken der Tübinger chirurgischen Klinik boten 25 ausgesprochene Erscheinungen vermehrter Schilddrüsenfunktion, die sog. Forme fruste, dar (Blauel).

Als charakteristische Symptome der Erkrankung werden Exophthalmus, Struma und Herzpalpitationen von jeher aufgeführt; diese Trias wird man nur in ausgesprochenen Fällen nicht vermissen, wohl aber bei den viel häufigeren abortiven und atypischen Formen. So ist das Hervortreten der Augäpfel bei ungewöhnlich großer Lidspalte („Glotzaugenkrankheit") gar nicht immer deutlich, eher schon das „Glanzauge". Der Blick wird eigentümlich starr, da der Lidschlag seltener erfolgt (Stellwags Zeichen). Die mangelhafte Mitbewegung des oberen Lides ist als „Graefesches Zeichen", das Abweichen des einen Auges nach außen beim Fixieren eines nahen Gegenstandes, also bei starker Konvergenzbewegung, als „Möbius' Zeichen" bekannt.

Ebensowenig ist Struma immer ausgesprochen, zumal bei Männern, deren Schilddrüse schon normalerweise weniger voluminös ist als die der Frau. Man muß Schluckbewegungen machen lassen, um einen substernalen Kropf eventuell nicht zu übersehen. Bei Leuten mit Kropf, die ungemein häufig an Herzbeschwerden leiden („Kropfherz"), ist eine Jodmedikation besonders gefährlich. Bei dem zumeist weichen und mäßig großen Basedow-Struma sind oft pulsierende Geräusche zu hören.

Am konstantesten und frühesten tritt das 3. Kardinalsymptom auf, kardio-vaskuläre Reizerscheinungen. Die lebhafte und stoßende Herzaktion, welche auf jede psychische Erregung in unangenehmer Weise reagiert, verursacht ein überaus lästiges Gefühl von Herzunruhe. Der Puls bewegt sich zwischen 90 und 120, in schweren Fällen zwischen 150 und selbst 180 Schlägen, er ist mittelgroß und weich, oft schnellend („Aktionspuls"), und bei unkomplizierten Fällen regelmäßig. Die Gefäßwand fühlt sich nicht eigentlich verhärtet an, der Blutdruck ist in der Regel nicht erhöht — wenn doch, so handelt es sich um komplizierten Basedow —, manchmal erniedrigt. Man fühlt einen verstärkten und verbreiterten Spitzenstoß, die Herzdämpfung zeigt höchstens eine geringe oder mäßige Hypertrophie des l. Ventrikels, die ersten Herztöne sind gegenüber den zweiten auffallend laut. Bei Mädchen und Frauen treten häufig die Erscheinungen einer gleichzeitig bestehenden Mitralinsuffizienz in den Vordergrund. Dyspnoe besteht nicht, wenngleich die Atmung meist hastig erfolgt. In den üblichen, nicht zu schweren Fällen ist die funktionelle Leistungsfähigkeit des Herzens gut.

Sehr auffallend ist die nervöse Unruhe, die Patienten sind hastig im Sprechen und in allen Bewegungen, die stets mit Schweiß bedeckten Hände werden kaum je ruhig gehalten und zeigen den „kleinwelligen Tremor", ebenso die vorgestreckten Füße. Die Reflexe sind gesteigert, der Schlaf ist durchweg schlecht, die Stimmung labil und unzufrieden. Die Finger erscheinen, wie bei der Madonna von Perrugino, merkwürdig dünn und schlank. An vielen Stellen der Haut, besonders an den Händen, fehlt das Pigment, so daß weiße und braune Partien deutlich kontrastieren (Vitiligo). Die Haare werden frühzeitig grau und spärlich. Ungewöhnlich oft besteht Neigung zum flüchtigen Erröten (Erythema emotionis oder fugax), das schon beim Entkleiden durch den einfachen Lufthauch an Hals und Vorderfläche der Brust hervorgebracht wird, und Dermographismus. Dabei fühlen sich die Leute stets erhitzt und lieben kühle Räume und Waschungen. Die Körperwärme hält sich entsprechend dem subjektiven Hitzgefühl an der oberen Grenze des Normalen, bei regelmäßiger Messung werden häufig leicht febrile Temperaturen beobachtet als Folge des toxischen Eiweißzerfalles. Abmagerung und Prostration sind oft enorm und treiben die Patienten zum Arzt, sie wollen wissen, warum sie so rapide trotz ausgezeichneten Appetits an Gewicht abnehmen. Durchfälle, ganz unabhängig von der Art der Ernährung, sind fast regelmäßige Begleiterscheinungen. Die Libido sexualis ist selten, die Toleranz gegen Kohlehydrate häufig herabgesetzt. Die Menses sind in den Frühstadien oft verstärkt, später eher schwach.

Komplikationen mit Mitralfehlern werden bei jungen Frauen recht oft beobachtet. Auch Diabetes gesellt sich oft zum Basedow, selten, aber dann in folgenschwerer Weise, Nephritis. Hier sind prätibiale Ödeme und namentlich Kopfschmerzen, die beim einfachen Basedow kaum je auftreten, ein wichtiges Symptom.

Ungemein häufig sind abortive Formen der Krankheit, die sog. formes frustes oder Basedowoide. So sind vielleicht die zahllosen nervösen Herzaffektionen, die im letzten Kriege zur Beobachtung kamen, thyreotoxischer Natur gewesen (Ehret, Mendel). Vasomotorische und psychische Erregbarkeit, Schlaflosigkeit, feuchte und stets echauffierte Haut, Steigerung des Stoffwechsels mit Fettzerfall müssen immer an die Krankheit denken lassen, deren Diagnose namentlich in ihren leichteren Formen, so oft verkannt wird. An sie denken, heißt wenigstens sie nicht übersehen. Die schweren akuten Fälle, die vorzugsweise Männer betreffen, sind eine geradezu konsumierende Krankheit, bei der in wenigen Wochen das Körpergewicht um 10—12 Kilo sinken kann. Da nebenher noch Schweiße und Fieber — verschwindet im Gegensatz zu Phthisis incipiens bei Bettruhe nicht! — bestehen, so wird gar nicht selten eine latente Tuberkulose angenommen. Andere Male wird ein Basedowkranker für schwer herzleidend, manchesmal für einen ängstlichen Neurastheniker angesprochen.

Die Prognose kann durchweg als günstig bezeichnet werden: Spontanheilungen kommen allerdings kaum vor, wohl aber Remissionen. Der Verlauf ist in der Regel ein chronischer, über Jahre ausgedehnter. In späteren Stadien kann sich echte Myokarditis entwickeln und sogar — meist bei Komplikation mit Vitium oder Nephritis — schwere Dekompensation des Herzens. Die akutesten Fälle, die ganz einzeln und vorzugsweise bei Männern beobachtet werden, führen in wenigen Wochen unter Fieber, gastrischen Erscheinungen und Delirien zum Tode.

Die Therapie stellt ein intern-chirurgisches Grenzgebiet dar. Leichte, mittelschwere und manchmal auch schwere Formen werden durch konservative, vorwiegend symptomatische Behandlung zur Heilung gebracht. Vor allem muß den Kranken durch Versetzung in ein anderes Milieu Ruhe verschafft werden. Frische Luft und Aufenthalt in kühlen, nicht überfüllten Räumen ist ihnen Bedürfnis. Für die Sommermonate ist ein Aufenthalt im bewaldeten Mittelgebirge dringend anzuraten: höhere Gebirgslagen sind jedenfalls bei kardialen Störungen zu vermeiden, ebenso die See, vielleicht wegen Jodgehaltes der Seeluft. Die Kleidung soll, wenigstens im Sommer, hell und nicht zu dick, ohne Druck auf den Hals, getragen werden. Mäßige Körperbetätigung ist Leichtkranken sehr dienlich, schwere Fälle läßt man 5—6 Wochen möglichst viel im Freien oder am offenen Fenster ruhen. Alle Kranken mit Basedow und thyreotoxischen Herzaffektionen haben, wie F. A. Hoffmann richtig sagt, ein „Kaltwasserherz" und die Hydrotherapie feiert hier ihre glänzendsten Triumphe. Körperwaschungen mit Essigwasser, dem möglichst noch frischer

Zitronensaft zugesetzt wird, oder mit Mentholspiritus, kalte Abklatschungen werden wohltuend empfunden, ebenso kühle Halbbäder (33—30° C, von 10 Minuten Dauer, mit Zusatz von Fichtennadelextrakt), Herzkühlung, kalte Berieselung der Hohlhand und oberflächlich liegender Blutgefäße, und allmählich prolongierte Luft- (nicht Sonnen-) Bäder (5—10—15 Minuten), nachdem die Haut zuvor trocken frottiert war.

Die Diät muß einerseits nicht reizen und andererseits dem Körperverfall entgegenarbeiten; oft sind 70—90 Kalorien pro Kilo notwendig, um Gewichtszunahmen zu erzielen. Das Vorurteil gegen mäßige Fleischkost bei Basedow ist sehr verbreitet, aber ganz unangebracht. Bei der Intoleranz gegen Kohlehydrate (wenig Kuchen und Zucker!) ist dem Eiweißzerfall durch Eiweiß-Fettmast Einhalt zu gebieten: möglichst fette Fleisch- und Fischsorten (roher Schinken, fettes Ochsenfleisch, Speck, Salm, Lachs, Aal usw.), reichlich Butter, Sahne und Käse. Milch ist, wenigstens in größeren Mengen, nicht sehr bekömmlich und am besten als Butter- oder Sauermilch bezw. Joghurt zu genießen. Tee und Kaffee haben einen direkt verschlimmernden Einfluß, nicht aber Alkohol. Der Basedowkranke braucht viel Flüssigkeit, da er viel Wasser durch Schweiße, Durchfälle und Temperaturerhöhung verliert. Eine Beschränkung ist nur bei Kompensationsstörungen und Ödemen notwendig. Doch müssen die zappeligen Patienten stets in kleinen Schlucken trinken und recht langsam essen. Junge Mädchen mit Basedow dürfen getrost heiraten, da Ehe und Gravidität ein vorzügliches Mittel 'gegen Hyperthyreoidismus darstellen. Nur wenn bei schlechtem Allgemeinzustand und Komplikation mit Mitralfehlern oder Nephritis der Puls dauernd sehr beschleunigt, über 120 in der Minute, ist, so muß vorsichtig entschieden werden.

Von allen Medikamenten verdient das Antithyreoidin Möbius (von Merck in Tabletten und Flüssigkeit hergestellt) am meisten Vertrauen; es bringt bei längerem Gebrauch, der allerdings recht teuer kommt, in zahlreichen Fällen oft überraschend gute Erfolge. Auch Rhodagen (Milch von thyreodektomierten Ziegen) wird gelobt (3 mal täglich 2—3 g); 1—2 Thymintabletten wirken angeblich beruhigend und schlafbefördernd. Bei leichteren Fällen ist Tinctur. cannab. indic. (4 mal täglich 20 Tropfen) zu versuchen. Wenckebach und Gautier erzielten günstige Resultate mit Chinin. sulfur. (0,4—0,8 resp. 0,3—0,6 3 mal täglich, monatlich 18—20 g mit 10 tägigen Pausen bis zur Gesamtdosis von 150—160 g. Anderen bewährten sich Kalziumpräparate: pro die 4,0 Calcium lactic. 2 Wochen hindurch, nebenher eine Woche Tinct. Stroph., Kocher Natrium phosphoric. (6,0 pro die), Capelle als Beruhigungsmittel Morphium. Bei gleichzeitiger Chlorose und Anämie sollen Eisen, Arsen, Strychnin allein oder kombiniert verschrieben werden. Digitalis und andere Kardiaka bleiben in der Regel unwirksam, ich sage ausdrücklich in der Regel, denn gelegentlich bringen sie auch in reinen Fällen außerordentliche Beruhigung, sicher aber, wenn bei gleichzeitigem Vitium Zeichen von Herzinsuffizienz sich bemerkbar machen. Nach Pál bessert der Extrakt aus dem infundibulären Teil des Hirnanhangs (Pituglandol, Pituitrin) die thyreotoxischen Erscheinungen.

Es fehlt nicht an Ärzten, vor allem nicht an Chirurgen, welche die früheste Frühoperation als einzig richtige Behandlungsmethode fordern, da hier die Operation leicht und der Zustand des Herzens noch gut seien. Dieser Standpunkt ist entschieden übertrieben, da genug Basedowkranke auch mit schweren

Symptomen völlig und dauernd ohne chirurgischen Eingriff zur Heilung gebracht werden. Jeder Arzt übernimmt ein gewisses Risiko mit Empfehlung der Operation: sie ist zwar unter dem Messer des geübten Fachmannes kein lebensgefährlicher Eingriff, aber man kann nicht unbedingt versprechen „lassen Sie sich operieren und Sie werden geheilt“. Die Statistiken der verschiedenen Autoren, deren Technik und Erfahrung allerdings besonders groß sind, lauten sehr ermutigend. Kocher notiert bei 400 Operationen $4^0/_0$ Mortalität, $20^0/_0$ Mißerfolge, $76^0/_0$ Heilungen (von diesen behielten noch $^1/_4$ hinterher Exophthalmus und $^1/_3$ bedurfte erst einer Nachoperation), v. Eiselsberg bei 70 Operationen $8^0/_0$ Mortalität; von 44 Kranken, die einer Nachuntersuchung unterzogen wurden, erwiesen sich 27 geheilt und 15 gebessert. Enderlen erzielte bei 50 Operationen $20^0/_0$ Besserungen und $70^0/_0$ Heilungen (Verschwinden des Exophthalmus, normale Pulsfrequenz von 80, Schwinden nervöser Symptome, der Aufregungszustände und des Tremors, Zunahme des Körpergewichts und Besserung des Allgemeinbefindens.) Nach dem langfristigen Beobachtungsmaterial aus der Breslauer Klinik wurden durch operative Behandlung $95^0/_0$, bei konservativer Behandlung nur $32^0/_0$ später arbeitsfähig (Baruch). Starck erzielte durch Thyreodektomie nur $30^0/_0$ Heilungen, 35—$40^0/_0$ Besserungen bei $9^0/_0$ Mortalität. Wenn in etwa $^1/_4$ der operierten Fälle, die fast alle längere Zeit intern vergeblich behandelt waren, keine Heilung erfolgte, so ist dies weniger auf eine zu wenig ausgiebige Resektion der Schilddrüse zurückzuführen, als auf Mitbeteiligung der Thymusdrüse; gerade der seltenere thymogene Basedow bietet besonders schwere Herzsymptome und das Kochersche Bild der Lymphozytose. Resektion der Tyhmusdrüse bringt oft alle Erscheinungen mit einem Schlage zum Schwinden, und manche Chirurgen schließen neuerdings die sekundäre Thymektomie der Strumaresektion an, um ihre Resultate zu verbessern. Bei der Diagnose „Thymusvergrößerung“ lassen leider Durchleuchtung und Perkussion oft in Stich.

Viele Chirurgen lassen der Operation gern klimatisch-diätetische oder auch einfache Liegekuren von 6—8 Tagen vorausgehen, indem die Kranken sich vollkommen beruhigen sollen und die Herztätigkeit besonders beachtet wird. Bei vorwiegend nervösem und psychischem Symptomenkomplex wird in Narkose, sonst in Lokalanästhesie, nach vorheriger Pantopon- oder Chloralhydratdarreichung, operiert; mit dem Zusatz von Adrenalin zum Anästhetikum muß man besonders vorsichtig sein. Bei Trachealstenose soll erst die Bronchitis behandelt werden, um die Gefahr postoperativer Pneumonie zu beseitigen. Die Haut der Operationsfläche ist nicht mit Jodtinktur, sondern mit Alkohol zu desinfizieren. Nach der Operation, die oft erst den Boden für eine erfolgreiche interne Therapie vorbereitet, ist 2—3 Wochen Bettruhe notwendig.

Welche Fälle sind nun dem Chirurgen zu überweisen? Handelt es sich um wenig bemittelte Kranke, die möglichst bald wieder arbeitsfähig werden müssen und sich kostspielige und zeitraubende Kuren nicht leisten können, so muß das soziale Moment, wie bei Cholelithiasis, uns zur Operation bestimmen, ebenso wenn durch Druck der Struma auf die Luftwege neben dem toxischen Moment noch das mechanische Moment (Bronchitiden!) mitspricht. Und schließlich wird man die Kranken, wenn trotz planmäßig durchgeführter interner Behandlung nach 3 Monaten keine sichtbare Besserung eingetreten ist, dem Chirurgen überweisen. Es ist aber nicht immer leicht zu entscheiden, ob man mit der internen Behandlung vorwärts kommt. Die fortlaufende Gewichtstabelle entscheidet nicht allein, da trotz Körperzunahme das Leiden fortbestehen kann. Ein wichtiger Prüfstein ist das Verhalten des Herzens und des Allgemeinbefindens.

Nervöse Kreislauferkrankungen.

Das große Gebiet der nervösen Kreislaufstörungen bildet vorerst noch ein hoffnungsloses Durcheinander, in dem man sich kaum orientieren kann. Es ist unmöglich, irgendwie festumschriebene Krankheitsbilder zu zeichnen, man muß sich vielmehr auf die Schilderung all der mannigfachen Erscheinungen beschränken. Als nervös wird eine Herzaffektion bezeichnet, wenn den objektiv oder subjektiv ausgesprochenen Alterationen der Tätigkeit des Herzens eine pathologisch-anatomisch nachweisbare Veränderung am Organ selbst, an seinen Klappen oder an den großen Gefäßen nicht entspricht. Man nimmt eine funktionelle Störung der nervösen Apparate an, welche die Herztätigkeit beeinflussen. Mit besserer Kenntnis der Funktion einzelner Herzteile und ihrer anatomischen Beschaffenheit werden die nervösen Herzleiden zugunsten der organischen immer mehr zurücktreten müssen. So konnten in den letzten Dezennien Morbus Basedowi, paroxysmale Tachykardie, Arhythmia perpetua als selbständige, organisch begründete Krankheiten erkannt werden. Mit Unrecht bezeichnet man Erschöpfte, Rekonvaleszenten, Masturbanten und latent fiebernde Menschen mit Herzbeschwerden und vielleicht noch akzidentellen Geräuschen ohne weiteres als „Herzkranke", auch wenn die Kreislauferscheinungen ganz im Vordergrund stehen. Viel besser und richtiger spricht man einfach von Nervosität oder Neurasthenie.

Die subjektiven Beschwerden von seiten des Herzens äußern sich in einer proteusartigen Mannigfaltigkeit, und zwar als Herzklopfen (Palpitationen), Herzschmerzen und Stiche, Herzaussetzen (Intermittenzen, Extrasystolen), belästigender Druck auf der Brust (Atemsperre), Angst und Schwäche bis zur Ohnmacht. Durch all diese peinlichen Empfindungen wird das Selbstbewußtsein arg erschüttert und das Gefühl schweren Herzleidens geweckt und unterhalten.

Ein Gesunder fühlt bekanntlich gar nicht, daß sein Herz 60—80 mal in der Minute schlägt, wohl aber der Neurastheniker, der auch bei ganz ruhiger Herzaktion über Herzklopfen klagt. Sein Herz reagiert schon auf ganz geringe physische und psychische Reize mit lebhafter Aktion und Beschleunigung. Aber auch bei völlig ruhigem Verhalten werden die Palpationen störend, besonders abends beim Einschlafen und in der Nacht beim Erwachen. Das Herzklopfen tritt meist plötzlich auf und dauert verschieden lange. Werden die Leute durch Unterhaltung und körperliche Arbeit abgelenkt, so spüren sie das Herz gar nicht mehr. Bei organisch Herzkranken tritt das Herzklopfen gegenüber anderen Klagen (Dyspnoe, Husten, Schlaflosigkeit, Schwäche) ganz in den Hintergrund.

Die nervösen Herzschmerzen lassen sich zumeist leicht von den stenokardischen und perikardialen Schmerzen unterscheiden, wie früher ausführlich dargelegt worden ist.

Intermittenzen und Extrasystolen, welche Kranken und Arzt sehr in Schrecken versetzen, zeigen viel seltener ein organisches, als ein nervöses Herzleiden an, sie sind „häufige Begleiter einer vollkommen und zwar bis ins höchste Alter allen Anforderungen genügenden Herztätigkeit"(Wenckebach). Bei der sog. Atemsperre haben die Leute ein beengendes Gefühl auf der Brust, sie schnappen bei ganz ruhigem Verhalten immer nach Luft, da ein ordentliches Durchatmen ihnen angeblich unmöglich ist. Dabei haben sie vielfach eine unbestimmte Angst, allein oder im Dunklen zu bleiben, „da jeden Augenblick das Herz stillstehen oder ein Herzschlag eintreten kann". Kommt es zu ohnmachtsähnlichen Schwächezufällen, so verletzten sich die Patienten niemals, sie sinken vielmehr recht vorsichtig um oder in die Kniee. Alle nervösen Beschwerden wechseln sehr nach Intensität und Dauer; an manchen Tagen fühlen sich die Leute ganz gesund, während dann wieder ohne jede Veranlassung unerträgliche Zeiten kommen.

Im merkwürdigen Kontrast zu den lebhaften, oft geradezu theatralisch vorgebrachten, Klagen steht der meist negative oder doch ganz geringe objektive Befund. Manchmal ergibt die klinische Untersuchung nicht die mindeste Abweichung von der Norm, ja geradezu ideale Verhältnisse, öfters allerdings eine erregte und beschleunigte Herztätigkeit, so daß der Herzstoß lebhaft und der Puls ziemlich frequent (meist bis 120, seltener mehr) wird. Starke Frequenzschwankungen im Stehen und Liegen sind die Regel, ebenso ein Absinken im Schlaf und in der Ruhe nach vorausgegangenen stärkeren Anstrengungen. Fast immer zeigt sich die respiratorische Arhythmie sehr ausgeprägt, so daß schon bei gar nicht besonders tiefen Einatmungen der Puls nicht nur in der Schlagfolge, sondern auch in seiner Größe wechselt (Übererregbarkeit des Vagus nach D. Gerhardt). Mit dem Dogma, Arhythmie sei gleichbedeutend mit Myokarditis, muß aufgeräumt werden (Wenckebach): selbst bei bedeutender Arhythmie funktioniert der Herzmuskel oft ausgezeichnet. Die Herztätigkeit steht eben, wie jeder an sich selbst erfährt, sehr stark unter dem Einfluß des Nervensystems und besonders der psychischen Zentren.

Für die Entscheidung, ob die Pulsunregelmäßigkeiten auf organische Erkrankung oder nur auf abnorme Übererregbarkeit des Herzmuskels zu beziehen ist, gibt es keine allgemein gültigen Anhaltspunkte. Wenn sie dem Kranken in unangenehmer und deutlicher Weise zum Bewußtsein kommen, so sind sie meist nervöser Natur. Wichtig ist der allgemeine Eindruck, den der Patient macht, ob er ruhig seine Klagen vorbringt oder zitternd vor Aufregung und lebhaft gestikulierend, ob er eine der angeblichen Atemnot entsprechende Zyanose zeigt oder immer unter seufzenden, aber seltenen Inspirationen seinen Luftmangel schildert und ähnliches mehr. Auch die Anamnese ergibt wertvolle Winke (vorausgegangene Polyarthritis, Chorea, Potatorium, Tabakabus, Art der bisherigen Tätigkeit, Ursache der Herzstörung usw.). Das gesamte Nervensystem zeigt oft erhöhte Reizbarkeit: Andeutung von Rombergs Phänomen, Lidflattern, gesteigerte Reflexe, Neigung zum Schwitzen (Achselhöhle!). Die Untersuchung des Herzens ergibt nur selten feste, greifbare Veränderungen. Wohl erscheint der Spitzenstoß oft verbreitert, es handelt sich aber meist um einfache Fortpflanzung des verstärkten Ictus cordis, wie bei Basedow. Die Herzdämpfung ist normal, wenn nicht, wie bei flachbrüstigen Menschen das Organ von Lunge weniger überlagert ist. Geräusche von wechselndem Charakter sind relativ oft wahrzunehmen, meist mehr nach der Pulmonalis zu, deren 2. Ton aber nicht verstärkt ist. Der Blutdruck ist bei hochgewachsenen Männern oft recht niedrig und erreicht nur selten 100 mm Hg. Von größter Bedeutung ist das Verhalten des Urins: bietet er in bezug auf Farbe, spezifisches Gewicht, Menge und Bestandteile keine Abweichung von der Norm und zeigt er bei vermehrter Flüssigkeitsaufnahme eine entsprechende Zunahme, so wird eine nervöse Kreislaufstörung wahrscheinlich (D. Gerhardt). Das Gleiche gilt dann, wenn der Puls bei Bettruhe und vor allem im Schlaf von einer Beschleunigung nichts mehr erkennen läßt. Auf die diagnostische Bedeutung der Funktionsprüfung für die Frage, ob organisch oder nervös, ist schon früher hingewiesen worden.

Mannigfach wie die Erscheinungen bei nervösen Kreislaufstörungen sind auch die Ursachen. In erster Linie spricht eine nervöse Belastung mit, dann Geschlecht und Alter. Das Gefäßsystem der Frau ist bekanntlich viel labiler, und dementsprechend sind nervöse Kreislaufstörungen bei Frauen häufiger, besonders bei jungen Mädchen vor dem Einsetzen der Menses und bei Frauen im Klimakterium. Nervöse Störungen auf sexueller Grundlage (Sehnsucht nach Liebe, Phrenokardie) treten gern als Herzschmerzen, Atemsperre, Pulsbeschleunigung, seltener als Arhythmien hervor. Die Nachteile der antikonzeptionellen Mittel, des Coitus interruptus und der Onanie fürs Herz sind allbekannt. Ungewohnte und vor allem widerwillig übernommene Körperleistungen, dauernde Aufregungen (Examen) und verantwortungsvoller Beruf erzeugen viele Herzneurastheniker. Die heutzutage weit gediehene Popularisierung der Medizin hat eine Unzahl von eingebildeten, aber deshalb nicht minder hartnäckigen Herzkranken hervorgebracht, und viele junge Ärzte scheinen die Diagnose „Herz- und Arterienkrankheit" besonders leicht zu stellen. Nach Paeßler sind chronische Tonsillitis und Alveolarpyorrhoe außerordentlich häufig Ursache von Herzneurosen, die sich gelegentlich auch an unvorsichtig durchgeführte Entfettungskuren anschließen (Cor mobile).

Reflektorisch werden viele Herz- und Gefäßneurosen durch chronische Magendarmstörungen ausgelöst, wobei es sich vorzugsweise um junge, kräftige Männer handelt, die im übrigen gar keinen nervösen Eindruck machen. Bei dem sog. gastrokardialen Symptomenkomplex findet sich gewöhnlich abnorme Luftansammlung im Magen mit partiellem Hochstand des Zwerchfells, wodurch das Herz mechanisch beengt wird. Die Röntgenuntersuchung ergibt die sog. „Magenblase". Extrasystolen, peinliche Empfindungen in der Herzgegend, auch wohl leichte Ausstrahlungen in Rücken und Arme, Schwindel regen die Leute, welche meist starke und rasche Esser sind, ungemein auf und schaffen das Bewußtsein, schwer herzleidend zu sein (besonders bei Ärzten!). Es kann auch zu richtigen Anfällen von Pseudo-Angina kommen, die nach Ruktus und Flatus, sowie nach Bewegung sich bessern.

Durch Resorption von Toxinen und Medikamenten ins Blut können die reizempfindlichsten Stellen im Herzen abnorm erregt und vorzeitige Kontraktionen ausgelöst werden.

Die Behandlung verlangt in erster Linie psychische Beruhigung, da die Patienten ganz unter dem Druck ihres vermeintlichen schweren Herzleidens und in beständiger Todesangst leben. Man muß ihnen, wie Wilmans, sagen „Sie haben eben einmal einen raschen Puls und daran sterben Sie noch lange nicht; es gibt auch nervöse Leute, die fortwährend urinieren müssen und doch nicht nierenkrank sind". Besonders muß man die Leute über die relative Harmlosigkeit des „Herzaussetzens" aufklären, daß es gar kein Symptom von Herzschwäche sein könne, da es ja vorzugsweise beim Liegen oder beim Erwachen sich bemerkbar mache, wenn das Herz ausgeruht sei und daß jeder Mensch beim Liegen auf der l. Seite das Klopfen des Herzens und des Pulses verspüre, wenn er darauf achte u. dgl. mehr. Bettruhe darf nur bei durch vorhergegangene Krankheiten oder Überanstrengungen Erschöpften verordnet werden, sonst ist körperliche und auch psychische Betätigung geradezu indiziert. Das Ruhen nach den Hauptmahlzeiten ist ganz zu verwerfen, ebenso längeres Sitzen in gebückter Stellung und in schlechter Luft. Kurze und kühle Abwaschungen, Schwimm- und kühle Halbbäder (32—30° C, 5 Minuten) sind weit mehr angezeigt, als CO_2-Bäder. Im allgemeinen sind nervös Herzkranke ungeeignet für Nauheim und andere Herzheilbäder, da hier die Aufmerksamkeit nur noch mehr aufs Herz gelenkt und die ganze Behandlung viel zu einseitig aufs Herz gerichtet wird. Das Essen soll möglichst reizlos und nicht reichlich sein; die üblichen Genußmittel Tee, Kaffee und Tabak sind zu meiden, ohne sie nun ganz und gar auszuschließen. Ich sage vielen Patienten „trinken Sie nur eine Tasse Kaffee, wenn Sie Herzklopfen bekommen, so schadet es nichts und geht schon wieder vorüber". Das hebt die Zuversicht der Leute und die richtige Einschätzung ihres Leidens. Mit der Konzession von Bier und Wein bin ich bei erwachsenen Männern meist liberal und sehe von dem mäßigen Genuß nie Unangenehmes. Steht der gastro-kardiale Symptomenkomplex im Vordergrund, so ist die Beseitigung der Magendarmstörungen die Hauptsache: langsames Essen, keine Überfüllung des Magens mit blähenden Speisen oder CO_2-haltigen Getränken, Trinkverbot zu Tisch, Vermeiden von säurebildenden Speisen (also nicht stark süßen oder würzen) und Getränken (Moselwein, Kaffee, Schnaps usw.), Sorge für reichliche Stuhlentleerung (F. 38) und für Abgang der Flatus (F. 2, 3), Magenspülungen und hydropathische Leibumschläge.

Bezüglich der in Frage kommenden Medikamente muß hier vor einem zu viel gewarnt werden. Immer wieder verordnen Ärzte Digitalis bei nervösen Pulsanomalien und verschlimmern dadurch nur den Zustand ihrer Patienten; noch viel mehr Unheil wird mit Jod angestiftet. Sehr günstig wirken Schlafmittel (Adalin, Bromural, Medinal, Nirvanol, Veronal), die unbedenklich 1—2 mal die Woche gegeben werden können. Nach einer ruhigen Nacht fühlen die meisten Patienten sich meist „wie neugeboren". Ganz unzuverlässig in ihrer Wirkung, aber immerhin zu probieren sind die zahllosen Brom- und Baldrianpräparate in den verschiedensten Kombinationen (F. 5, 19, 20, 34).

Das Kriegsherz.

Im Laufe des eben beendeten Weltkrieges sind bei einem außergewöhnlichen hohen Prozentsatz aller Feldzugsteilnehmer (zirka 10%) Herzstörungen aufgetreten und Gegenstand ärztlicher Behandlung gewesen. Von einer typischen, schweren Schädigung des Herzens durch die Strapazen und Aufregungen des Krieges kann nach dem Urteil zuverlässiger Kliniker und Militärärzte nicht die Rede sein. Dies Urteil ist von pathologisch-anatomischer Seite bestätigt worden (Henke). Im Anfang des Krieges zeigten viele Infanteristen infolge der großen Marschleistungen bei Mangel an genügenden Ruhepausen das sog. „Ermüdungs"- oder „Übermüdungsherz", das nach Aufhören der Schädlichkeiten bald wieder verschwand. Es handelte sich vielfach um ungenügend ausgebildete Soldaten die den ungewohnten Anstrengungen nicht gewachsen waren. Die gleiche Beobachtung ist schon im amerikanischen Sezessionskriege gemacht und als „irritable heart" beschrieben worden (Da Costa 1871). Die subjektiven Symptome sind oft recht schwer: hochgradige Angst, Unruhe, Muskelzittern, beschleunigte Atmung und oft enorme Pulsbeschleunigung (bis 140 in der Minute) bei geringen Leistungen, Schmerzen und Stiche in der Herzgegend, Beklemmung u. dgl. mehr. Den lebhaften Klagen entspricht der objektive Befund recht wenig: häufig ein neurasthenischer Habitus, gesteigerte Reflexe, lebhafter Ictus cordis, starke Pulsbeschleunigung nach Bewegungen, respiratorische Arhythmien und Extrasystolen. Recht häufig sind akzidentelle Geräusche und bei jugendlichen Kriegsfreiwilligen das „Tropfenherz". Es ist also fast das gleiche Krankheitsbild, wie es als „Neurasthenia cordis" (nervöse Herzschwäche) beschrieben worden ist. Schon bei der Mobilmachung war die hohe Pulsfrequenz vieler Gestellungspflichtiger auffallend, wie man diesen „akuten Aufregungspuls" (Wilmans) auch im Frieden bei der Untersuchung von Kandidaten für Lebensversicherungen beobachten kann. Im Stellungskampf traten die gleichen Erscheinungen in mindestens gleicher Häufigkeit auf, meist hervorgerufen durch psychische Schockwirkung, wie Einschlagen von Granaten in der Nähe, Verschüttung u. dgl. mehr. Wie bei allen nervösen Kreislaufstörungen ist es nicht immer ganz leicht, zu entscheiden, ob nervös oder organisch bedingte Herzschwäche vorliegt. Hier gilt es durch Funktionsprüfung den Zustand der Herzmuskel richtig einzuschätzen. Rehfisch nimmt die „Belastungsprobe" zu Hilfe: nach 10 Kniebeugen muß der 2. Aortenton lauter erscheinen als der 2. Pulmonalton. Hat das Kontraktionsvermögen des r. Ventrikels gelitten, so wird der 2. Pulmonalton schwach. Wichtig ist in zweifelhaften Fällen die Kontrolle des Pulses im Schlaf: läßt er bedeutend an Frequenz nach, so läßt dies mit Sicherheit auf eine nervöse Affektion schließen. Wenn aber Jemand im Schlaf gleiche oder gar höhere Pulszahlen aufweist, so sei man mit der Diagnose vorsichtig, auch wenn sonst keine Zeichen für organische Veränderungen bestehen.

Die Prognose ist sowohl quo ad vitam günstig, als auch quo ad restitutionem. Die Mehrzahl aller Soldaten mit diesem sog. Kriegsherzen wird den alten Beruf wieder aufnehmen können.

Die Behandlung unterscheidet sich nicht von der Behandlung anderer nervöser Kreislaufstörungen und hat vor allem die Psyche zu beeinflussen.

Traumatische Herzleiden.

Es ist bereits darauf hingewiesen, daß nur ein verschwindend kleiner Bruchteil der Herzklappenfehler traumatischen Ursprungs ist. Bei schwersten Körperanstrengungen bei Thoraxkompression durch Stoß oder Fall, können selbst normale Chordae tendineae der Mitralis und sogar ganze Seminularklappen der Aorta abreißen und Insuffizienz dieser Klappen hervorrufen.

Ob ein ganz gesundes Herz infolge von Verheben oder von Quetschung des Brustkorbes bersten kann, steht noch zur Diskussion. Eine Ruptur der Aorta läßt sich experimentell nur bei kolossalem Innendruck hervorbringen. Külbs hat die Frage, ob durch Trauma Veränderungen am Herzen erzeugt werden können, eingehend studiert. Mit einem Holzstab führte er bei Hunden kräftige Schläge gegen die l. Brust aus. Durch solche, relativ geringe stumpfe Gewalteinwirkungen wurden oft ausgedehnte Herzverletzungen erzeugt, obschon an Haut und Wand des Thorax keine wesentlichen Veränderungen bestanden. Es handelte sich um Blutungen hauptsächlich an den Klappen, daneben auch im Peri- und Myokard. Die Blutungen an den Klappen wurden zum größten Teil resorbiert, während es im Muskel zur Bindegewebsbildung kam. Objektiv waren keineswegs immer Symptome der Herzinsuffizienz nachzuweisen gewesen.

Es ist auch anderweitig genugsam bekannt und durch Sektionsbefunde erwiesen worden, daß Traumen (Eisenbahnzusammenstöße, Verschüttung, Fortschleudern durch Granatwirkung usw.) zur Ursache schwerer, organischer Herzleiden werden können.

Direkte Herzverletzungen, die meist durch Stich und Schuß gesetzt werden, sind während des letzten Krieges in großer Zahl beobachtet und auch operativ gerettet worden. Glücklicherweise hat das Dogma, „wes Herz verletzt ist, der stirbt", seine Geltung verloren. Wohl haben sich schon früher vereinzelte Gegenstimmen erhoben, wie die von Hollerius im 16. Jahrhundert, ferner die von Morgagni und Sénac. Aber noch der berühmte englische Chirurg Charles Bell (1774—1842) verwies Berichte über Heilung von Herzwunden in den Bereich der Fabeln. Heute klingt es ganz selbstverständlich daß ein verletztes Herz freigelegt und operativ angegriffen wird. Rehn, der zuerst (1896) mit lebensrettendem Erfolg eine Herzwunde genäht hat, konnte bis 1907 schon über 124 solcher Operationen mit fast 60% Heilungen berichten. Seitdem sind weit über 300 Herzverletzungen mit Glück operiert worden.

Bekannt ist die geringe Schmerzhaftigkeit der Herzwunden. Es kommt alles darauf an, die Diagnose möglichst bald zu stellen aus der Lage der äußeren Wunde und den übrigen Symptomen (starker Blutverlust, Zeichen von Herztamponade und Herzdruck, abnorme Geräusche) und bei Verdacht auf Herzverletzung möglichst schnell einen operativen Eingriff vorzunehmen. Die Prognose richtet sich nach der Zeit, die zwischen Verwundung bis zur Operation verlaufen ist.

Nicht jede Herzverletzung ist an sich tödlich, es kommen Spontanheilungen nicht ganz selten vor. Schon früher sind gelegentlich Revolverkugeln, Nadeln und andere Fremdkörper in der Herzwand eingeheilt gefunden und die Röntgenbefunde haben gelehrt, daß die Toleranz des Herzens gegen Fremdkörper gar nicht gering ist; so konnte ein Patient von Mühsam 4 Monate nach der Verletzung wieder als Schlosser arbeiten. Wie hat man sich denn zu verhalten, wenn keine alarmierenden Erscheinungen aufgetreten oder wenn sie schon abgeklungen sind? Hier muß ausschließlich das ob- und subjektive Verhalten des Verwundeten die Frage eines eventuellen Eingriffes bestimmen. Wenn erhebliche Beschwerden, wie Dyspnoe, Asthma und starke Schmerzen in der l. Seite und im l. Arm geklagt werden, so ist eine chirurgische Behandlung angezeigt. Es ist nicht nur die Extraktion von eingedrungenen Fremdkörpern aus der Herzwand möglich, sondern auch von frei im Herzinnern befindlichen Granatsplittern und Schrapnellkugeln durch Kardiotomie geglückt (Beaussenat). Sicherlich gehört die operative Behandlung von Herzschüssen zu den glänzendsten Errungenschaften der neueren Chirurgie, aber man soll nicht gleich zu weittragende Hoffnungen daran knüpfen und in Tageszeitungen schreiben „es ist eine Frage der Technik, daß wir auch gewisse schwere Herzklappenfehler mit dem Messer erfolgreich angreifen werden".

Die Angina pectoris.

Man unterscheidet die Angina pectoris vera von der Angina pectoris spuria (nervosa, Pseudo-Angina). Unter Angina pectoris vera, die auch als coronaria, Stenokardie, Brust- oder Herzkrampf resp. -bräune bezeichnet wird, versteht man Anfälle von Beklemmung und Angst auf der Brust, die meist mit ausstrahlenden Schmerzen und Hemmung von willkürlichen Bewegungen verbunden sind. Obgleich ihre Symptome schon in den Schriften des Hippokrates und Seneca angedeutet sind, wurde sie doch erst durch Heberden (1768) aus der Reihe ähnlicher Krankheiten herausgehoben und unter dem Namen „Angina pectoris" in die klinische Medizin eingeführt.

Ihre Krankheitssymptome sind immer die gleichen: Die Patienten empfinden einen unangenehmen, schmerzhaften Druck auf der Brust, den sie gewöhnlich hinter dem mittleren Dritteil des Sternums lokalisieren („brulure rétrosternale"); andere verlegen ihn in die Gegend der Aorta (Aortalgie). Bei atypischem Verlauf sitzt der Schmerz überhaupt nicht in der Brust, sondern nur im Bereich des Vorderarmes und entlang den Karotiden. Die sternalen oder retrosternalen Schmerzen pflegen in benachbarte Nervengebiete auszustrahlen, besonders nach l. in den Plexus cervico-brachialis: in die l. Schulter, in den Rücken, l. Ober- und Unterarm (Innenseite) und das Ulnargebiet der l. Hand (Kribbeln, Taubsein, Schwäche, Ringgefühl). Seltener greifen die Schmerzen auf das Abdomen über, wo sie Gallensteinkoliken und gastrische Krisen vortäuschen können; manchmal schießen sie auch in den Nacken und in die vordere Halsseite. Hin und wieder beschränkt sich der Schmerz nicht auf die l. Hälfte, sondern greift auch nach r. über. Dyspnoeische oder asthmatische Beschwerden fehlen dabei meist völlig.

Der Beginn des Leidens stellt sich fast immer ganz unerwartet ein und zwar unmittelbar — ganz selten später — nach einer Anstrengung (sténocardie d'effort) oder nach einer Aufregung: Leute, die sich bis dahin ganz gesund fühlten, verspüren plötzlich auf der Straße, wenn sie schnell bergan oder gegen den Wind zur Bahn laufen wollen, ein beengendes Gefühl auf der Brust, das sie zwingt, einige Augenblicke stehen zu bleiben. Wenn sie dann nach einer Weile wieder in Gang gekommen sind, so fühlen sie sich ganz frei. Eine gleiche Oppression befällt auch den Gesunden, der bei scharfer Kälte gegen schneidenden Wind ankämpfen muß. Da die Sache rasch kommt und ebenfalls rasch vorübergeht, findet sie anfangs kaum Beachtung. Häufig wird der erste Anfall durch intensive Hautreize kalte Bäder, heiße Duschen, beim Heimgehen vom Abendschoppen durch die kalte Luft, sowie durch ärgerliche Auftritte oder durch Angst, die Zeit zu verpassen, hervorgerufen. Wohl kann geraume Zeit vergehen, ehe ein neuer Anfall erfolgt; leider entwickelt sich aber bald das 2. Stadium: nicht nur bei ungewöhnlichen Anstrengungen oder Gemütserregungen, sondern auch bei langsamen Bewegungen und selbst in vollkommener Ruhe treten sternokardische Beschwerden auf, wiederholen sich alsbald und nötigen zu öfterem Stehenbleiben, so daß jeder längere Gang nur noch mit häufigeren Unterbrechungen gemacht werden kann. Provokatorisch wirken reichliches Essen und Trinken, besonders auch der Koitus. Jetzt werden die Kranken ängstlich und verstimmt, da sie in ihrer Arbeits- und Genußfähigkeit ungemein behindert sind: nehmen sie sich vor, etwas zu tun, „gleich ist die dumme Geschichte da".

Der Charakter des Schmerzes wird ganz verschieden angegeben, bald als dumpf und bohrend („der Herzwurm nagt"), bald stechend und brennend. Manche haben das Gefühl, als ob die Brust eingeschnürt („Schraubstockgefühl") oder gesprengt, ein Pflock in die Brust getrieben würde, andere glauben, das Herz werde von einer Kralle gefaßt oder von einem glühenden Draht durchbohrt. Die Stärke des Schmerzes wechselt von einem leicht wunden und schweren Gefühl auf der Brust (als „Druckmännele" bezeichnete es mir ein Pfälzer nicht unpassend) bis zu solch heftigem Grade, daß auch entschlossene Männer ganz übermannt werden. Gemeinsam ist bei allen eine unbeschreibliche Angst, als ob das Verscheiden unmittelbar bevorstehe, wohl der Zustand, den Seneca in seinem an Lucilius gerichteten Brief als „Übung im Sterben" bezeichnet hat. Dieses tiefe Vernichtungsgefühl (angor, l'angoisse) prägt sich auch in der ganzen Haltung und in den Gesichtszügen aus: stumm und unbeweglich wartet der Unglückliche das Ende dieser anxietas praecordialis ab, er wagt kaum Luft zu holen, um nicht die Atemmuskeln zu bewegen. Um eine Stütze zu gewinnen, wird der Rücken gegen die Kante einer Tür oder eines Schrankes angelehnt und der Kopf nach hintenüber gebeugt. Dabei bestehen allerlei vasomotorische Störungen: das Gesicht ist blaß und verfallen, die Bulbi treten unheimlich hervor, die Haut ist mit kaltem Schweiß bedeckt, Karotis und andere oberflächliche Arterien zeigen oft lebhaftes Pulsieren. Allmählich löst sich die Todesangst und beim Nachlassen des Anfalles entweichen Ruktus und Flatus, es treten öfters Urina spastica, Speichelfluß, auch starkes Gähnen, ja förmliche Gähnkrämpfe auf. Zwischen den Anfällen, deren Dauer von wenigen Minuten bis zu Stunden variieren kann, sieht man dem Kranken meist nichts an. Im allgemeinen nehmen die Anfälle an Intensität, Dauer und Häufigkeit immer mehr zu, je länger die Krankheit dauert. Wohl können sie auf Wochen und Monate sistieren, doch ist Regel, daß sie sich in immer kürzeren Intervallen, ja täglich und selbst mehrere Male am Tage wiederholen. Zeitweilig häufen sie sich derart, daß der Kranke gar nicht mehr frei bleibt und ununterbrochen große Qualen erduldet. Dieser scheußliche Status anginosus (Huchard) ist einer der unangenehmsten Zustände, unangenehm für den Patienten, der daran leidet und unangenehm für den Arzt, der helfen soll.

Angina pectoris ist ebensowenig, wie Albuminurie oder Kopfweh, eine Krankheit für sich, sondern nur ein Symptom verschiedenartiger pathologischer Veränderungen. Wie schon ihre ersten Beobachter, die englischen Ärzte Heberden, Jenner, Parry vor 150 Jahren konstatiert haben, findet sich häufig als anatomisches Substrat eine Induration (selten Embolie) der Koronarien oder einzelner ihrer Äste mit konsekutiven Prozessen am Herzmuskel (chronische fibröse Myokarditis, Infarkt). Glücklicherweise kommt es selbst bei diffuser Koronarsklerose nicht jedesmal zur Stenokardie; vielleicht sprechen hierbei ausgiebige Anastomosen zwischen r. und l. Coronaria, sowie zwischen diesen und den Arteriae bronchiales und diaphragmaticae mit. Der Grad der pathologisch-anatomischen Veränderung steht also keineswegs in direktem Verhältnis zur Intensität des Krankheitsbildes: die Läsion, kann unbedeutend und die Stenokardie stark ausgesprochen sein und umgekehrt. Wenn die Schmerzen sehr stark und für Stunden auftreten, so kann man allerdings meist den Verschluß eines größeren Koronarastes und baldigen lethalen Ausgang annehmen.

Sehr häufig sind anginöse Zustände bei atheromatösen Prozessen an der Aorta ascendens (speziell bei Mesaortitis luetica), wenn diese auf die Klappensegel der Aorta und die Ursprungsstelle der Koronarien („Mündungssklerose") übergreifen, ebenso beim Aortenaneurysma und bei Concretio pericardii.

Wie sind die Anfälle selbst und die schrecklichen Schmerzen zu erklären? Von allen Theorien befriedigt am meisten die von Huchard, Potain, G. Sée und Goldscheider vertretene, daß Ischämie des Herzmuskels in irgendeinem Abschnitt die Ursache abgibt. Die verminderte oder aufgehobene Blutzufuhr ist ihrerseits abhängig von Verengerung oder Verschluß der Koronarien an ihrem Ursprung oder in ihrem Verlauf. Die Koronarien versorgen bekanntlich den Herzmuskel mit Blut: wird die Blutzufuhr plötzlich unterbrochen oder ungenügend, so kommt es zum Herzkrampf, analog dem Vorgang bei der Claudicatio intermittens. Auch hier stellen sich krampfartige Schmerzen in der Wade mit Unvermögen zu gehen ein, wenn infolge von Sklerose der Arteria tibialis postica ein Mißverhältnis zwischen Blutzufuhr und Inanspruchnahme besteht.

Beim Status anginosus ist das Lumen einer Koronararterie resp. eines größeren Astes so hochgradig verengert, daß der Herzmuskel dauernd ischämisch wird.

Das plötzliche Einsetzen und Aufhören des Anfalles läßt an besondere Nerveneinflüsse denken, die als periphere Kältereize und seelische Aufregungen ganz sicher Gefäßkrisen erzeugen können. Aber auch ohne dies läßt sich der Vorgang erklären: bei ruhigem Verhalten empfängt auch durch verengte Koronarien der Herzmuskel genügend Blut, nicht aber, wenn er, wie jeder andere Muskel, bei gesteigerter Tätigkeit reichliche Blutzufuhr verlangt. Ebensowenig kann bei stürmischer Herzaktion genügend Blut das verengte Lumen der Koronarien durchfließen, da die Dauer der Diastole zu kurz wird. Von großem Einfluß für die Durchflußgeschwindigkeit ist naturgemäß auch die Viskosität des Blutes, die offenbar nach Witterung und Barometerstand sich ändern kann. Nur so ist es zu erklären, daß anginöse Beschwerden an trockenen, klaren Tagen und in einem sonnigen, warmen Klima vorübergehend oder auch ganz verschwinden. Bei der Auslösung von Anfällen spielt die Blutdrucksteigerung (erhöhte periphere Widerstände bei Kältereiz!) eine wichtige Rolle.

Die Angina pectoris ist eine häufige Krankheit, die jahraus jahrein viele und meist plötzliche Opfer fordert. Dunin sah bei 380 Arteriosklerotikern 25% mit anginösen Beschwerden; Schubert notierte bei jährlich 500 Sektionen im Stadtkrankenhaus zu Riga 15—18 Fälle von Koronarsklerose. Die Zahl der von mir beobachteten Fälle betrug 1905 schon 117, jetzt sind es mehr als tausend. Das Hauptkontingent stellen die großen Städte und hier wieder die Intelligenz (Politiker, Gelehrte, Finanzleute usw.); auffallend ist die hohe Beteiligung der jüdischen Rasse. Aus allen Statistiken ergibt sich ein außerordentliches Prävalieren des männlichen Geschlechtes (86%), das gewöhnlich erst nach dem 35. Lebensjahr befallen wird (das weibliche Geschlecht gewöhnlich später, im 6. Dezennium).

Als ätiologisches Moment steht die Lues ganz obenan. Während von meinen Patienten früher nur etwa 20% eine spezifische Infektion zugeben wollten, zeigte die in den letzten Jahren regelmäßig angestellte Wassermannsche Reaktion in der Hälfte aller Fälle, bei Kombination mit Aortenfehler fast ausnahmslos positiven Befund. Eine wichtige Rolle spielen, zumal bei der unkomplizierten Angina pectoris, Stoffwechselkrankheiten (Gicht, Fettsucht, Zuckerkrankheit) und Nikotin („Tabakangina“).

Zweifellos ist ferner Heredität und vielleicht noch Malaria von Einfluß, sowie häufiger und schroffer Temperaturwechsel. Wiederholt wurde ständiger Gebrauch von Dampfbädern ursächlich beschuldigt.

Wenn auch im großen und ganzen das Krankheitsbild immer das gleiche ist, so kommen doch Verwechselungen mit Rheumatismus, Mediastinaltumoren, Wirbelkaries, Gallen- und Nierensteinkoliken und gastrischen Krisen vor. Man halte sich an den in Paroxysmen auftretenden und mit Angst einhergehenden Schmerz, für den charakteristisch ist, daß er, wenigstens im Beginn des Leidens, fast nur durch Anstrengungen, Aufregungen oder Hautreize, nur selten bei leerem Magen hervorgerufen wird, und seinen Ausgangspunkt unter dem Brustbein nimmt und namentlich nach links ausstrahlt. Der objektive Befund ist bei reiner Koronarsklerose oft dürftig: der Puls kann klein und beschleunigt, aber auch gespannt und verlangsamt sein; meist ist die Frequenz normal, ebenso der Blutdruck; relativ oft ist der 2. Aortenton verstärkt oder klingend. Im Anfall selbst pflegt der Puls klein und beschleunigt, oft auch arhythmisch zu werden. Bedenklich ist die Embryokardie (Huchard), wenn der 1. und 2. Ton gleich laut und in gleichen Intervallen zu hören sind. Es besteht nicht Dyspnoe, vielmehr hält der Kranke nach einem meist seufzenden Inspirium den Atem an, um seinen Brustkorb zu immobilisieren. Erst in späteren Stadien (Kombination mit Asthma cardiale) kann sich Atemnot hinzugesellen.

Die Prognose verlangt stets größte Reserve. „Wer an Angina pectoris leidet, bestelle sein Haus“ (Fr. v. Müller). Es läßt sich nie voraussagen, wann der nächste Anfall kommen wird und in jedem Anfall „kann“ der Tod erfolgen (meist in der Diastole als „Sekundenherztod“ nach Hering, Syncope anginosa). Im allgemeinen aber herrscht eine zu pessimistische Auffassung: so stellen Donner und Neubürger bei entwickelter Krankheit den Tod nach 2 bis 3 Jahren in sichere Aussicht. Das widerspricht den Erfahrungen: die Krankheit zieht sich gar nicht so selten über viele Jahre hin, ja sie heilt sogar völlig, wenn auch nur in einem äußerst geringen Bruchteil aller Fälle. Die ganz leichten, aber auch die ganz schweren Formen von Angina pectoris gehören zur Rubrik der sog. „reinen Koronarangina“, bei der plötzliche Todesfälle die Regel bilden, während bei Kombination mit Aortenfehlern oder Aneurysma der Tod allmählich unter allen Erscheinungen der Dekompensation zu erfolgen pflegt. Merkwürdigerweise nehmen die Anfälle an Zahl und Intensität ab, wenn Ödeme auftreten oder zunehmen, um bei wiederhergestellter Kompensation erneut einzusetzen. Ominös ist der Zustand, wenn in den schmerzfreien Intervallen die Herzaktion unregelmäßig und beschleunigt bleibt, wenn bei den Anfällen blutig tingiertes Sputum (Larynxödem) ausgeworfen, wenn der Status anginosus die Regel und Schrumpfniere zur Komplikation wird.

Die Therapie verlangt viel Umsicht und minutiöse Details, ist aber zumeist dankbar; sie hat 2 Indikationen zu erfüllen: erstens Beseitigung der

Ursachen, die Anfälle hervorrufen, und zweitens Beseitigung oder Abkürzung der Anfälle. Osler faßt die Therapie in dem einen Satz zusammen „Geh langsam, iß wenig". Alle ungewohnten und übertriebenen Anstrengungen müssen unterbleiben, ebenso alles Hastige, besonders auch morgens beim Anziehen. Beim Steigen oder bei stärkerem Gegenwind ist ein langsames Tempo anzuschlagen, beim Promenieren eine lebhafte Unterhaltung zu vermeiden. Alle Geschäfte sollen möglichst bei leerem Magen, also zwischen 10—1 Uhr vormittags oder zwischen 4—7 Uhr nachmittags abgewickelt werden. An trockenen, klaren Tagen darf mehr unternommen werden, als an schwülen oder naßkalten Tagen. Man trete bei kaltem Wetter nicht unmittelbar aus der Wärme ins Freie, sondern ergehe sich erst im Vorraum. Bett-Leibwäsche und Schlafzimmer werden zweckmäßig etwas vorgewärmt. Unternehmungen und Ämter, die viel Aufregungen und Ärger mit sich bringen, müssen möglichst aufgegeben werden; doch sind hierbei Psyche und bisherige Gewohnheiten der Patienten zu berücksichtigen.

Als diätetischer Grundsatz darf gelten „je weniger Nahrung, desto besser". Um eine zu starke Füllung des Magens zu verhüten, lasse man Festes und Flüssiges getrennt und am Tag nicht mehr als $1^1/_2$ Liter Flüssigkeit aufnehmen. Bei bestehender Plethora und Hypertension ist eine vorsichtige Entziehungsdiät (gelegentlich Karellsche Milchtage!) am Platze. Eine mehr lakto-vegetabile Kost ist vorzuziehen, auch deshalb, weil sie arm ist an Toxinen und Extraktivstoffen, welche spastische Kontraktion der Gefäßwände hervorrufen. Eine Fleischmahlzeit am Tage ist ausreichend, dabei ist es gleichgültig, ob weißes oder dunkles Fleisch gegessen wird. Alle Speisen sollen wenig gewürzt und gesalzen sein, um nicht Durst zu erzeugen, und in ruhiger Verfassung langsam verkaut werden. Die Abendmahlzeiten seien früh und einfach, wie die Soupers von Plato „agréables pour le moment et le lendemain": 2 weichgesottene Eier mit Butterbrot, Brei oder Pfannenkuchen mit Kompott, im Sommer süße oder saure Milch mit verriebenem Zwieback. Gegen den Genuß von Tee oder Kaffee am Morgen (stets nur eine Tasse!) ist nichts einzuwenden, ebensowenig gegen 1 Glas Bier oder 1 bis 2 Glas Wein zum Mittag- und Abendessen bei Leuten, die gewohnt waren zu Tisch zu trinken. Bordeaux-, Pfalz- und Rheinweine sind dem sauren Moselwein vorzuziehen, der meist zu kalt getrunken wird. Liegt eine arthritische Diathese zugrunde, so ist Fachinger, Gieshübler, Vichy oder Salzbrunner Wasser zu trinken. Solch ein Regime genügt oft allein zur schnellen Beseitigung der Druck- und Spannungsbeschwerden. Die Patienten finden selbst heraus, daß reichliches Essen ihnen schadet und ziehen aus dieser Beobachtung meist schon selbst die Lehre: sie wollen sich gar nicht mehr „satt" essen, sondern fasten geradezu (Goldscheider). Setzten die stenokardischen Anfälle von vornherein sehr heftig ein, so ist eine mehrwöchige Ruhekur, verbunden mit Entziehungsdiät, durchaus geboten. Hier ist das System knapper, aber häufiger Mahlzeiten angebracht: 6—7mal am Tag je 4 bis 5 Eßlöffel Gemüse, Reis, Brei, süße Speise mit Kompott.

Erfahrung und Experiment lehren, daß Tabak, zumal in Form von Zigaretten und Importen, unbedingt schädlich ist. Nun wollen aber die meisten Patienten „gern auf alles verzichten, nur nicht aufs Rauchen". Da muß man schon oft notgedrungen eine oder zwei nikotinarme Zigarren erlauben, die aber nicht im Schlafzimmer oder beim Promenieren geraucht werden sollen.

Gasansammlung in Magen und Darm ruft häufig anginöse Beschwerden hervor. Die Flatulenz wird wirksam bekämpft durch nachstehende Pulver (F. 2, 3), auch durch Barellas Magenpulver, Dr. Schinckes Magentabletten, Novozon und Dr. Oppermanns Magnesiumpräparate. Sehr beliebt ist neuerdings Mercks Magnesiumperhydrol, 2—3 mal täglich eine Tablette nach dem Essen (auch in Pulverform).

Herz (Wien) läßt die Patienten bei stark rückwärts geneigtem Kopf Wasser schlucken, was die Ruktus befördern soll.

Gar nicht selten lassen sich die Anfälle durch regelmäßig vorgenommene Magenspülungen auf lange Zeit völlig beseitigen, so daß ich sie sehr empfehle. Ferner ist für leichten und reichlichen Stuhlgang zu sorgen, da stärkeres Pressen schädlich ist (F. 38).

Um die Empfindlichkeit der Hautnerven gegen äußere Reize herabzusetzen, sind kurze Abreibungen mit temperiertem Wasser oder mit Franzbranntwein von geübter Hand vorzunehmen. Zur Entspannung der Gefäßwände dienen laue Wannenbäder (35—34—33° C.), die nach 8—12 Minuten durch Zufluß von kühlerem Wasser um einige Grade abgekühlt werden; hinterher ist 1—2stündige Bettruhe mit einem Prießnitz aufs Herz angezeigt. Gegen das oft bestehende Kältegefühl vorn auf der Brust läßt man einen Flanell- oder Kameelhaarschurz tragen. Lokale Wärme (heiße Tücher oder Kleiensäcke, Termophore) wirkt entschieden schmerzlindernd. Früher wurden Blutegel am l. Arm oder in der Herzgegend gesetzt, auch künstliche Geschwüre; in Frankreich sind die Pointes de feu noch jetzt beliebt, indem 10—12 Hautstellen auf der Brust mit dem glühenden Paquelin oberflächlich verschorft und dann mit Vaseline bestrichen werden; sie leisten wohl mehr als Sinapismen, Vesikatore und Einreibungen mit Rheumasan, sind aber auch weit unangenehmer. Bei erheblicher Hypertrophie des Herzens mit Senkung („Kardioptose") schafft die Abéesche Herzstütze oft Erleichterung, indem das Herz gehoben, der Zug an der Aorta ausgeglichen und dabei das Lumen der Koronargefäße erweitert und die Blutversorgung des Herzmuskels gebessert wird.

Die bekannten CO_2-Thermen werden durchweg als vorteilhaft empfohlen, obwohl auch Gegenstimmen laut geworden sind (Huchard). Wenn Bäder überhaupt noch nützen können, so ist Nauheim mit seinen mannigfachen und fein abstufbaren Formen wohl am meisten zu bevorzugen. Im Status anginosus und bei ausgesprochener Dekompensation gehört ein Kranker nicht mehr ins Bad.

Einen nützlichen Ersatz für die Nauheimer Kur bieten künstliche CO_2-Sauerstoff- und vor allem Wechselstrombäder (35 Milliampère, 34—33° C, 10—15 Minuten Dauer, zunächst alle 2 Tage, dann 2 Tage hintereinander mit nachfolgender Bettruhe, im ganzen 20—24).

Die im Ausland viel gepriesenen Hochfrequenzströme (Arsonvalisation) haben keinen merklichen Nutzen, wie Goldscheider auf Grund systematischer Nachprüfung behauptet. Hasselbach und Jakobaeus loben Kohlenbogenlichter: die Patienten werden jeden 5. Tag, im ganzen 8—12 mal, eine Stunde lang der Einwirkung einer mächtigen Kohlenbogenlampe von 150 Ampère ausgesetzt, wodurch Blutüberfüllung der Haut und intensive Dermatitis entstehen. Rahel Hirsch empfiehlt, „nach eigener, jahrelanger Beobachtung" die Röntgentiefenbestrahlung, deren Nutzen von Fr. Groedel bestritten wird.

Herz-Wien stellt mit Recht die Erfolge des südlichen Klimas bei Angina pectoris denen der CO_2-Bäder gleich: während der Wintermonate ist die französische und italienische Riviera, im Spätherbst und Frühjahr die östereichische Riviera anzuraten, für die heißen Sommermonate ein Mittelgebirge (500—800 m), ohne daß man sich gerade an die Zahl 1000 als oberste Grenze zu klammern braucht; man soll die Eigenart des Patienten berücksichtigen und unter Umständen unbedenklich bis 1200 m hinaufgehen lassen. Mit Unrecht gilt die See für kontraindiziert — der Aufenthalt bekommt im Hochsommer oft recht gut, wenn nicht im offenen Meer gebadet und vorsichtig gelebt wird. Ebenso werden Seereisen durchweg gut vertragen.

Psychisch zu beruhigen ist unter allen Umständen Aufgabe des Arztes. Unbedachtes Reden von „Verkalkung der Herzadern" raubt alle Hoffnung und macht den Patienten schwermütig; inwieweit man sie über das Leiden aufklären soll, hängt von ihrem Charakter ab. Alle haben ein merkwürdig tiefes Krankheitsgefühl, oft mit ausgesprochener Todesahnung. Da es sich zudem meist um tüchtige, arbeitsfreudige Männer handelt, so lasse man sie möglichst bei ihrer früheren Beschäftigung. So saß ein schon hochbetagter Gutsbesitzer trotz seiner ausgesprochenen Angina pectoris jahrelang täglich mehrere Stunden im Sattel. Eine liebgewonnene Tätigkeit, die nicht aufregt, sondern willkommene Abwechselung und Ablenkung bietet, schafft eine heitere und zuversichtliche Stimmung — ein wichtiges Mittel zur Verhütung von Anfällen. Unter Umständen kann Körper- oder Leibmassage, sowie passive Zandergymnastik in Anwendung gezogen werden, niemals aber Vibrationsmassage des Herzens.

Erfreulicherweise bietet auch der Arzneischatz eine ganze Reihe wirksamer Mittel. Huchard hat den lange und konsequent fortgesetzten Gebrauch von Jod empfohlen, welches vor allem bei hohem Blutdruck und bei Kombination mit Aortenfehlern und -aneurysmen sich bewährt. Man beginnt mit kleinen Dosen, die allmählich gesteigert werden (F. 39, 40). Bei empfindlichen Leuten gibt man Sajodin, Jodglidin, Jodipin oder das recht gute Eupnéine Vernadet. Nach 6 Wochen wird mit dem Jodmittel für 1 Monat ausgesetzt und in diesem Turnus fortgefahren.

Askanazy und Breuer haben das Diuretin eingeführt; der Effekt ist in Dosen von 0,5, 3 mal täglich, bei Angina pectoris prompt, so daß man es direkt zur Sicherstellung der Diagnose verwenden kann (F. 41).

Eustenin, eine Mischung von Jod und Diuretin, wird meist schlecht vertragen. Bei starken Schmerzen ist noch ein Versuch mit Antineuralgicis zu machen (F. 42).

Auf Murrels Empfehlung wird die Angina pectoris in Amerika und England sytesmatisch mit Nitroglyzerin behandelt. Das Mittel, welches 1847 von Ascanio Sobrero in Turin entdeckt wurde, wirkt durch das Vasomotorensystem gefäßerweiternd und findet auch in der Homöopathie als „Glonoin" vielfache Verwendung. Um nicht durch das Wort Nitroglyzerin („Dynamittropfen") zu erschrecken, verschreibt man Trinitrin (F. 43). Von dieser $1^0/_0$ igen Lösung zählt man 10 Tropfen in ein leeres Fläschchen und füllt es mit Wasser auf. In diesem Fläschchen trägt der Patient seinen Bedarf in der Westentasche oder sonstwie beständig bei sich und nimmt, sobald er einen Anfall befürchtet oder verspürt, einen Schluck, etwa $^1/_5$ des Inhaltes (= 2 Tropfen der ursprünglichen Lösung.) Diese Art ist weniger umständlich, als jedesmal 2—3 Tropfen abzuzählen. Das Nitroglyzerin wirkt augenblicklich. Viele behaupten, sie brauchten nur eben die Zunge zu benetzen, und sind glücklich über dies Mittel, das prompt wirkt und die Krankheit ihres Schreckens beraubt; sie wagen, ihre Tätigkeit und ein rühriges Leben wieder aufzunehmen. So nahm ein Oberstleutnant mit Aortenaneurysma vor jeder dienstlichen Meldung und beim Vorführen seines Regimentes erst einen Schluck aus dem Fläschchen, das er in der Ärmeltasche bei sich führte, da ihn sonst unweigerlich ein stenokardischer Anfall daran hinderte. Das Mittel, welches vor allem bei den auf Lues beruhenden Formen günstig wirkt, hat den großen Vorzug, daß es jahrelang auch in großen Dosen (30—50 Tropfen pro die von der 1%igen Lösung) genommen werden kann. Als unangenehme Nebenwirkung wird von empfindlichen Frauen selten Klopfen und Hitze im Kopf geklagt. Die Tabletten (à 0,0005) werden wegen des unsicheren Gehaltes besser nicht verordnet.

Durch seine gefäßdilatierende Eigenschaft bringt auch Amylnitrit eine momentan eintretende, aber auch schnell vorübergehende Erleichterung (F. 44, 45). Die Tropfen, welche wegen ihrer explosiven Natur nicht in die Nähe von Licht und Feuer gebracht werden dürfen, werden aufs Taschentuch (1—2, bei wenig empfindlichen Leuten 2—4 Tropfen) geträufelt und bei Bedarf öfters am Tage durch Nase und Mund eingeatmet, aber immer nur solange, bis Schmerz und Angst nachlassen und das Gesicht gerötet wird. Viel bequemer sind feine Glasröhrchen, welche die gewöhnliche Einzeldosis enthalten und beim Herannahen des Anfalles im Taschentuch schnell zerdrückt werden. Der penetrante, fruchtartig süßliche Geruch wird aber den meisten Menschen schnell zuwider auch steigern sich Hitzegefühl und Klopfen in den Adern leicht zu unangenehmen Empfindungen. Nach P á l ist Angina pectoris und abdominalis ein dankbares Gebiet für Papaverin: 0,04 innerlich, subkutan oder intravenös gegeben, entspannt die kontrahierten Gefäße und macht keine Kongestionen. Vor einer Reihe von Jahren wurde „Vasotonin" in die Therapie der Angina pectoris eingeführt, eine Kuppelung des bekannten Aphrodisiakums Johimbin mit dem schwachen Schlafmittel Urethan, wodurch die Wirkung auf die Genitalsphäre aufgehoben und nur eine blutdrucksenkende Wirkung erzielt wird (Müller, Fellner). Staehelin wandte Vasotonin bei 18 Patienten an und will damit bei Angina pectoris am meisten erreicht haben, während Friedrich v. Müller und Weintraud eklatante Mißerfolge erlebten. Lewa und Lippmann sahen von der Anwendung zwar keinen Nutzen, aber auch keine unangenehmen Nebenwirkungen. Man beginnt mit $^1/_2$ Spritze (0,03), in vorgeschrittenen Fällen mit noch weniger. Wird es gut vertragen, so gibt man die volle Dosis (0,06). Man lasse die Injektionen nicht zu rasch einander folgen, etwa 8 in 2—3 Wochen; es können 10, 20 und auch 30 notwendig sein. Die ersten Stunden nach der Injektion machen sich gelegentlich unangenehme Sensationen bemerkbar, wie bei Inhalation von Amylnitrit, aber in geringerem Maße: Gefühl von Hitze und Spannung im Kopf, leichtes Herzklopfen mit Oppression, wollüstige Träume. Vor gleichzeitigem Morphium- oder Heroingebrauch ist zu warnen, während je nach Umständen Kombination mit Digitalis oder Strophantus zweckmäßig erscheint.

Bei anämischen, heruntergekommenen Leuten führt Arsen Besserung herbei (F. 46), bei Mesaortitis Salvarsan (s. später).

Was soll im Anfall selbst geschehen? Der Kranke verlangt vor allem Ruhe, er soll nicht mit überflüssigen Fragen und Untersuchungen belästigt werden. Ein Griff nach dem Puls muß zeigen, ob Gefahr im Verzuge ist. Für leichte Fälle genügt ein Beruhigungsmittel: Brausepulver, etwas Kognak oder Whisky in heißem Wasser, Baldrian- oder Hoffmannstropfen, schwarzer Kaffee, Einatmen von Essig- oder Schwefeläther (1—2 Teelöffel auf eine Untertasse gießen). Sind Nitroglyzerin und Amylnitrit ohne Wirkung geblieben, so bleibt nur noch eine Morphiuminjektion (0,015—0,02 unter die Brusthaut) übrig, die krampflösend wirkt. Vierordt schlägt vor, für alle Fälle gleichzeitig ein Stimulans bereit zu halten (Ol. camphor. forte oder $20\,^0/_0$ Koffeinlösung). Bei vollem, wenn auch unregelmäßigem Puls ist ein Aderlaß ($^1/_4$—$^1/_2$ Liter) indiziert, den man auch in der anfallfreien Zeit alle 4—6 Wochen wiederholen soll, wie schon Hufeland und neuerdings Lauder Brunton (1887) empfohlen haben. Man sorge für eine Stütze im Rücken und schiebe, wenn der Patient sitzt, ein Rollkissen unter den Nacken. Öfters gibt ein starker Druck gegen das Brustbein große Linderung: so ging bei einem Patienten der schwere Anfall immer schnell vorüber, wenn er, an einen Schrank gelehnt, sich von seinem Bruder mit aller Gewalt gegen die Brust drücken ließ.

Die nicht organisch bedingte sog. Angina spuria entwickelt sich auf hysterisch-neurasthenischer Grundlage oder bei Magendarmstörungen auf reflektorischem Wege. Alter, Geschlecht und ätiologische Momente geben wertvolle Unterscheidungsmerkmale, ebenso das Benehmen des Patienten im Anfall und hinterher. Im Gegensatz zum stummen Schmerz bei Angina pectoris bewegt sich der Patient im Zimmer hin und her, wälzt sich sogar am Boden, greift ans Herz, das sich „erweitert", schreit nach dem Arzt und nach Medikamenten, so daß ein viel dramatischeres und bunteres Bild entsteht. Sehr reichlicher und heller Urin wird entleert, wie oft auch bei Angina pectoris vera. Bei Berührung der nicht selten hyperalgetischen Hautzone über dem Herzen werden lebhafte Schmerzen geäußert. Ausstrahlende Schmerzen nach dem l. Arm bedeuten meist mehr, als nervöse Angina. Man begegnet der Angina spuria zwar vorwiegend bei Frauen, aber auch keineswegs selten bei nervösen Männern. Solche ewig klagende und ewig sterbende Menschen erreichen glücklich ein hohes Alter.

Die Behandlung besteht bei der gastro-intestinalen Form in Beseitigung der Verdauungsstörungen durch kräftige Laxantien und durch Karminativa, Magendarmspülungen und Bauchmassage. Man halte auf reizlose Kost und langsames Essen, verbiete Tabak, Kaffee, größere Mengen Alkohol und das Schlafen nach dem Essen. Bei der hysterisch-neurasthenischen Form bringt schon die bloße Versicherung, daß die Sache harmloser Natur sei, Heilung. Im übrigen ist die Behandlung die gleiche, wie bei nervösen Herzaffektionen.

Raynaudsche Krankheit.

Dies ziemlich seltene Leiden besteht in einer lividen Verfärbung symmetrischer Körperpartien, die blaß, gefühllos und schmerzhaft kalt werden und trophische Störungen bis zur Blasenbildung aufweisen können. Befallen werden vorzugsweise die Finger, von denen sich ausnahmsweise ganze Teile abstoßen.

Das Wesen der Krankheit beruht auf einem Spasmus der Arterien, vielleicht bedingt durch Hyperfunktion endokriner Drüsen (Osborne), wobei manchmal eine zentrale Kreislaufinsuffizienz (konstitutionelle Minderwertigkeit, Tropfenherz) oder toxische Momente (Nikotin) mitzusprechen scheinen. Zumeist erkranken Frauen mittleren Alters, selten Kinder und junge Leute.

Therapeutisch leisten am meisten periodisch wiederholte Aderlässe (kleine Mengen von 100 bis 150 ccm), dann Badekuren (natürliche CO_2-Quellen), Applikation milder Wärmeprozeduren (nicht Hitze!) und Darreichung von Calcium lacticum.

Arteriosklerose.

Die Arteriosklerose, welche noch um die Mitte der 80er Jahre im klinischen Unterricht und in den Lehrbüchern nur flüchtige Erwähnung fand, steht neuerdings ganz im Vordergrund des ärztlichen Interesses. Huchard, der mit seinen Schülern G. Sée und Martin seit 1870 viel über Arteriosklerose geschrieben und sie in ihrer ganzen Tragweite erst klargelegt hat, machte kurz vor seinem Tode (1909) die richtige Bemerkung „vor 30 Jahren sprach man zu wenig von Arteriosklerose, heute zu viel. Man sieht sie überall, es ist, als wenn sie überall wäre. Eine neue Krankheit ist entstanden, die Arteriosklerophobie". Fraglos wird die Diagnose „Arteriosklerose" gegenwärtig viel zu häufig und zu wenig gut fundiert gestellt.

Auch das große Publikum beschäftigt sich eifrig mit Arteriosklerose, die als Schreckwort der Tuberkulose längst den Rang abgelaufen hat. Buchhandel und Industrie nützen diese allgemein verbreitete Angst geschickt aus. Zahllose populäre Schriften und kalklösende Mittel werden täglich aufs Neue angepriesen, Sonderinstitute und Sanatorien für „Aderverkalkung" werden von pfiffigen Laien und Ärzten überall ins Leben gerufen. Hiermit gleichen Schritt hält die Zahl der Kranken, die sich dem Arzt gleich als Arteriosklerotiker vorstellen.

Wesen, Bedeutung und Verbreitung der Arteriosklerose.

Als Arteriosklerose (auch Atherosklerose, Atheromatose, Aderverhärtung, Aderverkalkung) bezeichnet man chronische Veränderungen an den Gefäßwänden im Sinne einer Konsistenzzunahme, die sowohl lokale als auch allgemeine Kreislaufstörungen nach sich ziehen können. Pathologisch-anatomisch faßt man unter diesem Begriff alle Prozesse zusammen, die zur Verdickung der Gefäßwand führen, wobei degenerative Veränderungen (fettige Entartung mit ihren Folgen), Sklerosierung und Verkalkung, aber auch entzündlich produktive Vorgänge Platz greifen. Die Gefäße können erweitert und verlängert („Schlängelung"), aber auch — und zwar hauptsächlich die kleineren — in ihrem Lumen verengt sein.

Das Merkmal gesunder Arterien ist

a) ein hoher Grad von Elastizität, so daß sie durch die mit jeder Herzsystole vorgetriebene Blutwelle leicht und schnell ausgedehnt werden. Elastische Elemente finden sich vornehmlich in den großen Gefäßen, welche, wie Aorta, Subklavia und Karotis die ausgeworfene Blutmenge zunächst aufnehmen müssen. Mit Beginn der Herzdiastole ziehen die Arterien sich wieder auf ihr ursprüngliches Lumen zusammen und treiben das Blut ihrerseits weiter zur Peripherie, da ein Zurückfließen durch den sofort eintretenden Schluß der Aortenklappen verhindert wird.

b) ein hoher Grad von Kontraktilität, indem ihre glatten Muskelfasern sich unter dem Einfluß der Vasomotoren (Gefäßnerven nach Claude-Bernard und Brown-Sequard) kontrahieren und dilatieren können. Den muskulären Typ repräsentieren hauptsächlich die mittleren (Extremitäten-) und kleineren (Intestinal-) Gefäße.

c) ein hoher Grad von Festigkeit, so daß auch bei sehr gesteigertem Innendruck weder Ausbuchtung noch Ruptur der Gefäßwand erfolgen kann.

Die Arterien stellen also keineswegs nur ein einfaches Röhrensystem dar. Wären sie starrwandig, so würde die Blutströmung nicht dauernd, sondern, entsprechend der Herzaktion, rhythmisch intermittierend sein. Durch Änderung ihrer Lumenweite spielen die Arterien eine wichtige Rolle bei der Beförderung des Blutstromes. Schon Jakob Henle, der Entdecker der Gefäßmuskulatur, erklärt „Vom Herzen ist hauptsächlich die Blutbewegung abhängig, von den Gefäßen die Blutverteilung“. Durch ihre aktive Tätigkeit unterstützen sie in hohem Maße die Arbeit des zentralen Herzens, so daß Edgren von einem „peripheren“, Grützner von einem „akzessorischen Herzen“ und Huchard von „auxiliaires du coeur“ sprechen. Hürthle berechnet ihren Anteil auf 16% der Herzwirkung. Lauder-Brunton schreibt den Arterien noch eine peristaltische Bewegung zu, die das Blut in die Venen treibt, so daß sie in der Leiche stets leer gefunden werden. Die Gefäßmuskeln befinden sich während des Lebens gewöhnlich in einem teils vom Gefäßnervenzentrum, teils durch direkte chemische Reize des Blutes unterhaltenen, mittleren Tätigkeitszustand. Dieser „Tonus“ ist für die Erhaltung des arteriellen Druckes von größter Bedeutung. Ludwig hat die für die physiologische Kreislaufforschung und die praktische Medizin gleich wichtige Entdeckung gemacht, daß die vom Splanchnikus innervierten Bauchgefäße regulatorisch auf Blutdruck und Blutverteilung wirken. Der Antagonismus zwischen äußerer und innerer Strombahn ist als Dastre-Moratsches Gesetz bekannt: kontrahieren sich die äußeren Gefäße, so sollen die inneren sich entsprechend erweitern und umgekehrt.

Folgen der Arteriosklerose.

Wenn die Arterienwände in ihrer Struktur und damit in ihrer Elastizität leiden, so muß das Herz sich energischer oder häufiger kontrahieren, um seinen Inhalt in das weniger nachgiebige Aortensystem austreiben zu können. Je härter das Gefäßrohr wird, um so mehr wird das Herz durch die vermehrten peripheren Widerstände belastet und infolge der verlangten Mehrarbeit hypertrophieren; zugleich fällt die rhythmische Förderung des Blutumlaufes seitens der Gefäßwand geringer aus oder auch ganz fort. Mit abnehmender Kontraktilität wird die bei erhöhter Tätigkeit erforderliche Blutversorgung im betroffenen Gefäßgebiete unvollständig erfolgen. In Organen, deren Gefäße erheblich sklerotisch verändert sind, muß es mit der Zeit zur Atrophie der spezifischen Elemente kommen (Organ-Nephro-Kardiosklerose). Schließlich wird eine erkrankte Gefäßwand durch gesteigerten Innendruck aneurysmatisch ausgebuchtet und wenn das Mißverhältnis zwischen Blutdruck und Wandstärke zu groß geworden ist, auch zur Ruptur gebracht werden können.

Die Arteriosklerose ist vielleicht die häufigste und wichtigste aller Krankheiten, gegenüber welcher die Klappenfehler des Herzens wenig zu bedeuten haben. Nach Ribberts Sektionen zeigen 30% aller zwischen 30—40 Jahren, und 90% aller zwischen 40—60 Jahren Verstorbenen arteriosklerotische Veränderungen. Bei 65 Soldaten, von denen 56 an Wunden und 9 an anderen Krankheiten gestorben waren, fanden sich im Alter von 20—30 Jahren in 43%, im Alter von 31—43 Jahren in 50% arteriosklerotische Prozesse. Nach Saltykows Zusammenstellung (1200 Sektionen) trifft dies bei 77% aller Menschen, einschließlich der Tot- und Neugeborenen zu, nach dem 8. Lebensjahr sogar bei 100%. Dieser Widerspruch in den Angaben beruht wohl darauf, daß manche Pathologen jeden gelben Fleck auf den Herzklappen und jede einfache Verfettung an der Aortenintima als ausreichend für ihre Diagnose betrachten.

Von Rombergs poliklinisch behandelten Patienten wiesen im Alter von 30—40 Jahren schon $1/_4$, im Alter von 40—50 Jahren sogar $1/_3$ ausgesprochene Arteriosklerose auf. Diese Zahlen sind meines Erachtens viel zu hoch: man ist doch nicht berechtigt, von Arteriosklerose zu sprechen, wenn bei verhältnismäßig jungen Leuten irgend ein peripheres Gefäß sich verhärtet oder geschlängelt zeigt, ohne daß sonst ein klinischer Anhaltspunkt für Arteriosklerose besteht. Nach dem Sanitätsbericht der preußischen Armee (1907) aus den letzten 20 Jahren ist ihr Vorkommen im Heere erstaunlich gering. Auf Grund genauer Untersuchung an Tausenden von Rekruten und Soldaten kommt Bussenius zu dem beruhigenden und erfreulichen Resultat, daß Arteriosklerose beim Militär gar keine Rolle spielt.

Wohl aber werden degenerative und entzündliche Veränderungen, die unter dem Namen Arteriosklerose zusammengefaßt sind, jenseits des 40. Lebensjahres so häufig, daß ihnen die Mehrzahl aller Todesfälle zur Last gelegt werden muß: bei der Leipziger Lebensversicherung $22—25\%$ (Tuberkulose nur 7%). Wenn auch heute manches, was früher unerkannt blieb oder unter anderem Namen ging, als Arteriosklerose aufgefaßt und bezeichnet wird, so betonen doch alle Kliniker dies- und jenseits des Ozeans, daß sie in letzter Zeit absolut, und zwar in erschreckender Weise zugenommen hat. Gegen sie mit vereinten Kräften anzukämpfen, bezeichnet Fleiner als nächste und größte medizinische Aufgabe.

Ätiologie.

Wie wenig einheitlich die Frage nach der Ursache der Arteriosklerose beantwortet wird, geht aus dem Ergebnis einer Rundfrage von Herz an alle Ärzte Österreichs hervor: Alkohol, Gicht, Lues, Nikotin, Überfütterung und vieles andere rangieren nebeneinander, so daß man im Einzelfall wegen eines Grundes kaum in Verlegenheit kommen kann. Krehl erklärt „die Vereinigung mehrerer Noxen, insbesondere mechanische Momente und Intoxikation lösen die Krankheit aus". Klemperer unterscheidet „toxische", „alimentäre" und „Abnutzungs-Arteriosklerose". Im ganzen wird zur Zeit die Abnutzung des Gefäßsystems infolge von Blutdrucksteigerung in den Vordergrund gestellt, als deren Ursprung von Huchard Stoffwechselanomalien angesehen werden, die zur fehlerhaften Ernährung und Schädigung der kapillaren und arteriellen

Gebiete führen („Retentionstoxikose"). Sicherlich liegen der Arteriosklerose die verschiedensten Ursachen endogener (Vererbung!) und exogener Art (Nikotin, Blei, Lues etc.) zugrunde. Gerade auf den Gefäßapparat machen sich mancherlei Einflüsse geltend, die komplexer Natur, größtenteils unserem Kulturleben entspringen.

Zunächst erscheint Arteriosklerose als ein fast notwendiges Attribut des Greisenalters (malum senile): „Das Atherom greift die alten Gefäße in derselben Weise an, wie das Moos die Rinden alter Bäume" (Demange). Man kann somit von einer „physiologischen Altersklerose" sprechen, ohne sie als eigentliche Krankheit aufzuführen „l'arteriosklerose est la rouille de la vie" (Bichat). Wenn auch die Arterien betagter Leute durchweg verändert sind, so hat doch Lubarsch „nicht so selten bei recht alten Leuten von 80—100 Jahren auf dem Sektionstisch überraschend gesunde Schlagadern gefunden". Die Gefäße unterliegen wie jedes andere Organ einer gleichmäßigen Entwickelung: 1. einer aufsteigenden Periode bis zur Vollendung des Längenwachstums, 2. einer Höhenperiode (durchschnittlich von der Mitte der 20 bis Ende der 40er Jahre) und 3. einer abnehmenden Altersperiode (Jores, Thoma). Sobald der Körper ausgewachsen ist, leiten sich Elastizitätsverlust und Erweiterung der Gefäßlumina ein. Die Abbauprodukte des Stoffwechsels stellen offenbar ein Gift für das elastische Gewebe und für die glatte Muskulatur der Schlagadern dar.

Aber die Arteriosklerose ist nicht nur ein Privileg des vorgerückten Alters, sondern ergreift neuerdings auch Menschen in relativ jungen Jahren und etabliert sich auch weniger an den peripheren, als an den Organarterien. Übrigens ist sie keineswegs eine trübe Errungenschaft der Jetztzeit, denn bei der Untersuchung von Mumien altägyptischer Könige (21. Dynastie) hat Ruffer Aorta und andere Arterien nur ausnahmsweise gesund, vielmehr in gleicher Häufigkeit und in gleicher Weise erkrankt gefunden, wie man es heutzutage beobachtet.

Je mehr man nachforscht, um so mehr wird das erbliche Moment hervortreten. Gerade in der Gefäßpathologie steht man immer wieder unter dem Eindruck „gaudeant bene nati", es kommt viel darauf an, ob einer eine gute Gefäßkonstitution mit zur Welt bringt. Arteriosklerose ist eine Familienkrankheit, und die Kinder arteriosklerotischer Eltern haben ganz besondere Neigung, wieder an Arteriosklerose zu erkranken. Landgraf fand bei Soldaten, deren Väter ausgesprochene Arteriosklerose hatten, auffallende Schlängelung und Verhärtung der Radialis. In einer wenig bekannten, aber sehr lesenswerten Monographie nimmt Donner primäre Schwäche des Gefäßsystems an und auch Binswanger konstatiert auf Grund seiner Untersuchungen Hypoplasie (mangelhafte Entwickelung der elastischen Fasern usw.) als eine Ursache frühzeitiger Arteriosklerose. Bei individueller Disposition führen schon geringe, aber dauernde Reize zu Gefäßveränderungen.

Das mechanische Moment ist für die Entstehung und Lokalisation arteriosklerotischer Prozesse jedenfalls von großer Bedeutung. Wenn, wie bei Plethora vera, durch andauernd gesteigerten Innendruck die Gefäßwände überdehnt werden, so müssen sie, wie jeder Kautschukschlauch, ihre Elastizität einbüßen. Sie verhalten sich in dieser Beziehung wie der Uterus: war er durch Hydramnion, Zwillings- oder zu gehäufte Schwangerschaften übermäßig ausgedehnt, so verliert er sein Kontraktionsvermögen, es kommt zur Wehenschwäche. Bei Schmieden, Steinbrechern und anderen stark handarbeitenden

Leuten tritt die Arteria brachialis besonders r. auffallend geschlängelt hervor, weil durch anhaltende Muskelkontraktionen die schwachwandigen Venen komprimiert werden und die Arterien dies Stromhindernis zu überwinden suchen. Folge dieser funktionellen Überanstrengung ist kompensatorische Hypertrophie der Muscularis, was an sich noch keine Herabsetzung der Elastizität bedeutet. Sicherlich ist auch die häufig bei ganz jungen Leuten sichtbare Schlängelung der Temporalis darauf zurückzuführen, daß ihr distales Ende durch das Tragen einer steifen Kopfbedeckung gedrückt wird; jede abnorm verlaufende Radialis fühlt sich in ihrer Wand sklerosiert an.

Die Gefäßwand will, wie jedes andere Gewebe ernährt sein, sie entnimmt das nötige Material dem durchfließenden Blut, mit dem ihr Endothel einen ständigen Austausch unterhält. Wenn nun das Blut in ungenügender Menge vorbeifließt, zu wenig assimilierbare Stoffe (Sauerstoff!) oder zu viel toxische Stoffe enthält, so wird die Gefäßwand entarten. Bei Chlorose, Anämie und bei rezidivierenden Blutungen infolge von Ulc. ventriculi oder duodeni sind Intimaverfettungen auch bei der Sektion jugendlicher Individuen ein ganz gewöhnlicher Befund.

Den kausalen Zusammenhang von Retardation des Blutstroms und Gefäßerkrankung lehrt schon Traube. Sklerosierende Prozesse entwickeln sich zuerst an den Abgangsstellen von Gefäßästen, weil hier das Blut nicht gleichmäßig weiter fließt. Dem gleichen Umstande ist auch das konstante und frühzeitige Auftreten von Arteriosklerose bei Aorten-Insuffizienz zuzuschreiben. Und wenn bei Fettleibigen die Koronar- und Splanchnikusgefäße häufig entarten, so ist wohl das mechanische Moment hierfür maßgebend, indem Fett die Gefäße umwuchert und ein Stromhindernis bildet.

Stromverlangsamung kann ferner durch vermehrte Viskosität des Blutes bedingt sein, ein Faktor, der bisher weder in der Ätiologie noch in der Therapie der Arteriosklerose die nötige Beachtung gefunden hat. Übermäßige Viskosität ist vor allem dem Durchfluß des Blutes durch die Kapillaren hinderlich. Die Viskosität des Blutes ist aber eine sehr veränderliche Größe und in erster Linie abhängig vom Gasgehalt des Blutes: Sättigung mit CO_2 bewirkt ein Maximum, Sättigung mit O_2 eine Abnahme der Viskosität. An der Hand eines großen Sektionsmateriales habe ich nachgewiesen, daß bei allen Zuständen, welche unvollständige Oxydation des Blutes bedingen (Emphysem, Kyphoskoliose usw.), sich frühzeitige und deutliche Arteriosklerose entwickelt. Ein CO_2 reiches Blut fließt außerordentlich träge, wie jede bei hochgradiger Zyanose vorgenommene Venaesectio und jede bei Larynxstenose vorgenommene Tracheotomie ad oculos demonstriert.

Die alten Ärzte haben immer vor der „stoffreichen" Fleischnahrung gewarnt, da sie das Blut „zu dick" mache. Diese Mahnung war ziemlich vergessen und eine Nahrung galt im allgemeinen für um so zweckmäßiger, je mehr Eiweiß sie enthielt. Überkonsum an Fleisch steigert die Viskosität des Blutes und damit die inneren Widerstände in einer für den Kreislauf keineswegs gleichgültigen Weise. Zudem rufen die im Fleisch enthaltenen Extraktivstoffe und Kalisalze Gefäßspasmen und Blutdrucksteigerung hervor. Toxine, Ptomaine und andere Produkte der Eiweißfäulnis reizen die kleinen Gefäße zu Kontraktionen und schaffen das „Embryonalstadium" der Arteriosklerose. Doch darf man Arteriosklerose nicht ohne weiteres als „Fleischesserkrankheit" bezeichnen, da sie auch bei den fast ausschließlich von Reis sich nährenden Japanern die gleiche Rolle spielt wie bei uns. Untersuchungen an Trappisten widerlegen andererseits die Behauptung, daß einseitiger Vegetarismus ihre Entstehung begünstigt. In Hagenbecks Tierpark vorgenommene Sektionen lehren, daß von eingesperrten Säugetieren gerade Herbivoren (Pferde, Hirsche) ausgesprochene Arteriosklerose zeigen, die man bei freilebenden Tieren nicht sieht.

Während eine ganze Reihe von Autoren den Alkohol ausdrücklich als dasjenige Gift bezeichnen, welches Arteriosklerose macht, lehnen ihn Duclos, Edgren, Lanceraux und Orth auf Grund reicher Erfahrungen und Sektionsergebnisse bestimmt ab und zwar mit Recht: denn Arteriosklerose ist sehr verbreitet unter den Juden, die durchweg im Trinken mäßig leben, sowie unter muselmännischen Pilgern, die nie Alkohol zu sich genommen haben (Ruffer). Trotz Rückganges des Alkoholkonsums nimmt die Arteriosklerose in Skandinavien stetig zu. In Südfrankreich, wo bereits Kinder Wein trinken, Frauen und junge Burschen sogar 3—5 Liter am Tag, ist die Krankheit nicht häufiger, als anderswo (Herz). In Gegenden mit starkem Schnapsverbrauch ist sie geradezu selten und Kaufmann hat bei schweren Alkoholikern oft sehr zarte und kaum veränderte Arterien mit auffallend guter Dehnungsfähigkeit gesehen. Reichlicher und regelmäßiger Genuß von Wein oder Bier in Verbindung mit gutem Essen leisten der Plethora und damit der Entstehung von Arteriosklerose Vorschub.

Inwieweit Tee und Kaffee als „Gefäßgifte" zu betrachten sind, steht nicht fest. In China, im Orient und in Brasilien, wo sie allgemein und in starken Aufgüssen getrunken werden, ist von einem gehäuften Auftreten der Arteriosklerose nichts bekannt. Unbestritten ist aber Nikotin ein exquisites Gefäßgift, obwohl auch hier die individuelle Empfänglichkeit sehr verschieden sein muß. Es gibt eben Kraftnaturen, die bis ins hohe Alter hinein ohne jede Gefahr für ihre Gefäße sündigen dürfen. Experimente von Hesse, John, Nicolai und Stähelin haben bewiesen, daß Nikotin die Vasomotoren schädigt: beschleunigte unregelmäßige Herzaktion, Steigerung des systolischen Blutdruckes und Akzentuierung des 2. Aortentones. Als Folgen dieses Gefäßspasmus treten Blässe im Gesicht, kühle Extremitäten, Schwindel, Palpitationen, auch retrosternale Schmerzen auf. Frühzeitiger und chronischer Tabakabusus führt fast regelmäßig zu dauernden Gefäßveränderungen: bei starken Rauchern (7—12 Zigarren resp. 15—40 Zigaretten) in 50%, bei enormen Rauchern (13—20 meist importierte Zigarren resp. 40—100 Zigaretten) in 68% (Erb). Die, welche frei geblieben waren, standen entweder in jungen Jahren oder hatten dem Genuß noch nicht lange gefröhnt. Das häufige Vorkommen von Angina pectoris in Ägypten und Korsika führen Eid (Kairo) und Rendu (Paris) aufs viele Rauchen von Zigaretten und kurzen Pfeifen zurück. Zigaretten sind deshalb so schädlich, weil der Rauch eingesogen und in den Lungenkapillaren vom Blut aufgenommen wird. Da die Koronarien das frisch arterialisierte Blut sozusagen als ersten Anstich aus dem l. Ventrikel erhalten sollen, so sind sie besonders gefährdet.

Auch gewerbliche Intoxikationen, in erster Linie Blei, dann noch Quecksilber, Strychnin und Zinksalze, führen zu Blutdrucksteigerung und Gefäßläsionen.

Bereits vor 20 Jahren habe ich Verdauungsstörungen als Ursache für die Entstehung von Arteriosklerose angeführt, nachdem Federn in einer an klinischen Belegen reichen Arbeit darauf hingewiesen hatte, daß abnorm hoher Blutdruck oft mit partieller Darmatonie und Verstopfung einhergeht. Ähnlich sprechen sich v. Basch, Edgren, Engelhardt, G. Sée, Cremer und vor allem F. X. Mayr aus, der in seiner lehrreichen „Studie über Darmträgheit" diese als „häufigste Ursache" der Arteriosklerose hinstellt. Physiologisch längst bekannt ist der Einfluß, den der Füllungszustand der vom Splanchnikus innervierten Darmgefäße auf den Blutdruck im Aortensystem ausübt. Gasspannung und Kotstauung wirken einmal als mechanisches Moment, dann aber durch Verschlechterung der Blutqualität infolge von Resorption der Darmgifte speziell bei Eiweißfäulnis (Autointoxikation nach Metschnikoff und Roos). Diese ins Blut aufgenommenen Gifte erzeugen durch Reizung der Vasokonstriktoren Verengerung der Gefäße und ein ähnliches Krankheitsbild, wie die Nikotinvergiftung: Erhöhung des peripheren Widerstandes und des Blutdruckes infolge der Gefäßspasmen, harter, frequenter Puls, mitunter sehr kräftige Herzaktion mit pulsatorischer Erschütterung des ganzen Körpers, am ausgeprägtesten an den Karotiden und bei schlaffen Bauchdecken in der Magengegend. Ungemein charakteristisch ist die Akzentuation des 2. Tones an der Herzspitze und über den großen Gefäßen (verschwindet nach Heilung der intestinalen Autointoxikation).

Einen fruchtbaren Boden für die Entstehung arteriosklerotischer Prozesse bieten die Erkrankungen des Stoffwechsels; besonders groß ist die Affinität der Gicht zu den Gefäßen „la goutte est aux artères, ce que le rhumatisme est au coeur". Englische Ärzte mit ihren reichen Erfahrungen reden schlankweg von „Gefäßgicht". Es bestehen tatsächlich so weitgehende Analogien bezüglich geographischer und allgemeiner Verbreitung, Alter, Geschlecht, Verhältnis zur Bleivergiftung und Lungentuberkulose, daß man Gicht und Arteriosklerose wohl als koordinierten Ausdruck der „Diathèse arthritique" auffassen kann. Kinder gichtischer Eltern weisen angeblich erhöhte Blutdruckwerte auf, die reguläre Gicht ist gegen früher entschieden seltener, die atypische Gicht mit ihrer Neigung zu Gefäßerkrankungen aber entschieden häufiger geworden. Entsprechend der Arthritis divitum und der Arthritis pauperum kann man auch eine tonische Form der Arteriosklerose von der atonischen unterscheiden. Der ersten begegnet man bei plethorischen Bonvivants, der zweiten bei den sog. „Darmatonikern" mit oft rachitischem Thorax und mit blasser, schmutzig gelber Hautfarbe, scheinbar großen Augen und infolge geschwundenen Turgors hervortretenden Knochen.

Auf die häufige Kombination von Diabetes mit Arteriosklerose haben Frerichs, später Grube und v. Noorden hingewiesen. 37—40% aller Diabetiker lassen gleichzeitig Gefäßerkrankungen erkennen, wobei Sklerose der Pankreasgefäße mit nachfolgender Degeneration das Grundleiden abgeben kann. Gleich Gichtikern gehen sie frühzeitig allen Beschwerden, wie Angina pectoris, Asthma cardiale usw. entgegen. Quetschwunden heilen bei Diabetikern schlecht und Eiterungen haben einen putriden und progredienten Charakter wegen der selten fehlenden Arteriosklerose. Amputiert man bei diabetischer Gangrän ein Glied, so stehen die Arterien nicht selten wie spitze Nadeln vor, die kaum spitzen. Operationen am Stamm sind weniger gefährlich als an den preipheren Teilen, wo sie möglichst in einem Abschnitt vorgenommen werden müssen, der eine ausreichende Blutzufuhr erwarten läßt. Auf die Frage von

Herz „Wird nicht Arteriosklerose durch die übliche Diabetikerdiät mindestens gefördert?" möchte ich bejahend antworten; die charakteristische Diät ist ziemlich das strikte Gegenteil von dem, was Gefäße und Nieren schont.

Das Hinzutreten der Arteriosklerose zur Fettleibigkeit erklärt sich daraus daß bei reichlicher Fettansammlung unter Bauch- und Brustdecke die Atmung oberflächlich, die Oxydation des Blutes ungenügend und sein Abfluß aus den Bauchgefäßen verzögert wird. Ferner wird durch Umwuchern der Koronar- und Mesenterialgefäße mit Fett ein mechanisches Hindernis für den Kreislauf geschaffen. Körperlich angestrengte und lebhafte Fettleibige bleiben von Arteriosklerose viel eher verschont als die phlegmatischen Fettleibigen.

Chronische Nephritiden sind fast immer mit Erkrankungen am Gefäßapparat verknüpft. In mehr als der Hälfte aller Fälle (nach Dickinson in 52%) ist Arteriosklerose das Grundleiden („red granular kidney, arteriosklerotische Schrumpfniere"). Im Anschluß an Verengerung oder Verschluß kleiner Gefäße treten exquisit herdförmige Ernährungsstörungen im Parenchym auf, die zur Verödung kleinerer oder größerer Nierenbezirke führen. Hierbei sind alle Übergänge bis zur beträchtlichen Schrumpfung möglich. Das Nierengewebe ist härter infolge der starken interstitiellen Bindegewebsbildung, die Oberfläche uneben und höckerig.

Infektionskrankheiten spielen ätiologisch keine große Rolle. Franzözische Autoren beschreiben eine Malaria-Aortitis, deren Existenz von Naunyn zugegeben wird. Influenza kann als agent provocateur wirken und die Symptome der Arteriosklerose in Erscheinung treten lassen. Eine traurige Ausnahme macht die Lues. Kein inneres Organ wird auch nur annähernd so häufig durch das syphilitische Virus geschädigt, wie die Aorta, deren Erkrankung ein besonderes Kapitel fordert (s. Aortitis syphilitica). Aber auch bei der gewöhnlichen Arteriosklerose ist die Syphilis beteiligt. So ergreift Gummabildung die kleinen Gefäße, speziell an der Basis cerebri, und führt durch reaktive Intimawucherung zu ihrem Verschluß (Arteriitis obliterans); auch an den Extremitäten kommt es hin und wieder zu einer arteriosklerotischen Gangrän.

Romberg beschuldigt das Zusammentreffen körperlicher Anstrengung mit nervösen Einflüssen als ätiologisches Hauptmoment, besonders auch Blutdruckschwankungen. Die Erfahrungen der Praxis geben ihm aber nicht recht. So erkranken die Leute auf dem Lande trotz schwerer Arbeit und meist reichlichem Alkohol- sowie Tabakgenuß viel seltener an Arteriosklerose, als Städter. Auch Berufsklassen, die gleichzeitig körperlichen Anstrengungen und seelischen Affekten besonders ausgesetzt sind, stellen kein größeres Kontingent: das Vorkommen der Arteriosklerose ist beim Militär sogar erstaunlich gering. Trotz aufmerksamer Beobachtung hat Bussenius bei 9000 Rekruten aus dem westfälischen Bergwerks- und Industriegebiet, die in schwerster Berufsarbeit gestanden waren, nur 4 mal, bei 500 Einjährig-Freiwilligen nur einmal Zeichen von Arteriosklerose gefunden. Und unter 1000 Landwehrleuten im Alter von 23—32 Jahren waren trotz häufiger und lang andauernder Blutdrucksteigerung im Dienst nur 9 inbezug auf ihre Gefäße geschädigt. Hier lag die Ursache im Zivilberuf. Auch bei den Kriegsteilnehmern ist anscheinend eine Zunahme der Arteriosklerose nicht zu verzeichnen, obschon die teilweise ganz

untrainierten Leute doch blutdrucksteigernden Anstrengungen und Aufregungen
jahrelang ausgesetzt gewesen sind. Aschof, Fahr und Mönckeberg geben
allerdings an, daß die Arteriosklerose im Kriege tatsächlich zugenommen hat,
und Ehret macht für diese „Kriegssklerose" als auslösenden Faktor die Strapazen verantwortlich. In den ersten Monaten und noch mehr im Verlauf des
Krieges ist Roos eine deutliche Fühlbarkeit und Derbheit der Arterien bei
jungen Soldaten aufgefallen; aber auch in den Pubertätsjahren erscheinen
die Arterien oft dickwandig und eine große Zahl rigide anzufühlender Arterien
lassen bei der anatomischen Untersuchung jede Veränderung vermissen
(O. Müller, Lotte Lande). Wenn Huchard die Arteriosklerose als „maladie
des médicins" und Klemperer sie als „Abhetzungskrankheit" der Ärzte bezeichnet, so mag das für die Ärzte der Großstadt zutreffend sein, nicht aber für
die Ärzte auf dem Lande, und das sind doch gerade die abgejagten Menschen,
die kaum Ruhe zum Essen und Schlafen haben, weder einen freien Sonntag
oder gar regelmäßige Ausspannung kennen, noch in bezug auf Alkohol und Tabak
zurückhaltend sind. Nach Denekes Statistik sind bei den syphilitischen
Aorten-Erkrankungen keineswegs die schwer arbeitenden, sondern im Gegenteil die sitzenden Berufsklassen bevorzugt. Aufenthalt in frischer Luft und körperliche Ausarbeitung verhüten am besten eine fehlerhafte Blutmischung und
eine träge Zirkulation. Wenn die von Romberg supponierten Schädlichkeiten
ausschlaggebend wären, so müßten Frauen, deren ganzes Gefäßsystem sehr er-
regbar ist, und vor allem kinderreiche Frauen, besonders prädestiniert sein,
da Gravidität, Geburt, Laktation und Kinderpflege gewaltige Anforderungen
an Kreislauf und Nerven stellen. Sie erkranken aber seltener als Männer und
erst spät, wenn sie ins Klimakterium und damit in eine bequemere Lebensphase
treten. Und wie selten erkranken Phthisiker mit ihrem reizbaren Nervensystem
und dem Hang zu allen möglichen Exzessen! Ihr Blut ist infolge geringen
Fibrin- und CO_2-Gehalts wenig viskös, passiert leicht die Gefäße und gibt damit
reichlich O_2 an alle Gewebe ab, was die gesteigerten Oxydations- und Funktions-
vorgänge erklärt. Umgekehrt verfallen verwachsene, bucklige Leute trotz
ruhiger Lebensführung frühzeitig der Arteriosklerose. Nicht die „übermäßige
Inanspruchnahme der Gefäße" und der immer wieder angeführte „Kampf
ums Dasein" trägt Schuld an der allgemeinen Zunahme dieser Krankheit,
sondern einzig und allein das moderne Leben. Fr. v. Müller berichtet aus
seinen in Deutschland und in der Schweiz gemachten Erfahrungen, daß dies
Leiden selten war unter seiner ländlichen Klientel in Marburg, aber häufig
bei den alteingesessenen Familien in Basel. Gleich der Gicht ist die Arteriosklerose ein Leiden kulturell hoch entwickelter Völker („Kulturkrankheit"),
das vorzugsweise bei geistig arbeitenden Leuten wohlhabender Kreise angetroffen
wird. Gerade große Geschäftsleute und Fabrikanten fallen „den Strapazen
ihres Berufes" zum Opfer, sie werden meist nicht alt, sie sterben an der „Fabri-
kantenkrankheit", wie es am Rhein heißt, d. i. Arteriosklerose mit ihren Organ-
erkrankungen (Naunyn). Auch die von Ruffer untersuchten Mumien stammen
von Leuten, die sich vorzugsweise vom Fleisch der Opfertiere ernährten, wenig
körperliche, wohl aber viel geistige Arbeit leisteten. Jedes Organ, welches
wenig in Anspruch genommen wird, verliert seine Funktionstüchtigkeit. Auch
die gesunde Arterienwand will geübt sein und verträgt dann ohne Schaden
Blutdruckschwankungen, wie sie das Leben mit sich bringt.

Diagnose.

Da die Grenze zwischen Gesundheit und Krankheit am Gefäßsystem sich oft verwischt und die Symptome der Arteriosklerose im Anfang meist wenig scharf ausgesprochen sind, so kommt Langanes bezüglich der Diagnose zu dem betrüblichen Schluß „l'artériosclérose ne pourra le plus souvent, qu'être soupconnée". Sie kommt oft „herangeschlichen wie der Teufel auf Socken und fällt unerwartet und plötzlich die stärksten Eichen". Den Einen rafft aus heiterem Himmel eine Apoplexie dahin, den Anderen der erste und einzige stenokardische Anfall. Beide Male erfährt man nur durch dieses tragische Ereignis, daß an Hirn- oder Koronararterien bereits ein lebensgefährlicher Prozeß bestanden hat. Auch klinisch setzt die Krankheit oft genug plötzlich ein: Leute, welche sich dem 60. Lebensjahr nähern, verfallen schnell, zeigen Herzunruhe, leichte Dyspnoe, auch wohl Andeutung von Ikterus; trotz guter Nahrungsaufnahme erfolgt Abmagerung, so daß ein Carcinoma occultum in Frage kommen kann. Da die Sklerose jedes Gefäßgebiet befallen und in verschiedenstem Maße ergreifen kann, so treten die klinischen Erscheinungen in einer verwirrenden Mannigfaltigkeit auf „il n' y a pas de maladie plus protéiforme que l'artériosclérose, protéiforme par son siège, protéiforme par ses accidents" (Faber). Sie spielt in alle Spezialfächer hinein: der Gynäkologe sieht Menorrhagien und Metrorrhagien bei Schrumpfniere und Sklerose der Uterinarterien, der Chirurg Spontangangrän bei Endarteriitis obliterans, der Augenarzt Abduzenslähmung qei Sklerose der Carotis interna, der Neurologe Parästhesien und Nervendegenerationen infolge arteriosklerotischer Ischämie. Gallenstein-, Ureterenkolik, Magenleiden und sogar schon Cholera nostras sind mit Sklerose der Mesenterialgefäße verwechselt worden.

Das am meisten charakteristische Zeichen für Arteriosklerose, die Rigidität und Schlängelung der Arterien, gibt, wenn es vorhanden ist, zwar brauchbare Aufschlüsse, ist aber doch mit Vorsicht zu verwenden. Normalerweise soll man nur die Pulswelle, nicht aber das Gefäßrohr tasten können. Man fühlt — wie bereits früher gesagt worden ist — gelegentlich bei Jugendlichen und selbst bei Kindern derbe Arterien, ohne daß Arteriosklerose besteht, nicht aber Schlängelung als Zeichen herabgesetzter Elastizität oder sichtbare Pulsation der Brachialis. Ein stark verhärtetes Gefäßrohr läßt sich vom Finger hin- und herrollen, ebenso kann eine erweiterte und hartwandige Arterie durch Druck Schmerzen erzeugen (arteriosklerotischer Schmerz in der Schläfe; Aortalgie). Wir sind nicht in der Lage, aus dem Vorhandensein einer peripheren Arteriosklerose Rückschlüsse auf ebensolche Veränderung an den inneren Gefäßen zu machen, wie sich umgekehrt aus dem Fehlen einer typischen peripheren Arteriosklerose nicht ein Intaktsein der Organarterien ergibt, die zweifellos schwer verändert sein können, ohne daß auch beim sorgfältigsten Betasten aller dem Finger zugänglichen Arterien irgend ein Anzeichen für Arteriosklerose vorhanden zu sein braucht. Andererseits erfreuen sich Leute vorgerückten Alters oft ungetrübten Wohlseins, obschon die Brachialis im Sulcus bicipitalis als derbes, in förmliche Mäanderschlingen gelegtes Rohr und die Radialis wie eine Gänsegurgel anzufühlen ist. „Es sind die Leute mit den geschlängelten Arterien, welche am längsten leben", sagt Wenckebach, was ich aber nur mit Vorbehalt unterschreiben möchte. Man soll übrigens immer, besonders bei fettleibigen, muskelschwachen Frauen nicht nur die Radialis, sondern auch beide Karotiden palpieren.

Man hat nun zur funktionellen Diagnose die Resultate der Blutdruckmessung herangezogen; sie ist zwar ein sehr wertvolles klinisches Hilfsmittel bei der Diagnostik, ohne jedoch unbedingte Sicherheit zu geben. Ist die Arteriosklerose auf kleine Gebiete (Koronarien, Hirnarterien) beschränkt, so ist der Blutdruck wenig oder gar nicht verändert, ja er kann sogar niedrige Werte zeigen, wie überhaupt bei beginnender und unkomplizierter Arteriosklerose 130—150 mm Hg kaum überschritten werden. Steigerung des Blutdrucks ist also bei Arteriosklerose ohne Nierenbeteiligung keineswegs die Regel. Wenn aber große Gebiete, wie die Aorta thoracica und die Splanchnikusgefäße entartet sind, dann steigert sich der Blutdruck proportional der Ausdehnung des Prozesses. Infolge des vermehrten peripheren Widerstandes pflegt der Herzstoß abnorm resistent, der Puls gespannt und beschleunigt, der II. Aortenton klappend und bei Aortensklerose von einem metallischen Beiklang begleitet zu sein, ohne daß hierfür die Höhe des Blutdruckes allein ausschlaggebend ist. Deyl will die Arteriosklerose schon in ihren Frühstadien ophthalmoskopisch aus Veränderungen an den Retinagefäßen feststellen, auch sollen die Pupillen bei Blutdrucksteigerung weiter als normal sein.

Von weiteren Anomalien fällt bei der plethorischen oder tonischen Form oft eine Vorwölbung der Oberbauchgegend auf, die der Palpation erhöhten Widerstand entgegensetzt, ferner eine variköse Erweiterung der Körpervenen (Hämorrhoiden, Varicocele usw.) und als Zeichen der Plethora abdominalis ein Kranz feiner bläulicher Hautgefäße vorn in der Höhe des Zwerchfellansatzes. Viele Leute im Frühstadium („Präsklerose") sehen gesund und blühend aus, ihre Klagen beziehen sich meist auf Herzklopfen, Völle, Engigkeit und Blutwallungen zum Kopf. Auch Schmerz in der Herzgegend tritt auf, da das Herz nur mit Mühe die Blutsäule bewältigen kann. Die Tätigkeit der Vasomotoren spielt sich bei chemischen und thermischen Reizen nicht mehr mit der gleichen Promptheit ab, wie früher, so daß es lange dauern kann, ehe nach Kälteeinwirkung Zyanose oder Blässe wieder verschwinden. Mit dem Fortschreiten des Prozesses wird das Kapillargebiet durch Obliteration der Kapillaren und damit die Verbindung zwischen arteriellem und venösem System eingeengt, wodurch dem Herzen immer mehr Arbeit aufgebürdet wird. Eine Folge der Abnahme des Kapillargebietes ist auch das fahle und verfallene Aussehen der Arteriosklerotiker nach Exzessen und das Ausbleiben einer ausgiebigen Blutung aus frischen Wunden, sowie die Verzögerung der Heilungsprozesse bei alten Leuten.

Das Krankheitsbild der Arteriosklerose wird natürlich ganz verschieden sich gestalten, je nach Beteiligung der einzelnen Gefäßgebiete resp. der Organe unseres Körpers. Aus dem ganzen, großen Gebiet heben sich besonders 5 Gruppen heraus: die Aortensklerose, die kardiale, die renale, die abdominelle und die zerebrale Form.

Sklerose der Aorta ascendens und des Arcus aortae ist recht häufig anzutreffen, da die Aorta infolge ihrer Krümmung und der Nähe des Herzens den stärksten Anprall des Blutes auszuhalten hat und mechanisch am frühesten gedehnt wird. Die klinischen Merkmale richten sich nach dem Grade der Erkrankung: die Erweiterung und Verlängerung der sklerotischen Aorta ist oft im Jugulum, namentlich beim Schlucken, zu sehen und zu fühlen, sie verursacht auch eine breite Aorten-Dämpfung über dem oberen Dritteil des Sternums. Das Herz ist bei Lagewechsel meist abnorm beweglich und rückt bei l. Seitenlage bis in die Axillarlinie. Der II. Aortenton ist klingend oder doch verstärkt. Zur Sicherung der Diagnose dient vor allem das Röntgenbild. Die subjektiven Erscheinungen sind nicht immer charakteristisch: Schmerzempfindung in der Gegend des manubrium sterni, stärkeres Pulsieren der Aorta und der Sub-clavia, Ausstrahlen des Schmerzes in den einen oder in den anderen Arm. Geringe Aortenveränderungen in der Nähe der Kranzgefäße, die aus der Aortenwurzel hervorgehen, können die schwersten Erscheinungen von Angina pectoris hervorrufen, wie andererseits erhebliche Veränderungen höher gelegener Abschnitte fast symptomlos bleiben können. Aus den klinischen Erscheinungen kann man keinen irgendwie sicheren Schluß auf Schwere und Ausdehnung des Prozesses ziehen. Sklerose der aufsteigenden Aorta ist sehr häufig mit Koronarsklerose (s. Angina pectoris) kombiniert, auch greift sie nicht selten auf das Endokard über. Als Folge sieht man arteriosklerotische Altersverdickungen an den Herzklappen, Aortenfehler aber auch bei jugendlichen Leuten allmählich entstehen.

Von der gewöhnlichen Aortensklerose scharf abzugrenzen ist die Aortitis syphilitica, auch Döhle-Hellersche Mesaortitis genannt, welche ätiologisch, klinisch und pathologisch anatomisch erst in jüngster Zeit klargestellt worden ist. Sie geht, umgekehrt wie Arteriosklerose, von außen nach innen, indem zuerst Adventitia (Vasa vasorum) und Media und sekundär die Intima in Mitleidenschaft gezogen werden (narbige Sklerose). Fast immer beginnt sie im Bulbus aortae unmittelbar über den Ansatzrändern der Semilunarklappen, bevorzugt den aufsteigenden Teil und beschränkt sich auf die Aorta thoracica, wie schon Bollinger hervorgehoben hat; nach ihrem Durchtritt durchs Zwerchfell ist der Prozeß meist wie abgeschnitten. Diese ätiologisch einheitliche Krankheit zeigt klinisch 3 verschiedene Krankheitsformen: a) wenn der Prozeß an der Abgangsstelle der Koronarien lokalisiert ist („Mündungssklerose“), so entsteht Angina pectoris, b) wenn er auf die Aortenklappen übergreift, so entsteht Schluß-unfähigkeit dieser Klappen, und c) wenn der Prozeß die Widerstandsfähigkeit der Aortenwand so vermindert, daß sie durch den Anprall der Blutwelle gedehnt und an einer Stelle ausgebuchtet wird, so entsteht das Aneurysma der Aorta. Von der schwieligen Aortitis bis zum Aneurysma ist bei der größeren Nachgiebigkeit des Gefäßrohres nur ein kleiner Schritt. Wenn auch schon Edgren und v. Hampeln auf die Bedeutung der Lues für diese Erkrankungen hingewiesen haben, so ist es doch Denekes Verdienst, daß er sie in ihrem gewaltigen Umfang erkannt und genau beschrieben hat. Heller fand bei 400 Sektionen in 3,5%, Oberndörfer bei 1436 Sektionen im Schwabinger Krankenhaus in 6,9% eine Aortitis syphilitica. Damit steht sie in ihrer Häufigkeit unter allen Herzkrankheiten an erster Stelle. Nach der wertvollen Monographie von Stadler aus der medizinischen Klinik in Leipzig zeigte die Sektion von 256 Leuten mit erworbener konstitutioneller Syphilis in 82% eine schwielige Aortensklerose. Auch Fränkel weist auf die erschreckende Zunahme hin: von 160 Todesfällen an Syphilis war 98 mal Aortensyphilis die Todesursache. Deneke behandelte von 1909—1913 zirka 200 Patienten, von denen er 173 genauer bearbeitet hat, und zwar 149 Männer und 24 Frauen. Meist handelte es sich um relativ junge Leute (45 Jahre im Durschchnitt, der älteste 72 Jahre). Von Thiems

38 Fällen waren 34 Männer und 4 Frauen, beim Eintritt in die Behandlung war der jüngste Patient 20, der älteste 59 (Durchschnitt 44,7 wie auch bei Benary, Reinhold und Reitter). Doch findet man schon bei kongenital-syphilitischen Kindern von 4—6 Jahren diese Veränderungen.

Die Mesaortitis gehört zu den spät auftretenden Manifestationen der Syphilis, der lange Zwischenraum zwischen Primäraffekt und Auftreten der ersten Krankheitserscheinungen verschleierte bisher nur zu oft den wahren Sachverhalt. Der Durchschnittsabstand beträgt nach Deneke bei Männern $20^1/_4$ und bei Frauen $19^1/_2$ Jahre, der geringste 5, der längste 44 Jahre. Jedenfalls entwickelt sich die Aortitis durchweg langsam, im Verlauf von mehreren vielleicht vielen Jahren in schleichender, für den Träger unmerklicher Weise und hat schon ausgedehnte Zerstörungen in der Aortenwand herbeigeführt, ehe sie dem Patienten zum Bewußtsein kommt (Deneke). Leider sind im Beginn der syphilitischen Aortenerkrankungen die klinischen Erscheinungen wenig ausgesprochen und nur durch genaue Untersuchung zu eruieren. Es werden unbestimmte Klagen geäußert, wie vermehrtes Herzklopfen, ein wenig Atemnot beim Treppensteigen, leichtes Ermüden, Schwindel und gelegentlich als Zeichen, daß die Koronarien mitgegriffen sind, anginöse Schmerzen und Beklemmung nach Anstrengungen und Aufregungen. Objektiv fällt die fahlgelbe Gesichtsfarbe auf und ein sichtbares Hüpfen der Arterien, besonders der hochstehenden Subclavia. Der Puls ist celer und an der l. Radialis meist schwächer zu fühlen, der Blutdruck anfangs nicht sehr erhöht, die Aortenpulsation im Jugulum fühlbar, die Aortendämpfung verbreitert, ihr 2. Ton klingend. Am l. Sternalrand ist als Zeichen beginnender Aorteninsuffizienz im 3. Interkostalraum ein kurzes diastolisches Geräusch zu hören, das oft für systolisch gehalten wird, da der 1. Ton kaum hörbar ist (Karotis palpieren!). Auch systolische Geräusche, öfters schon auf 1 Meter Entfernung hörbar, sind nicht selten, indem infolge der Unebenheiten Wirbelbewegungen entstehen. Vortreffliche Aufschlüsse gibt im Frühstadium die Röntgendurchleuchtung (verstärkte Pulsation der Aorta und Verbreiterung des Aortenbandes). In allen zweifelhaften Fällen ist regelmäßig und früh der Wassermann zu prüfen, welcher bei Mesaortitis eigentlich ausnahmslos positiv ausfällt. In den späteren Stadien tritt dann meist das Oliver-Cardarellische Zeichen auf (indem bei jedem Herzschlag der mit dem Finger gehobene Larynx rhythmisch herabrückt), dann Herzvergrößerung mit auffallender Verschieblichkeit bei l. Seitenlage, auch Rekurrenslähmung und Kompression der Trachea. Schließlich hat sich dann eine typische Angina pectoris, Aorten-Insuffizienz oder ein Aortenaneurysma ausgebildet.

Die luetischen Aortenerkrankungen sind die deletärste Form aller metasyphilitischen Erkrankungen und geben eine ganz düstere Prognose. Von 140 Patienten, die bis Ende 1911 in Denekes Behandlung traten, waren 1913 bereits 88 gestorben, von den bis Ende 1909 zugegangenen sogar $84^0/_0$.

Sehr häufig sind Komplikationen mit syphilitischen und postsyphilitischen Erkrankungen des Nervensystems (nach Deneke in zirka $40^0/_0$). Schon Strümpell hat auf das häufige Vorkommen initialer und rudimentärer Tabes bei Aortenerkrankungen hingewiesen, das mit $10^0/_0$ eher zu niedrig angegeben ist. Lesser fand bei der Sektion von 96 Tabikern 18 Aortenaneurysmen. Man prüfe also bei jedem Aortenfehler die Sehnen- und Pupillenreflexe und bei jedem Tabiker die Kreislaufverhältnisse. Selbst ausgesprochene Fälle von Mesaortitis verlaufen in ihren Folgezuständen günstiger, wenn sie mit Tabes kompliziert sind. Der Grund hierfür ist aber wohl nicht, wie angegeben wird, das Ausbleiben stärkerer Blutdruckschwankungen infolge der geringeren Bewegungsfähigkeit der Tabiker, sondern die alte Erfahrung, daß die Wirkung eines Giftes auf zwei Organe oder Organsysteme nie so stark ist, wie wenn es sich auf eines allein beschränkt. Bei Paralytikern fand Straub in 82%, bei Männern sogar in 92% Veränderungen nach Art der Döhle-Hellerschen Aortitis, die nur z. T. intravitam klinische Erscheinungen von seiten der Kreislauforgane dargeboten hatten.

Was nun die Behandlung der Mesaortitis angeht, so ist zunächst zu überlegen, ob nicht gerade antisyphilitische Kuren ursächlich in Betracht kommen, da Hg, ebenso wie Blei und Zinksalze, ein Blutgift ist und arteriosklerotische Veränderungen erzeugen kann. Das große, in seiner Zusammensetzung gleichartig gebliebene Material der Charité weist zurzeit mehr als viermal so viele Aneurysmen auf als vor 50 Jahren. Ein günstiger Einfluß der energischen spezifischen Therapie, die in den 80er und 90er Jahren des letzten Jahrhunderts einsetzte, ist also keineswegs festzustellen. Sehr überraschend ist eine Äußerung von Buschke in der neuesten Auflage seines Lehrbuches der Geschlechtskrankheiten „es erscheint zweifelhaft, ob Syphilis zur Arteriosklerose disponiert, eher tun dies zu eingreifende Behandlungsformen". Ich selbst habe früher solche Möglickheit ins Auge gefaßt, nachdem verschiedene Patienten, die viele Hg-Kuren gebraucht hatten, in relativ jungen Jahren an Mesaortitis erkrankten. Aber im Laufe der Jahre habe ich bei sorgsamer Beobachtung viel häufiger das Gegenteil konstatiert, nämlich daß überhaupt niemals eine spezifische oder aber von Naturheilkundigen eine ganz harmlose andere Behandlung durchgeführt worden war. Es scheint, daß, ebenso wie die Tabes, so auch die Mesaortitis mit Vorliebe dann zum Entstehen kommt, wenn die Syphilis ohne deutliche Sekundärerscheinungen sozusagen äußerlich abortiv verlaufen ist. Eine ganze Reihe von Offizieren, Apothekern und anderen Männern, die sicherlich eine früher stattgefundene Infektion zugestanden hätten, leugneten auf das Bestimmteste und in glaubhafter Weise, jemals geschlechtskrank gewesen zu sein. Sodann habe ich von konsequenten und wiederholten Kuren nicht nur subjektive, sondern auch objektiv nachweisbare Besserungen gesehen, ja es kann, wenn auch nur in bedauerlich wenigen Fällen, zur völligen Ausheilung kommen, zwar nicht im anatomischen, aber doch im praktischen Sinne, wie auch Oberndörfer beobachtet hat (Deneke, Goldscheider, Laubry, Vaquez). Ob Quecksilber dem Salvarsan überlegen ist oder umgekehrt, wird noch festzustellen sein; nach Weintraud begünstigt die Salvarsanbehandlung den Eintritt von Remissionen, ja es verloren sich schwerste Anfälle von Angina pectoris, Lungenödem, Kollaps, sowie Herzerweiterung, um nie wieder aufzutreten. Durch weitere Beobachtungen muß noch die zweckmäßigste Art der Anwendung des Salvarsans festgestellt werden, ob einmalige hohe oder mehrfache kleine Dosen, allein oder in Verbindung mit Hg und anderen Mitteln, den Vorzug verdienen.[1]) Vielfach kommen die Patienten erst in elendem All-

---

[1]) Ich verwende auf Huberts Vorschlag:
Neosalvarsan 0.15 : 3 ccm Aq. redestill., nach 8 Tagen
„ 0.3 : 3 „ „ „ „ 5 „
„ 0,45 : 5 „ „ „ diese Dosis wird mit 4 tägigen Intervallen bis zur Gesamtdosis von 3,5—4,0 fortgegeben.

gemeinzustand zur Behandlung, die dann vorsichtig einzusetzen hat: jeden
2. Tag je 2,0 Unq. ciner. einreiben lassen und nach zwei Wochen vorsichtige
Dosen Salvarsan (0,1—0,2 in 8—14tägigen Intervallen). Die von Oigaard
bei syphilitischen Gefäßleiden „ausschließlich und mit überraschendem Erfolg"
verordnete Mixtur (F. 47) wurde von meinen Patienten immer schlecht vertragen.
So viel kann man wohl jetzt behaupten, daß bestimmte Kontraindikationen
gegen Salvarsan und Hg nicht bestehen, wenn man von den ganz schweren
Fällen mit völliger Dekompensation und ausgesprochener Herzmuskelverände-
rung absieht. Es wird interessant sein, weiter zu verfolgen, inwieweit es durch
die jetzt geübte Behandlung des Syphilis mit Salvarsan gelingen wird, den so
gefährlichen Aortenerkrankungen vorzubeugen. Bis heute ist von einem Erfolge nach dieser Richtung hin nichts zu merken: von den in den letzten acht
Jahren im Eppendorfer Krankenhaus beobachteten 365 Syphilistodesfällen
waren 238 auf Aortitis syphilitica zu beziehen.

Dringend möchte ich abraten, den Patienten die wahre Ursache ihrer
Krankheit mitzuteilen. Es wirkt stets deprimierend, wenn die meist längst
vergessene Syphilis wieder hervorgeholt und nun zur Quelle ewiger Selbst-
vorwürfe wird. Haben die Leute erst erfahren, daß ihr Leiden auf die frühere
Ansteckung zurückzuführen ist, so verlangen sie natürlich spezifische Kuren
und sind jedesmal bitter enttäuscht, wenn der Wassermann trotz alledem
positiv bleibt. Da viele dieser Patienten anämisches Aussehen zeigen, so entnimmt man „zur Blutuntersuchung" einige Kubikzentimeter Blut oder macht
einen kleinen Aderlaß, der auch therapeutisch fast stets angezeigt ist. Hat
sich ein positives Resultat ergeben, so erklärt man eine Arsenkur für notwendig
zur Beseitigung der „Blutarmut" und gibt Salvarsan intravenös oder auch
Arsacetin (F. 46).

Aneurysma der Aorta.

Es ist zweifelhaft, ob durch Traumen allein Aneurysmen verursacht
werden können. Man darf wohl behaupten, daß es ohne vorausgegangene
Syphilis kein Aneurysma gibt. Sitz des Aneurysmas, das vorzugsweise bei
Männern im Alter von 45—55 Jahren angetroffen wird, ist fast stets die Aorta
ascendens (thoracica) mit ihrem Arcus, ungleich seltener die Aorta descendens.

Die Symptome des Aneurysmas wechseln ungemein, je nach Sitz, Größe,
Wachstumsschnelligkeit und Komplikationen. Bei spindelförmigen Aneurysmen werden die Symptome die gleichen sein, wie bei Aortensklerose, während
sackförmige Aneurysmen zu den Krankheiten gehört, die Cabot unter dem
Namen „Druckgruppe" zusammenfaßt (Tumoren, Wirbeltuberkulose, Echino-
kokkus). Das wichtigste Zeichen sind immer Schmerzen, die im Anfang gewöhnlich als klopfende Sensationen am Sitz des Aneurysmas auftreten, später
heftiger werden und in Rücken und Arme ausstrahlen. Manchmal fehlt jeglicher
Schmerz oder jegliche Druckerscheinung mit Ausnahme des Hustens und der
Heiserkeit. Der Husten, welcher trocken und oft recht quälend ist, hat einen
laut klingenden, metallischen Charakter („Kehlkopfhusten") und geht ohne
Zyanose einher. Nicht selten ist leichter Stridor vorhanden unter auf- und ab-
steigender Bewegung des Larynx und Heiserkeit. Relativ früh fällt Atemnot
auf, die sich durch Sprechen und relativ geringe Bewegungen steigert, seltener
Singultus, Schluckbeschwerden, Vortreten der Bulbi und Ungleichheit der

Pupillen. Wenn ein Aneurysma mit einem Hauptbronchus oder mit der Trachea verwachsen ist, so kann es die Wand derselben an einer kleinen Stelle zur Usur bringen und zur Quelle von häufigem Blutspucken werden. Mit der Zeit stellen sich Nachtschweiße und Gewichtsverlust ein, so daß oft der Gedanke an ein Neoplasma naheliegt.

Objektiv fällt in vorgeschrittenen Fällen von Aneurysma der Aorta ascendens oder ihres Arcus ein Pulsieren am r. Sternalrand im 2. oder 3. Interkostalraum, am Manubrium sterni oder auch in der Fossa jugularis auf, ja es kann unter Hervorwölbung der Brustwand zu stark pulsierenden Tumoren kommen. Die Perkussion ergibt meist Dämpfung über der Stelle des Aneurysmas, wobei das zumeist hypertrophische Herz eine auffallende Verschieblichkeit zu zeigen pflegt. Der Auskultationsbefund ist sehr verschieden, oft werden Geräusche gehört. Pulsus differens, soferne er nicht auf kongenitaler Anomalie oder lokaler Sklerose der Brachialis beruht, ist ein wichtiges Zeichen für die Diagnose. Wo auch nur der leiseste Verdacht auf Aneurysma vorliegt, soll die Röntgenuntersuchung vorgenommen werden, durch welche die Diagnose außerordentlich viel näher gerückt ist.

Die Prognose der Aortenaneurysmen ist durchweg ungünstig zu stellen. Wohl bleiben manche stationär, wenn sie eine gewisse Größe erreicht haben, zumeist aber führen sie nach langem Leiden unter allen Erscheinungen der Herzinsuffizienz (Stauung in Nieren und Lungen, Ödemen, Infarkten, Konsumption, Kompression benachbarter Organe), viel seltener durch Ruptur (in 15%) zum Tode. Es kann allerdings vom Beginn des Leidens 10 Jahre dauern, ehe solche Katastrophe schließlich erfolgt.

Was die Therapie angeht, so bin ich nie so glücklich gewesen wie andere Ärzte, die durch steigende und große Gaben von Jodkali (4,0) wesentliche Verkleinerung oder gar Heilung erzielen konnten. Noch weniger Vertrauen verdienen Plumb. acet. und Sekalepräparate. Vor einer Reihe von Jahren haben Lanceraux und Paulesco der Académie de médecine berichtet über Heilungen von Aneurysmen durch Einspritzung einer Gelatinelösung, welche das Blut innerhalb des Sackes zum Gerinnen bringen soll. Diese keineswegs ungefährliche Methode hat sich in Deutschland niemals eingebürgert und auch in Frankreich offenbar bald an Kredit verloren. Rosin gab mit Nutzen Gelatine in Kapseln monatelang und Ruediger täglich 36—40 g Gelatine $1^1/_2$ Jahre lang. Man hat auch Elektrolyse und Elektropunktur versucht, indem man isolierte Nadeln in den Sack einsticht und den konstanten Strom hindurchgehen läßt. Wenngleich die chirurgische Behandlung im Bereich der Möglichkeit liegt, so hat sie bisher noch keinen positiven Erfolg gehabt.

Bei frühzeitig gestellter Diagnose leistet eine energische antiluetische Kur Gutes. Im übrigen muß man der dehnenden Wirkung des Blutdruckes, die den Sack erweitert, möglichst entgegenwirken durch eine ruhige Lebensführung und eine knappe, nierenschonende Diät in Form der Diaeta parva nach Laache in Christiania. In England ist Tuffnels Kur sehr gebräuchlich, die sich auf die Beobachtung gründet, daß Aneurysmen im Gefolge erschöpfender, mit Abmagerung einhergehender Krankheiten wiederholt und spontan ausheilten. Die Vorschrift lautet: zum Frühstück 60 g Milch, Kakao oder Hygiama, 60 g Brot und Butter, mittags 90 g Fleisch, 90 g Kartoffeln oder Brot, 120 g Wasser resp. Bordeaux, abends 60 g Tee mit Milch oder Milch mit 60 g Brot und

Butter, also im ganzen 300 g fester und 240 g flüssiger Nahrung in 24 Stunden, gegen den Durst eventuell Eispillen. Solche Kur erfordert mindestens zwei Monate bei strenger Körperruhe. Nützlich sind ferner kleine Aderlässe, die schon von Valsalva mit besonderem Erfolg durchgeführt und neuerdings von Davison wieder empfohlen worden sind: je nach dem Allgemeinbefinden des Patienten entzieht man in Abständen von zwei bis drei Monaten 100 bis 200 ccm Blut. Abrams will durch Beklopfen des Prozessus spinosus des 8. Halswirbels mit dem Perkussionshammer sowohl die normale als auch die aneurysmatisch erweiterte Aorta zur Kontraktion gebracht haben! 140 Kranke, bei welchen die klassischen Symptome des Aneurysmas durch physikalische und skiaskopische Untersuchungsmethoden demonstriert werden konnten, waren in kurzer Zeit geheilt. (!) Man sieht, die Zeiten der Wunder sind noch nicht vorüber. — Wölbt· sich ein Aneurysma als prominenter Tumor nach außen vor, so muß zum Schutz eine hohlgearbeitete und sorgfältig gepolsterte Pelotte getragen und jede Gewalteinwirkung vermieden werden. Ist es zu Kreislaufstörungen infolge von Insuffizienz des Herzens gekommen, so treten Digitalis und Diuretika in ihr Recht. Rupturen erfolgen meist im Anfangsteil der Aorta und verlaufen schnell tödlich. Es ist eine alte Regel, daß man bei bestehendem Aneurysma nicht den Magen sondieren soll.

Aneurysmen der Aorta descendens und abdominalis sind recht selten. Die erste Erscheinung ist auch hier Schmerz, der fast ausschließlich am Rücken und an den Oberschenkeln geklagt wird. Da er anfallsweise auftreten kann, ist eine Verwechselung mit Nephro- und Cholelithiasis, seltener mit einer Interkostalneuralgie wohl möglich. Oft fällt eine kräftige Pulsation im Abdomen auf, die sich auf seine Organe überträgt. Auch eine völlig normale Bauchaorta kann eine ungewöhnlich lebhafte Pulsation zeigen und oft unmittelbar unter der Haut der Bauchwand erscheinen, vielleicht infolge atypischer Krümmung der Wirbelsäule. Meist handelt es sich hierbei um neurotisch veranlagte Leute mit leicht erregbarer Herzaktion, die nun ihre ganze Aufmerksamkeit auf „diese Geschwulst" konzentrieren. Man muß wissen, daß über jeder Aorta abdominalis, die oberflächlich genug liegt, um mit dem Finger und Stethoskop erreicht zu werden, deutliche Töne und Geräusche gehört und lebhafte der Herzaktion synchrone Pulsationen gefühlt werden können. Das Pochen in der Magengrube, die dumpfen Schmerzen im Leib und die leichte Druckempfindlichkeit in der Gegend des Nabels machen den Patienten viel unnötige Sorgen, pflegen aber bald nachzulassen, wenn man ihre Aufmerksamkeit ablenkt und eine milde hydriatische Behandlung (feuchte Leibaufschläge!) einleitet.

Ist die Koronarsklerose auf die Abgangsstelle der Kranzgefäße („Mündungssklerose") beschränkt, so entsteht das Bild der Angina pectoris (s. S. 105). ist aber die Intimaverdickung über größere Abschnitte der Kranzgefäße verbreitet, so kommt es zur sog. Kardiosklerose, deren klinisches Bild ganz bunt ist, wie es bei der Myokarditis beschrieben wurde. Infolge von Verengerung oder auch völliger Verlegung von Ästen der Koronarien bilden sich sog. hämorrhagische Infarkte, anämische Nekrosen und im späteren Verlauf fibröse Entartung mit bindegewebigen Narben (Myomalazie, Myocarditis fibrosa). Wenn die Infarkte nicht sehr ausgedehnt und mehr zerstreut waren, so kann es zur Ausheilung kommen (myokarditische Schwiele). Konfluieren solche myomalazische Schwielen, dann wird die Herzwand verdünnt und die Entstehung eines „Herzaneurysmas" begünstigt. Da die l. Koronaria häufiger und auch stärker erkrankt, als die r., so findet man die erwähnten Prozesse auch mehr in der vorderen Wand und unteren Hälfte des l. Ventrikels. Hier ist auch der Lieblingssitz des Herzaneurysmas, welches die Gefahr einer Herzruptur und tödlicher Verblutung in den Herzbeutel mit sich bringt. Dem pathologisch-anatomischen Befunde entsprechen keineswegs immer deutliche klinische Symptome. Die Erschwerung der Blutzufuhr bei diffuser Koronarsklerose spiegelt sich zunächst nur in einer geringeren Leistungsfähigkeit des Herzmuskels ab. Die Erkrankung verläuft in einer ganzen Reihe von Fällen latent. Über unangenehme Empfindungen in der Herzgegend wird von Herzsklerotikern wohl geklagt, ohne daß sie irgendwie pathognomonisch wären. Etwas mehr Bedeutung kommt den objektiv wahrnehmbaren Veränderungen der Herzaktion zu: der Bradykardie besonders bei Fettleibigen (s. S. 87). sowie auch den tachykardischen Anfällen älterer Leute. Paroxysmale Tachykardie ist sicherlich oft ein Zeichen beginnender Kardiosklerose, wie der weitere Verlauf und Autopsien erwiesen haben. Dasselbe gilt von dauernder Irregularität der Herzaktion bei älteren Leuten. Bei der häufigen Kombination von Aorten- und Koronarsklerose hat ein verstärkter oder klingender 2. Aortenton auch eine Bedeutung für die Diagnose „Kardiosklerose". Außer Adams-Stokescher Krankheit und chronischer Herzmuskelinsuffizienz ist das Asthma cardiale ein typisches Symptom für Kardiosklerose, welches sich ohne vorausgegangene Anstrengung vor allem nachts zu einer bestimmten Stunde einstellt. Der Patient wacht plötzlich mit dem Gefühl auf, als würde ihm die Kehle zugeschnürt, er muß aus dem Bett heraus, stürzt ans Fenster, um frische Luft zu haben, und wartet dann stehend oder sitzend ab, bis der Anfall vorübergeht, was gewöhnlich in $^1/_2$ bis 1 Stunde eintritt. Trotz der Atemnot kommt es zu keiner Zyanose, die Patienten sind eher blaß und oft mit Schweiß bedeckt, wobei Pfeifen im Kehlkopf und ein leicht blutig gefärbter, schaumiger Auswurf beobachtet werden.

Warum treten die schwersten Anfälle von Herzasthma zur Nachtzeit auf? Die vorherrschende Ansicht ist die, daß das Herz im Schlaf sich schwach kontrahiert und so dem Herzmuskel weniger Blut zuführt. Infolge der hieraus resultierenden Ischämie entstehe Herzschwäche mit Auftreten von Asthma eventuell auch von anginösen Zuständen; beim Erwachen schlage das Herz stärker und behebe das Asthma durch bessere Blutzufuhr zum Herzmuskel. Sicherlich trifft diese Deutung nicht zu: denn wenn das Herz im Schlaf auch weniger leistet, so arbeitet es dann doch auch unter günstigen Bedingungen und bedarf einer viel geringeren Blutzufuhr, als im Wachen. Gerade bei nächtlicher Bettruhe ist die Herzaktion am ruhigsten und bei diesen länger dauernden Diastolen ist die Ernährung des Herzmuskels mit Blut die günstigste. Die Ursache ist vielmehr darin zu erblicken, daß im Schlaf die Atmung oberflächlich, die Oxydation des Blutes mangelhaft und die Bildung regressiver Stoffwechselprodukte begünstigt wird (toxisches Asthma). Wahrscheinlich spricht dabei noch der Umstand mit, daß nach tiefem Schlaf das Blut infolge von CO_2-Überladung stark viskös ist und nicht so schnell den Koronarkreislauf passieren kann.

Für eine große Gruppe von Nierenleiden ist eine Erkrankung der Nierengefäße verantwortlich zu machen. Volhard hat von den Nephritiden und Nephrosen die auf Sklerose der Nierengefäße beruhenden Nephrosklerosen

9*

abgegrenzt. Bei vorwiegender Beteiligung der Nierengefäße kommt es zum
Schwund der sezernierenden Zellen mit Hyperplasie und Sklerose des Stütz-
gewebes. Die Nieren sind dann — ganz selten einseitig — klein, hart, dunkelrot und den verödeten Gefäßgebieten entsprechend mit narbigen Einziehungen
versehen (arteriosklerotische oder vaskuläre Schrumpfniere, Granularatrophie,
red granular atrophy). Es gibt wenige Krankheiten, die in ihren Anfangsstadien
so oft übersehen und in ihren Folgezuständen unterschätzt werden, wie die
Nephrosklerose. Sie tritt vorwiegend bei älteren Männern um das 50. Lebensjahr,
nur ganz selten vor dem 40. Lebensjahr, und oft familiär auf. Besonders gern
werden Metzger betroffen. Klinisch kündigt sich das Leiden oft schon früh
an durch Anfälle von Migräne (namentlich bei Frauen alle zwei bis vier Wochen
auftretend!) und durch Neigung zu Kongestionen. Wenn die Nieren in ausgedehntem Maße befallen sind, so stellen sich die Kopfschmerzen häufiger und
zwar gewöhnlich in den Morgenstunden oder längere Zeit nach dem Essen ein.
Oft treten sie im Verlauf der Okzipitalnerven auf und verschwinden bald nach
dem Waschen oder nach kalten Umschlägen. Sehr auffallend ist eine nervöse
Unruhe, verbunden mit quälender Schlaflosigkeit und gesteigerten Reflexen.
Der Umgebung fällt auch ein nächtliches Seufzen mit Andeutung von Cheyne-
Stokeschem Atmen auf. Trotz guten Essens nimmt das Körpergewicht und
manchmal das gute Aussehen ab. Im Beginn und bei leichten Graden der Entzündung kündigt sich die Krankheit durch Polyurie an, die Leute müssen in
der Nacht oft fünf- bis sechsmal aufstehen, um Urin zu lassen, während sie
bei Tage nichts von ihrer Blase merken. Macht man sich die Mühe, das Tages-
quantum — normalerweise $^2/_3$ — im Meßglas aufzufangen und ebenso das
Nachtquantum, so verrät sich eine „Phasenverschiebung", indem der Nachturin
viel reichlicher ist („Nykturie"). Der Polyurie entspricht ein größerer Durst,
sowie ein diluierter Urin von heller Farbe (im Gegensatz zur Stauungsniere!).
Das spezifische Gewicht ist der niedrigen Konzentration entsprechend meist
um 1010 herum, ja selbst 1004—1005. Das Freisein des Urins von Albumen,
das gewöhnlich nur in Spuren nachzuweisen ist, schließt eine indurative Nephritis
nicht aus, im Sediment findet man oft monatelang keine oder nur wenige geformte
Elemente, ganz vereinzelte Nierenepithelien, spärliche hyaline und in vorgeschritteneren Fällen auch granulierte Zylinder. Auch leichte urämische Erscheinungen, wie Foetor ex ore, Widerwillen gegen Fleisch und Bouillon, begleitet
von Erbrechen und Kopfschmerzen, kündigen das Leiden an. Bei genauer
Beobachtung wird man am Abend nur selten prätibiale Ödeme vermissen.
Von entscheidender Wichtigkeit ist hier die Blutdruckmessung, da die kon-
trahierte Radialarterie beim Betasten oft niedrigen Druck vortäuschen kann.
Dauernde Steigerung auf 160 bis 170 mm Hg weist mit Sicherheit auf eine
Nierenerkrankung hin (Romberg, Schlayer). Von 550 Patienten mit einem
dauernden Druck über 140 mm Hg boten 62,5% sichere Zeichen einer Nierenschädigung, 14,5% wahrscheinliche und 23% keine Anhaltspunkte dar (Fischer-
Nauheim). Bei 300 Patienten mit Steigerung über 160 mm Hg war in 80%
eine Nierenschädigung sichergestellt, in 16,3% wahrscheinlich und nur in 3,6%
nicht festzustellen. Die Autopsie ergab aber stets deutliche anatomische Zeichen
von Nierenerkrankung, und zwar nicht nur die gewöhnlichen Alterserscheinungen.
Die fortschreitende Erkrankung etablierte sich vorzugsweise an den Gefäßen
und Glomerulis.

Von den Insassen des Straßburger Bürgerspitals im Alter von 60 bis 100 Jahren war der Blutdruck im Durchschnitt 150 mm Hg; fast stets war Arteriosklerose oder Granularatrophie festzustellen, die meist nebeneinander bestanden. John leugnet, daß bei Hypertension immer eine Granularatrophie im Spiele ist, er konnte jahrelang Hypertension bei Leuten beobachten, die ein hohes Alter erreichten. Vielleicht existiert eine Familiendisposition zu Überdruck; auch viele Frauen im Klimakterium weisen recht hohen Blutdruck auf, ohne daß irgendwie Anhaltspunkte für Nephrosklerose zu finden sind. Sie wird aber doch wahrscheinlich bei Dauerwerten von 140 mm Hg und mehr, zumal wenn erbliche Belastung oder uratische Diathese vorliegen. Eiweißausscheidung ohne Blutdrucksteigerung gehört nie der Schrumpfniere an (Amyloid, Pyelitis, Pyelonephritis). Man muß, wie Volhard richtig hervorhebt, zwei Formen der arteriosklerotischen Schrumpfniere unterscheiden. Die benigne Form, welche die mittleren und kleineren Gefäße betrifft, wird mehr bei Männern im Alter von 40—70 Jahren beobachtet. Subjektive Beschwerden können viele Jahre lang ganz fehlen oder doch sehr gering sein. Der Blutdruck geht nicht unter 160 mm Hg, bei älteren Leuten meist sogar auf 200; oft reichen die gewöhnlichen bis 240 mm Hg graduierten Manometer gar nicht aus. Als Ursache der enormen Drucksteigerung sind wohl im Blute kreisende vasokonstriktorische Substanzen, nicht aber Einengung des Gefäßgebietes infolge Verödung der Nierenarterien zu beschuldigen. Der Puls ist meist hart („Drahtpuls") und gespannt, nicht beschleunigt und selten intermittierend. Der starken Hypertonie entspricht die renale Herzhypertrophie: verbreiteter, kräftiger Spitzenstoß, lebhafte in der Tiefe der Fossa jugularis fühlbare Pulsation des Aortenbogens, oft einseitig erweiterte Karotiden (Hirnblutungen!), massive Dämpfung besonders r. vom und über dem Sternum, verstärkter 2. Aortenton und 2. Ton an der Spitze. Nasenbluten ist bei älteren Herren so gut wie immer ein Zeichen von arteriosklerotischer Schrumpfniere und wird, wie auch Hämorrhoidalblutung, meist wohltuend empfunden und lindert etwa vorhandene Kongestionen und Kopfschmerzen. Die Nierenfunktion ist bei dieser „blanden" oder „reinen" Nierensklerose kaum gestört: der Urin wird in reichlicher Menge (Nykturie!) und in normaler Färbung ausgeschieden, er enthält jahrelang nur äußerst geringe Spuren Albumen und spärliche Formbestandteile im Sediment. Erst später, wenn der l. Ventrikel erlahmt, sinkt die Wasserausscheidung. Trotz der oft ganz enormen Schrumpfung ist Urämie oder Tod an Niereninsuffizienz sehr selten. Der Augenhintergrund ist in der Regel ganz normal. Die Gefahr droht vom kardio-vaskulären System: hält das Herz aus, so erfolgt der Tod meist an Apoplexie, wenn nicht, so entwickelt sich nach und nach eine Herzinsuffizienz.

Die Therapie hat zunächst alle blutdrucksteigernden Momente (Alkohol, Nikotin, Überernährung, Obstipation, schlechte Luft, gebückte Haltung, überhastete Bewegungen) auszuschalten. Zur Herabsetzung der Hypertonie dienen eine mehr vegetarische, knappe Diät (beträchtliches Abfallen der Blutdruckziffern bei der jetzigen Kriegsernährung!), hydriatische Prozeduren (Frottieren, spirituöse Abreibungen, Bürstenbäder, Badekuren), reichliche Bewegung in frischer Luft, so lange das wandstarke Herz gut arbeitet und vor allem der periodisch wiederholte Aderlaß in nicht zu kleinen Mengen. Auf Medikamente kann man in dem Anfangsstadium verzichten; macht sich kardiale Insuffizienz bemerkbar, dann sind Digitalis und ihre Trabanten am Platz.

Bei der malignen Form gesellt sich zu den Gefäßveränderungen eine schleichende Entzündung der Glomeruli. Diese „Kombinationsform" tritt vorzugsweise bei Männern, und zwar in relativ frühem Alter (meist um das 40. Lebensjahr) auf. Bleiintoxikation (Maler), überreichlicher Fleischgenuß (Metzger, strenge Diabetikerdiät) und Lues spielen für die Entstehung eine wichtige Rolle. Sie kann sich auch aus der benignen Form entwickeln, von der sie sich im übrigen dadurch unterscheidet, daß von Anfang an die Nierensymptome mehr im Vordergrund stehen: schlechter Geschmack, Foetor ex ore, gelblich fahle Hautfärbung, Kopfschmerz, Ödeme an den Augenlidern und Unterschenkeln, stärkerer Gehalt des Urins an Albumen und geformten Elementen (auch granulierte und wachsartige Zylinder), allgemeiner Verfall und hohle Stimme. Eigentümlich für diese Form ist die „blasse Dyspnoe" mit Anfällen von Tachy- oder Polypnoe. Schon bei einer gewöhnlichen Unterhaltung oder bei leichten Bewegungen (Entkleiden, Aufheben des Hemdes bei der Untersuchung) wird die Atmung plötzlich sehr beschleunigt, so daß die Leute kaum noch sprechen, sondern ihre Worte nur hastig hervorstoßen und den Atem nicht anhalten können. Es handelt sich dabei nicht um Orthopnoe kardialen Ursprungs, da Zyanose und oft andere Zeichen der Herzinsuffizienz fehlen, sondern offenbar um eine Abart des Asthma uraemicum, welches hier oft im Vordergrund des klinischen Bildes steht. Die Patienten finden nachts absolut keine Ruhe, werfen sich unaufhörlich im Bett umher. Oft und unverhältnismäßig rasch hintereinander stellen sich charakteristische Anfälle ein: wenn die Patienten einige Stunden im Bett sind — vorher fehlen bestimmte Anzeichen — werden sie beim Ausatmen durch Rasseln im Hals (nicht auf der Brust!) beunruhigt. Vom Unterleib her kommt ein Druck, der immer unangenehmer wird und die Unruhe so steigert, daß der Patient aus dem Bett heraus oder sich wenigstens aufsetzen muß. Oft beginnt eine Unmenge Flatus zu streichen und Aufstoßen zu erfolgen; je toller dies geht, um so wohler wird dem Patienten. Während des Anfalles erfolgen meist einzelne Hustenstöße, die ein mit Blut untermischtes, rosafarbenes Sputum zutage fördern. Am folgenden Tage wird nicht mehr gehustet und das Wohlbefinden kann wieder hergestellt sein. Es handelt sich um Anhäufung von toxischen Stoffen im Blut, welche das Atmungszentrum in der Medulla oblongata reizen und einen Krampf der peripheren Gefäße auslösen. Sehr charakteristisch ist noch die sog. „Schleimperle" oder der „Schleimdeckel", der sich am Morgen als unangenehmes Kratzen im Hals bemerkbar macht und abgehustet werden muß. Die Herzaktion ist regelmäßig beschleunigt, die Pulsfrequenz, meist zwischen 90—110, sinkt im Liegen nicht. Spannung des Pulses und Blutdruckwerte erreichen nicht annähernd die Höhe, wie bei der gutartigen Form, Zeichen von Neuroretinitis albuminurica sind schon im Frühstadium nicht ungewöhnlich. Als Ausdruck der rasch sich einstellenden kardio-renalen Insuffizienz treten frühzeitig Pulsus alternans und Galopprhythmus auf.

Die Therapie ist bei der malignen Form äußerst undankbar, trotz aller Mittel tritt der Tod meist schon nach $\frac{1}{2}$ bis 1 Jahr unter den qualvollen Zeichen völliger Herzinsuffizienz ein. In den Anfangsstadien verschwinden nächtliche Unruhe, Asthma und Ödeme noch wohl auf Digitalis und Diuretin; allmählich versagen auch diese Mittel trotz großer Gaben (F. 21). Außerordentlich quälend ist der Durst („Pökelzunge"), es ist nicht immer leicht, die hier durchaus notwendige Flüssigkeitsbeschränkung durchzuführen (mäßige, ungewürzte Kost, Aussaugen von Fruchtsäften, häufiges Mundspülen, warme dünne Teeaufgüsse). Man wird schließlich auf Morphium (subkutan)! nicht verzichten wollen, obschon es die vorhandenen Ödeme begünstigt.

Die zerebrale Form der Arteriosklerose verläuft äußerst langsam und, da sie selten Herdsymptome setzt, oft unter dem Bilde einer funktionellen Neurose („arteriosklerotische Pseudoneurasthenie"). Wenn Männer zwischen 45 bis 65 Jahren, die bis dahin keine Nerven gekannt haben, reizbar und unfähig zur Arbeit werden, so sei man vorsichtig mit der Diagnose einer Neurasthenie. Es findet sich gewöhnlich die Trias von Windscheid: Kopfschmerz, Schwindel und Abnahme des Gedächtnisses mit Nachlassen der schöpferischen Produktionskraft. Der gewöhnlich schon im Initialstadium geklagte Kopfschmerz wird durch Alkohol (Intoleranz!), Aufregungen, geistige Arbeit, Anstrengung der Bauchpresse, Aufenthalt in überhitzten Räumen, gebückte Stellung, plötzlichen Lagewechsel, und andere blutdrucksteigernden Momente verschlimmert, durch Nasen- und Hämorrhoidalblutungen aber gelindert; nach einem apoplektischen Insult ist er wie abgeschnitten. Der Schwindel macht sich besonders am Morgen beim Aufstehen bemerkbar, er ist oft mit Ohrgeräuschen verbunden (Ohrerkrankungen und Refraktionsanomalien am Auge berücksichtigen!). Die Gedächtnisschwäche ist objektiv feststellbar im Gegensatz zur subjektiv geäußerten bei Neurasthenie (Spielmeyer). Der Gedankenablauf ist verlangsamt, die Sprache erschwert, die Fähigkeit neue Probleme zu lösen geschwunden, die Stimmung reizbar und wechselnd, oft auch rührselig, ja es können gelegentlich psychische Störungen meist depressiver Art, selten und nur bei Potatoren Ausartung in Demenz bemerkbar werden. Die Pupillen zeigen in $1/_3$ der Fälle träge Reaktion und Miosis, selten Ungleichheit. Ein Mitflattern der Gesichtsmuskulatur wird öfters beobachtet, die Sehnenreflexe sind meist gesteigert, spastische Obstipation oft vorhanden. Ab und an melden sich „gelinde Apoplexien": Bewußtseinsunterbrechung, Übelkeit, Einschlafen der Extremitäten, Parästhesien. Sitz und Grad der Gefäßerkrankung können ein buntes Krankheitsbild bedingen, wobei es bisher unbekannt geblieben ist, warum der Prozeß bald dieses, bald jenes Gefäßgebiet im Gehirn bevorzugt. Alzheimers perivaskuläre Gliose und senile Rindenverödung, Binswangers Encephalitis subcorticalis, Naunyns pseudomultiple Sklerose, Jacobsohns akute Bulbärparalyse, Pierre Maries foyers lacunaires und état vermoulu etc., sie alle bilden nur verschiedene Typen zentraler Arteriosklerose.

Bei Sklerose der Mesenterialgefäße entsteht das Bild der Angina abdominalis, der sog. Dyspragia arteriosclerotica intestinalis intermittens (Ortner): plötzlich und krampfartig einsetzende Schmerzen in der Oberbauchgegend, speziell um den Nabel, Meteorismus infolge von Darmparese, auch unabhängig von der Nahrungsaufnahme, Obstipation, Kollern im Leib und auch Darmblutungen infolge von Geschwüren. Die paroxysmal auftretenden Leibschmerzen sind oft von großer Heftigkeit, können mit Blässe, Bewußtlosigkeit und auch Atemnot einhergehen und werden durch Aufstoßen gewöhnlich erleichtert. Vorher werden oft große Mengen hellen Urins, hintennach nur kleine Mengen dunklen Urins entleert. Verwechselungen mit Gallensteinkolik und anderen Erkrankungen der Bauchorgane kommen natürlich leicht vor; auf Druckempfindlichkeit der Bauchaorta ist zu achten. Die Prognose muß ungünstig

gestellt werden, die Symptome stellen oft schon ein initium finis (durch Herz-
paralyse) dar. Meist handelt es sich um Männer jenseits der 40er, die viel geraucht
und getrunken haben.

Erbs Dysbasia arteriosclerotica („claudication intermittente" nach
Charcot) findet sich fast nur bei Menschen jenseits der 50er Jahre und vorwiegend in den baltischen Provinzen, Polen, Litauen und Ostpreußen. Nach
Idelson in Riga, der seit 16 Jahren 226 Fälle beobachtet hat, kommt ursächlich
in erster Linie eine Rassendisposition in Frage: 136 Juden (= 60% gegenüber
40% Nichtjuden), in zweiter Linie Tabakabus (163 Fälle), dann Kälteeinwirkung und Überanstrengung der Füße (123 Fälle), während Lues, Alkohol
und Gicht nur geringe Bedeutung haben. Oft wirken mehrere Ursachen zusammen. Frauen waren nur 13mal betroffen. Unter den 29 Fällen, bei denen
es zur Gangrän kam, zeigten 29 einen Plattfuß, 9mal wurde eine eigenartige
psychische Störung passageren Charakters beobachtet: partielle Verwirrtheit
mit Sinnestäuschungen und Delirien (Gefäßspasmen im Gehirn?). In $^2/_3$ der
Fälle ist das Leiden ein- meist linksseitig, in $^1/_3$ doppelseitig (Erb). Nach einer
kurzen Strecke Weges (5—10 Schritten) stellen sich so heftige Schmerzen ein,
daß die Leute hinken und stehen bleiben müssen. Die Schmerzen lassen in Ruhe
bald wieder nach. Bein und Fuß werden kalt und blaß beim Gehen. Goldflams
Zeichen besteht in einem frühzeitigen Erblassen der Füße bei Prüfung der aktiven
Bewegungen im Liegen. Ausschlaggebend für die Diagnose ist das Fehlen der
Fußpulse an zwei Stellen: hinter dem Maleolus internus (Art. tibial. post.) und
direkt unter der Haut am Fußrücken (Art. dorsal. ped.), sowie das Röntgenbild
der verkalkten Arterien.

Bei seniler, diabetischer oder luetischer Gangrän wird das
Lumen der kleinen Gefäße enger, indem Rauhigkeiten an der Intima Niederschläge von Fibrin und damit Verstopfung begünstigen. Bevor es zur Gangrän
kommt, treten oft außerordentlich heftige Nervenschmerzen auf. Ein kleiner
äußerer Anlaß (Stiefeldruck, verschwärtes Hühnerauge, Unquis incarn.) gibt
gewöhnlich den Anstoß zum Absterben des Gliedes.

Prognose.

Arteriosklerose ist nicht die schreckliche Krankheit, für die sie noch ganz
allgemein angesehen wird. Wohl endigt sie manchmal urplötzlich das Leben,
aber — und das ist tröstlich für den Laien — gar nicht selten gestattet sie ein
relativ langes und auch tätiges Leben. Da die einzelnen Gefäßgebiete im Organismus nicht gleichwertig sind, so hängt die Tragweite in erster Linie von der
Lokalisation des Prozesses ab. Schlimme Folgen können selbst bei hochgradiger Sklerose der Extremitäten-Arterien ganz und bei zerebraler Arteriosklerose viele Jahre ausbleiben, wie der zufällige Befund sklerosierter Gefäße
bei Hirnsektionen oftmals lehrt. Andererseits sind Leute mit Koronarsklerose
wirkliche Märtyrer, die stets auf einem Pulverfaß sitzen. Ein tristes Kapitel
bilden auch die luetischen Aortenerkrankungen, die deletärste Form aller syphilitischen Spätkrankungen. Aneurysmen der Aorta involvieren nicht so sehr
die Gefahr der Ruptur; die causa proxima mortis sind vielmehr Infarkte, Stauung
in den Nieren, Konsumption, Kompression benachbarter Organe, Ödeme usw.
Bei der benignen Nephrosklerose kann es Jahre dauern, ehe der Exitus durch

Apoplexie oder Herzinsuffizienz erfolgt. Die Höhe des Blutdruckes ist absolut nicht entscheidend für die Prognose, die auch bei Werten von weit über 200 mm Hg günstig gestellt werden kann, wenn die Pulszahl niedrig bleibt. Ganz schlecht sind die Aussichten bei der malignen Nephrosklerose, die unweigerlich meist schon nach wenigen Monaten zum qualvollen Ende (Ödeme, Asthma) führt. In zweiter Linie ist die Ausdehnung des Prozesses maßgebend: sind größere Teile des Aortensystems erkrankt, so sind die Aussichten natürlich schlechter, als wenn nur kleine Gefäßgebiete ergriffen sind. Die physiologische Funktion jedes Organes erleidet um so tiefere Schädigung, je mehr Äste der blutzuführenden Arterie sklerosiert sind.

Schließlich spricht noch der Grad der Erkrankung mit; die Konsekutiverscheinungen werden ganz andere sein, wenn die Intima nur leicht verfettet, wie wenn die Arterie in einen fibrösen Strang umgewandelt ist, so daß im Innern nur noch ein feiner Kanal besteht, der nicht ausreicht für genügende Blutzufuhr, um die Vitalität des Gewebes zu unterhalten. Interessanterweise verhalten sich bei einzelnen Menschen die Organe in dem Eintreten funktioneller Störungen recht verschieden, auch bei im übrigen gleicher Entwicklung des Prozesses. Vieles hängt bei Stellung der Prognose vom richtigen Blick, von Momenteindrücken ab, Fehlgriffe sind auch bei ganz richtiger Diagnose möglich, man muß. wie Krehl sagt, stets auf Überraschungen gefaßt sein.

Therapie.

Die Prophylaxe der Arteriosklerose ergibt sich ohne weiteres aus der Kenntnis ihrer Ursachen. Wollten wir aber allen Gefahren, die nach Angabe selbst ernster Autoren unserem Gefäßsystem drohen, aus dem Wege gehen, so dürften wir uns kaum noch rühren und würden, wie Kramer ironisch hinzufügt, trotzdem der Arteriosklerose verfallen. Rückkehr zu einer einfachen, vernunftgemäßen, aber keineswegs ängstlichen Lebensweise ist das beste Präservativ. Verzicht auf Alkohol, Tabak und andere Genußmittel ist nicht notwendig, ihre Gefahr soll zwar nicht geleugnet, aber auch nicht ins Maßlose übertrieben werden. Es ist nur zu begrüßen, daß Hufelands köstliche Lehren der Makro- und Eubiotik neuerdings wieder in anziehender Form durch Ewald, Pel und Strümpell der Allgemeinheit vorgetragen werden. Zu viel Erregung und zu wenig Ruhe ist die Quelle vieler Gefäßleiden, während regelmäßiger Wechsel von Arbeit und Ruhe, genügender Schlaf zur Nachtzeit, ausreichende Bewegung im Freien und vor allem ein fröhlicher Sinn das beste Gegenmittel gegen den Amerikanismus (struggle of life) unserer Zeit sind. Den Einfluß der Psyche aufs Gefäßsystem lehrt die alltägliche Erfahrung (Erröten vor Scham und Zorn, Erblassen vor Schreck) und die Unlustgefühle tragen sicherlich auch Schuld daran, daß die Menschen so früh an Arteriosklerose erkranken. Auch der Hausarzt im guten alten Sinne sollte wieder zu Ehren kommen, nur er kann die Präventivbehandlung richtig führen. Sind in einer Familie Arteriosklerose oder verwandte Krankheiten vorgekommen — Gicht, Diabetes, Fettsucht — so ist besondere Vorsicht am Platz. Nach dem Grundsatz „principiis obsta" hat die Behandlung einzusetzen, wenn erst funktionelle Störungen das Leiden andeuten; sind schon morphologische Veränderungen bis zu einem gewissen Grade entwickelt, so besteht wenig Hoffnung auf völlige Genesung.

Zunächst ist nachzuforschen, ob ein ätiologisches Moment vorliegt, dessen Ausschaltung therapeutische Bedeutung hat (Tabak, Alkohol, Überernährung, mangelhafte Körperpflege usw.). Ist nicht die Behandlung vieler Leute, die sich als Arteriosklerotiker vorstellen, lediglich eine Behandlung von Magendarmstörungen ?

Am meisten Sorgfalt erfordert die Diät, sie sei mäßig und arm an Fleisch, um der Plethora und damit der Spannungserhöhung im arteriellen System entgegenzuwirken. Unsere bisherigen Ansichten über Ernährung, speziell mit Eiweiß, bedürfen nunmehr nach den Experimenten von Chittenden und Horace Fletcher einer gründlichen Revision. Plethorische Leute haben nur kleine Eiweißmengen nötig. Nach dem hygienischen Wahlspruch „Corpora sicca durant" haben Fettleibige sich einer dauernden Reform ihrer Lebensweise zu unterwerfen. Im Sommer ist ein mehr vegetarisches Regime zu befolgen. Die in Früchten und Gemüsen enthaltenen Nährsalze (Natron, Phosphor, Eisen usw.) sind nicht bloß Genußmittel, sondern dringend notwendig für richtige Zusammensetzung der Körpersäfte, da sie die CO_2 im Blut und in den Geweben binden. Zu einer Reduktion der Kalkzufuhr im Sinne Rumpfs liegt kein Grund vor. Mit Unrecht wird der Kalkgehalt des Wassers als Ursache der Arteriosklerose beschuldigt, die im Trinkwasser enthaltenen Salze sind vielmehr ein wichtiges Element für die Gesundheit (Berg). Wir Ärzte müssen nicht nur die äußere, sondern auch die innere Anwendung des Wassers empfehlen. Der Mensch verzichtet nicht ungestraft auf den Genuß dieses von der Natur gebotenen unersetzlichen Getränkes. Rigorose Trockenkuren sind höchstens angezeigt bei plethorischen Patienten mit ungeschwächter Herzkraft und gesunden Organen; im allgemeinen ist vor ihnen zu warnen; der Organismus verlangt ein bestimmtes Maß von Flüssigkeit, damit das Blut nicht zu sehr eingedickt und die Ausschwemmung der Stoffwechselprodukte gefördert wird. Allgemein gültige Regeln für die Ernährung von Arteriosklerotikern lassen sich nicht aufstellen, obschon diese Frage von außerordentlicher praktischer Bedeutung ist. Es gilt eben, Kranke und nicht Krankheiten zu behandeln, deren psychischer Zustand und Widerwille gegen bestimmte Speisen zu berücksichtigen ist. Man muß den Speisezettel aus den jeweiligen Verhältnissen heraus diktieren Im großen und ganzen kann man den etwas schematischen Vorschriften von Huchard zustimmen: im Stadium der Präsklerose ein gemischtes, von Nukleinen freies, vorwiegend lakto-vegetabiles Regime; für das kardioarterielle Stadium der beginnenden Herzinsuffizienz strikte Milchdiät; für das kardioektatische Stadium schwerer Herzmuskelinsuffizienz Reduktion der Flüssigkeit. Im ersten Stadium gibt eine konsequent und richtig durchgeführte Beschränkung aller flüssigen und festen Speisen vorzügliche Resultate, indem das Volumen des Blutes vermindert und dem Gefäßsystem Gelegenheit gegeben wird, sich zusammenzuziehen. Es empfiehlt sich, Festes und Flüssiges zu trennen, um das Gefäßsystem nicht auf einmal zu belasten. Jugendlichen Arteriosklerotikern darf man schon forzierte Kuren („Fastenkuren" nach Buttersack und Dewey) zumuten: in der Woche ein bis zwei „Hungertage", an denen sie mit wenig Obst, Wurzel-, Blattgemüsen oder mit $^3/_4$ Liter Milch fürlieb nehmen müssen. Sonst läßt man zwei oder drei Tage vegetarisch und einen Tag gemischt essen. Eine systematische Milch- und Gemüsediät ist zugleich das einfachste Mittel zur fast unmerklichen Flüssigkeits- und Alkoholentziehung. Langsames

Essen und gründliches Durchkauen der Speisen ruft eher das Gefühl der Sättigung hervor und garantiert zudem ihre bessere Ausnutzung. Mit Gewürzen sei man sparsam: statt der üblichen 15 g Kochsalz nehme man 5 g, man verwende mehr Küchengewürze, wie Porree, Wurzeln, Zitrone usw. Reizlose Kost ist vor allem geboten bei Nierensklerose: rohes Fleisch, die Extraktivstoffe (Brühen), Pöckelfleisch, Rauch- und Wurstwaren, marinierte Fische, käufliche Saucen, die meisten Käsesorten, Büchsengemüse sind als salzhaltig möglichst vom Speisezettel zu streichen. Als notorisch nierenreizend gelten Rettich, Sellerie, Radieschen, Senf, Vanille. Die meisten natürlichen Nahrungsmittel sind salzarm, auch alle Gemüse außer Sellerie, Weißkohl, Spinat, ebenso Wein-, Bier- und Fruchtsuppen. Bei fleisch- und salzarmer Diät geht der Blutdruck nach einigen Wochen und nicht unwesentlich zurück. Um eine Blutdrucksteigerung zu verhüten, darf weder gierig und ad libitum, noch zu heiß getrunken werden.

Einige gewähren den Alkohol, andere verwehren ihn; mit dem generellen Verbot hat man übers Ziel hinausgeschossen und seine nützliche und heilsame Wirkung übersehen. Vielen Arteriosklerotikern ist ein Glas Bier oder Wein direkt Wohltat. Unschädlich ist auch schwacher Teeabguß. Statt Bohnenkaffee verordne man koffeinfreien Kaffee Hag, der recht wohlschmeckend ist und durchschnittlich nur 0,05 Proz. Koffein enthält, wobei jede Blutdrucksteigerung ausbleibt (Elsner). Läßt sich das Rauchen nicht ganz verbieten, so gestatte man nikotinarme Zigarren, nicht aber Importen, Zigaretten und kurze Pfeifen.

Unbedingt notwendig ist Sorge für ausgiebigen und leichten Stuhl. Oft genügt Genuß von Butter- oder Sauermilch, von ihren exotischen Spielarten, Joghurt, Kefir, sowie von Obst, gekocht oder roh. Für jugendliche plethorische Arteriosklerotiker sind kräftige Brunnen- und Purgierkuren geeignet (Marienbader Tabletten, Podophyllin oder ähnliche Mittel). Mit den beliebten Trinkkuren, zumal von kochsalz- und glaubersalzhaltigen Wässern sei man bei hoher Gefäßspannung vorsichtig. In vorgeschrittenen Fällen verordne man nur milde Purgantien (F. 38). Recht lästig kann bei beginnender Herzinsuffizienz die „postcoenale Dyspnoe" sein. Die zunehmende Stauungsleber trägt als raumbeengendes Moment dazu bei, daß schon geringe Luftansammlung im Magen die Dyspnoe beträchtlich steigert. Geschickte Massage des Abdomens, speziell des Querdarms, Magnesiumsuperoxyd und Novozon beseitigen oft dies lästige Gefühl der Blähsucht und Völle. Mancher Arteriosklerotiker, der infolge Darmträgheit bei der geringsten Anstrengung von Beklemmung und Herzschmerzen geplagt wurde und einem baldigen Tode in gedrückter Stimmung entgegensah, ist so wieder gesund geworden.

Welches ist das Maß zulässiger Körperleistung bei Arteriosklerose? Solange Zeichen von Herzmuskelschwäche nicht bestehen, ist rege, selbst sportliche Betätigung erlaubt, da sie das Blut in die Extremitäten ableitet und einer Stauung in den inneren Organen am sichersten vorbeugt. Plethorische Arteriosklerotiker fühlen sich bald erleichtert nach ordentlichen Muskelleistungen, die eine vorzügliche „Arteriengymnastik" darstellen und durch Auftreten von Schweiß das Gefäßsystem entlasten. Bei gefährlicher Lokalisation und stärkerer Entwicklung des Leidens sind größere Anstrengungen zu verbieten. Kurze Spaziergänge in frischer Luft und zu ebener Erde sind hier das beste. Man schreibe öftere Pausen vor und verbiete das Sprechen beim

Gehen, zumal beim Steigen und beim Gegenwind. Hastiges Bücken, plötzliches Drehen des Kopfes sind möglichst zu vermeiden. Durch leichte Zander-Gymnastik kann die periphere Zirkulation angeregt und gehoben werden (Hasebroeck).

Auf den therapeutischen Wert richtiger Atmung hat F. A. Hoffmann hingewiesen. Die Physiologie lehrt, daß tiefe Inspirationen den Blutstrom in den Hohlvenen beschleunigen. Beim Herabrücken des Zwerchfelles werden Leber- und Splanchnikus-Gefäße komprimiert, sie entleeren sich leichter in den r. Vorhof. Das Blut wird von hier in die Lungengefäße angesogen und besser arterialisiert. Ein „eupnoeisches" Blut passiert leichter die Gefäße und gibt mehr Sauerstoff an die Gewebe ab.

Die Hydro- und Balneotherapie verfügt über ausgezeichnete Maßnahmen, um Tonus und Reaktionsfähigkeit der Gefäße zu erhalten und zu verbessern, indem sie den Spasmus bekämpft und regulatorisch auf den Kreislauf einwirkt. In den Frühstadien kommen kühlere Waschungen, Fluß-, See- und CO_2-Bäder von nicht zu langer Dauer in Anwendung, heiße Bäder (über 37° C) sollen unterbleiben. Unter den üblichen Kautelen — kühler Herz- und Kopfumschlag — sind auch elektrische Glühlichtbäder erlaubt, nicht über 50° C, 10 bis höchstens 15 Minuten mit nachfolgender kühler Prozedur und nicht mehr als drei in der Woche. Periphere Duschen von 33—35° C von 3 bis 5 Minuten Dauer sind auch bei vorgeschrittener Erkrankung noch wirksam. Bei bestehender Unterleibsplethora bewähren sich kurze kühle Sitzbäder (16° C 2 Minuten). Zu bemerken ist, daß kalte Prozeduren von älteren Leuten schlecht vertragen werden wegen geringer Wärmeproduktion.

Viel gestritten ist über die Zulässigkeit und den Wert von CO_2-Thermen bei Arteriosklerose, gegen die vor allem Huchard sich ereifert hat. Seit Jahren gilt es für ziemlich selbstverständlich, daß Arteriosklerotiker Nauheim oder ein ähnliches Bad aufsuchen. In dieser Gepflogenheit beruhen zweifellos gewisse Gefahren, auf die hingewiesen werden muß. Es bleibe zunächst dahingestellt, ob CO_2-Thermen wirklich ein Spezifikum gegen Arteriosklerose darstellen, wie vielfach behauptet wird, vorerst aber werden Homburg, Kissingen, Salzuflen und namentlich Nauheim ihren Ruf behalten. Natürlich bedarf nicht jeder Arteriosklerotiker alljährlich einer Kur in Nauheim oder Kissingen — aber die vermögenden Patienten legen nun mal schon im frühesten Frühjahr ihrem Arzt die Frage vor, in welches Bad er sie diesmal schicken wolle. Absolut kontraindiziert sind Badekuren bei rapidem Kräfteverfall, bei schweren Anfällen von Stenokardie und vor allem bei der malignen Form der Nephrosklerose, keineswegs aber bei der benignen Form, selbst nicht bei Drucksteigerung von weit über 200 mm Hg.

Bei vorangegangener Apoplexie oder Thrombose lasse man ein halbes Jahr bis zum Beginn der Badekur verstreichen.

Zum Ersatz können, zumal im Winter, künstliche CO_2-Bäder dienen (35 bis 32° C von 10 bis 15 Minuten Dauer, im ganzen 20 bis 30). Ist bei älteren Arteriosklerotikern auf ein kräftiges Anpassungsvermögen des Organismus nicht mehr zu rechnen, so empfehlen sich die Sarasonschen Ozet-Sauerstoffbäder. Außerordentlich wohltuend wirken Bürstenbäder: man läßt mit gewöhnlicher Schmierseife den Körper einreiben und im einfachen Wasserbade (34° C) mit einer Wurzelbürste 10 Minuten lang bearbeiten. Die von Smith eingeführten elektrischen Bäder stellen eine wertvolle Bereicherung der Balneotherapie dar. Hornung wählt bei leicht erregbaren, schwachen Patienten den faradischen Strom. Subjektive Erleichterung bringt auch das Vierzellenbad und vor allem das sinusoidale dreiphasige Wechselstrombad (35 Milli-Ampère, 35 bis 32° C, 10 bis 15 Minuten, jede Woche 3 bis 4). Bei Kongestionszuständen, bei Anfällen von Asthma und Angina pectoris macht man symptomatischen Gebrauch von Senfteigen oder von heißen (Senf-)Fuß- und Handbädern, die durch Zugießen warmen Wassers allmählich von 42° C auf 46 bis 48° gebracht und auf 15 bis 20 Minuten ausgedehnt werden. Auch heiße Herzkompressen werden appliziert, bei Schlaflosigkeit Wadenwickel. Bei schweren Fällen von Arteriosklerose muß man sich auf spirituöse Abwaschungen beschränken, und auf seltene laue Halbbäder (34° C) von kurzer Dauer (6 bis 8 Minuten). Eine wohltätige regulatorische Einwirkung auf den Blutdruck haben Luftbäder (25—20°C), verbunden mit leichten Freiübungen. Jüngere neurasthenische Arteriosklerotiker nehmen sie zweckmäßig im Freien.

Beim intermittierenden Hinken (Claudicatio intermittens) und bei endarteriitischer Gangrän wende man konsequent milde Wärme an, um die peripheren Gefäße zur Erweiterung zu bringen (Kamillensäcke, Thermophore, Alkoholumschläge); auch vorsichtige Massage mit Jodvasogen und Vierzellenbäder sind nützlich.

Aufenthalt in frischer Luft, zumal auf dem Lande und in waldreicher Gegend, ein sorgenloses Sichhingeben in leibliches Wohlbehagen ist anzuraten. Für ältere Arteriosklerotiker, bei bronchitischen und nephritischen Erscheinungen ist ein trockenes, warmes Klima vorzuziehen (Überwintern an der Riviera). Nervi, Ospedaletti, Bordighera, Mentone, Beaulieu, Condamine, Nizza, Cannes und wie die Mittelmeerkurorte alle heißen, haben mit sämtlichem Komfort ausgestattete Hotels. Im Frühjahr und Herbst sind die oberitalienischen Seen, der Genfer See, Meran, die Adria (Abbazzia, Lussinpiccolo, Brioni, Lido) angezeigt. Für die heißen Sommermonate eignen sich bewaldete Mittelgebirge (Harz, Thüringen, Vogesen, Schwarzwald, Waadtland, Wallis). Stäubli-St. Moritz hat vielfach bei Hypertonien ausgesprochenes Sinken des Blutdruckes im Höhenklima beobachtet. Bei wenig ausgesprochener Arteriosklerose wird der Aufenthalt im Hochgebirge (1500 m und darüber) oft wohltuend empfunden, der Stoffwechsel erhöht und die Ausscheidung drucksteigernder Produkte gefördert. Treten Herzklopfen und Schlaflosigkeit auf, dann muß man niedere Lagen wählen, z. B. das milde Gersau, Axenstein, Brunnen am Vierwaldstättersee. Kontraindiziert ist Höhenaufenthalt bei Koronar- und starker allgemeiner Sklerose, bei apoplektischen Insulten und starker vasomotorischer Unruhe. Ist das Herz mit seinen Reservekräften zu Ende, sind Zyanose und Dyspnoe vorhanden, dann soll der Kurort nicht hoch über dem Meeresspiegel liegen. Aufenthalt an der See ist entgegen althergebrachten Ansichten nicht zu verbieten; das Seeklima setzt den Blutdruck herab und ist oft nützlich. Seereisen werden von Arteriosklerotikern auffallend gut vertragen. Der Druck im Gefäßsystem ist sehr von Luftströmungen und vom Barometerstand abhängig, rasche Barometerschwankungen häufen die Zahl der Apoplexien. Arteriosklerotiker müssen an schwülen Gewittertagen recht vorsichtig sein, speziell im Essen und Trinken. Auch grelles Sonnenlicht und überhitzte Räume sind zu meiden.

Die Kleidung halte Füße und Extremitäten warm, lasse der Muskel-
und Hauttätigkeit freien Spielraum und dulde nicht enge Korsetts, straffe
Hosenträger usw. Kranke mit Herzhypertrophie und Verlängerung der Aorta
schlafen schlecht auf der linken Seite, sie verlangen erhöhte Lage. Bezüglich
des Sexuallebens schreibe ich der normalen Betätigung eher einen prophylaktisch günstigen Einfluß zu. Bei vorgeschrittenem Leiden, speziell bei Angina
pectoris und in höherem Alter, ist weitgehende Reserve unbedingt zu fordern.

Mit unzweifelhaftem Nutzen bedient man sich der Massage gegen die
„petits signes de l'artériosclérose" (Josue), wie Kältegefühl, Einschlafen und
Kribbeln der Extremitäten. Sie erhöht die Temperatur des massierten Teiles
und erleichtert die periphere Zirkulation, indem sie den Spasmus der Arteriolen
und Kapillaren bekämpft. Abdominalmassage lindert die Beschwerden der
Dyspragia intestinalis, bei welcher nebenher feucht(!)warme Umschläge, Darm-
eingießung (Sesamölclysmen), warme Getränke und als souveränes Mittel
Morphium Anwendung verdienen.

Auf die hohe Bedeutung des Aderlasses habe ich wiederholt und eindringlich hingewiesen. In dem periodisch wiederholten Aderlaß besitzen wir ein
wirksames Prophylaktikum und alles, was in therapeutischer Beziehung angestrebt werden kann, erreicht man am schnellsten, sichersten und einfachsten
durch Aderlässe: Beseitigung der Plethora, Herabsetzung pathologischer Blutdrucksteigerung und peripherer Kreislaufwiderstaände, Befreiung des Blutes
von toxischen Substanzen, speziell von CO_2-Überladung, Verminderung der
Viskosität, Erschlaffung der Gefäßwand; zudem ist der Aderlaß das beste Mittel
zur Blutneubildung. Er genügt also der Indicatio causalis und der Indicatio
morbi. Durch wiederholte Blutentziehungen werden oft alle Symptome beginnender Arteriosklerose dauernd beseitigt. Diese günstige Wirkung ist auch
in vorgeschrittenen Fällen eklatant, mag Kardio- oder Nephrosklerose, mag
Aneurysma oder arteriosklerotische Kachexie vorliegen. Blutige Schröpfköpfe
und Blutegel sind brauchbar bei Kongestionszuständen und lokaler Schmerzhaftigkeit, den Aderlaß können sie nicht ersetzen. Spontan auftretende Blutungen
aus Nase und Darm pflegen Arteriosklerotikern Erleichterung zu bringen. Man
greife nur ein, wenn sie zu häufig und in bedenklicher Weise auftreten, wie dies
gelegentlich vorkommt.

Die von dem ungarischen Ingenieur Tesla entdeckten hochfrequenten
und hochgespannten Ströme sind von d'Arsonval in die Therapie der Arteriosklerose eingeführt. Französische Beobachter brachten alsbald enthusiastische
Artikel über ihre stoffwechselerhöhende und blutdrucksenkende Wirkung und
priesen sie urbi et orbi als Heilmittel. Diese wegen ihres Sensationscharakters
verdächtigen Angaben haben einer strengen Kritik in keiner Weise standgehalten
und wenigstens von deutscher Seite nur in recht bescheidenem Maße Bestäti-
gung erfahren (Laqueur, Braunwart und Fischer). Darin stimmen allerdings alle Autoren überein, daß Teslaströme von Einfluß sind bei pathologischer
Blutdrucksteigerung. Ist sie mäßig (140 bis 180 mm Hg Riva Rocci) — beginnende Arteriosklerose, Aortenaneurysma — so wird sie gebessert und selbst
zur Norm gebracht. Burch lobt d'Arsonvalisation bei hohem Blutdruck, der
schon 10 bis 15 Minuten hinterher herabging. Diese Wirkung hält länger, manchmal dauernd an. Enorme Drucksteigerung infolge von Schrumpfniere, vorgeschrittener Arteriosklerose oder typischer Aorten-Insuffizienz reagiert ent-

weder gar nicht oder nur vorübergehend. Auch der Pulsrhythmus wird günstig beeinflußt; selbst Verkleinerung der Herzdämpfung ist angeblich konstatiert, ähnlich wie bei Applikation von oszillierenden Strömen auf die Herzgegend nach Rumpf. Die Senkung des Blutdrucks bei allgemeiner d'Arsonvalisation erklärt sich zwanglos durch die dabei auftretende Erweiterung der Hautgefäße. Beherrscht abnormer Blutdruck das Krankheitsbild, so ist die Anwendung dieser völlig unschädlichen Methode um so mehr begründet, als die ganze neurasthenische Komponente der Arteriosklerose günstig beeinflußt wird. Die Patienten fühlen sich während ihres Aufenthaltes im Solenoid meist ganz beschwerdefrei. Schlaf und Allgemeinbefinden werden besser, die Atmung leichter und tiefer, Kopfschmerzen und Exzitationszustände geringer. Und so sind Hochfrequenzströme wegen ihrer angenehmen, beruhigenden Wirkung als brauchbares Unterstützungs- und Ergänzungsmittel anzusehen, die eine oft monatelang anhaltende Besserung der subjektiven Beschwerden herbeiführen (Elsner). Laqueur verwendet bei beginnender Arteriosklerose lokale d'Arsonvalisation vermittels Herzelektrode. Rautenberg sah auffallende Resultate — Senkung des pathologischen Blutdruckes bis zu 80, mm Hg — nach Diathermie, Kalker (Bad Nauheim) bei 4 Patienten mit Myodegeneratio cordis und Angina pectoris die stenokardischen Anfälle nach Diathermiebehandlung schwinden. Asthmatische Beschwerden werden durch Einatmen von Sauerstoff günstig beeinflußt.

Mit Herz, Wien, erblicke ich einen wesentlichen Teil der ärztlichen Tätigkeit in der beruhigenden Einwirkung auf den Gemütszustand. Zahlreiche Menschen lesen heutzutage medizinische Abhandlungen und neigen dazu, Krankheitserscheinungen nachzuempfinden oder anzugeben, die sie in Wirklichkeit gar nicht haben. Die Furcht vor Arteriosklerose grassiert überall, besonders auch bei Ärzten, harmlose Zufälle werden als Prodromi angesprochen (Kahane). Eine geschlängelte Temporal-Arterie gibt noch nicht das Recht, mit bedenklichem Kopfschütteln von beginnender Arteriosklerose oder gar Arterienverkalkung zu sprechen, den Menschen mit Jod zu füttern oder schwarzes Fleisch zu verbieten; schon oft hat eine richtige, aber unvorsichtig hingeworfene Diagnose viel Unheil angestiftet.

Man kann seinen Patienten die Sachlage kurz und präzise, ohne große wissenschaftliche Verbrämung auseinandersetzen. Extreme Vorschriften und unnütze Strenge, namentlich auch in bezug auf den Genuß alkoholischer Getränke sind meist von Übel. Heitere, zuversichtliche Stimmung ist von großer Wichtigkeit für den Zustand der Gefäße, deshalb dürfen geistig regsame Leute nicht plötzlich auf den Altenteil gesetzt werden; ihnen ist berufliche Tätigkeit oft ebenso Lebensbedingung, wie Essen und Schlaf. Beim Rückzug aus dem Beruf sollen sie ein Steckenpferd behalten, dadurch arbeiten sie nicht nur der Verknöcherung ihrer Ideen, sondern auch ihrer Arterien entgegen. Leute, die nicht Maß zu halten verstehen, müssen ernstlich aufgeklärt werden. Wenn auch bei der Behandlung der Arteriosklerose die physikalisch-diätetische Therapie den ersten Rang einnimmt, so wird sie doch durch die uns zur Verfügung stehenden Arzneimittel ganz wesentlich unterstützt. Nur sei man nicht gleich mit stark wirkenden Medikamenten zur Hand. Bei arteriosklerotischer Neurasthenie sind Nervina von entschiedenem Nutzen: Brom, vor allem Bromnatrium am besten in einer Tasse Baldriantee, ferner Bromural, Kastoreum, auch als

Kastoreumbromid, die zu wenig bekannte Asa foetida und vor allem auch Baldrian in seinen verschiedenen Formen (Bornival, Gynoval, Valamin, das teure Validol). Oft erweist sich die Kombination mehrerer Mittel brauchbar (F. 5, 19). Sehr beliebt bei nervöser Insomnie und Schwindel ist Adalin geworden (Tabletten à 0,5); auffallend schlafbringend ist Aspirin (0,5), welches auch die Nykturie bessert.

Mit einem gewissen Enthusiasmus wird von alters her Jod empfohlen, „la digitale des artères" (Huchard); die Hoffnungen auf seine Heilwirkung sind neuerdings stark heruntergeschraubt und das Indikationsgebiet sehr eingeengt. Jod erzeugt sicher nicht Vasodilatation oder gar Auflösung von Indurationen in der Gefäßwand. Auch wird die von Romberg und seinen Schülern aufgestellte Behauptung, Jod setze die Viskosität des Blutes herab, auf Grund exakter Versuche von Determann bestimmt abgelehnt. Bei schablonenhafter Anwendung — vor dieser Klippe muß man immer und immer wieder warnen! — ist der Nutzen des Jods nicht nur recht problematisch, sondern es treten recht krasse Fälle von Schäden zutage.

Angezeigt ist Jod, welches wahrscheinlich auf dem Umwege über die endokrinen Drüsen seine Wirkung entfaltet, bei anämischen Leuten mit hoher Spannung im Gefäßsystem (Aneurysma, Sklerose der Mesenterial- und Koronargefäße sowie der Aorta mit oder ohne Beteiligung ihrer Klappe) und bei vorausgegangener Lues. Strikte kontraindiziert ist Jod, wenn auch nur die leisesten Anzeichen thyreotoxischer Zustände (unmotivierte Gewichts-Abnahme und -schwankungen, Unruhe, Schlaflosigkeit, Nervosität u. dgl.) oder gar für Basedow bestehen. Schon kleine Jodmengen können selbst bei perkutaner Anwendung oder beim Pinseln des Zahnfleisches und der Rachenschleimhaut einen latenten Basedow zum Ausbruch und akute Lebensgefahr bringen. Beim „Jodbasedow" handelt es sich um echten Basedow. In Kropfgegenden besteht bei vielen Leuten ohne Struma oder sichtbare Schilddrüsenveränderung eine viel größere Empfindlichkeit gegen Jod, als bei Leuten aus Niederungen. Auszuschließen von der Jodbehandlung sind noch alle Patienten mit Nierenerkrankung, mit Neigung zu Hämoptoe und mit Dekompensation des Herzens.

Zu bevorzugen ist Jodnatrium, falls Lues nicht im Spiel ist (F. 39, 40), da es geringere Anforderungen an die Ausscheidungsorgane, speziell an die Nieren stellt. Schleicht man sich nach Erlenmeyers Vorschrift mit kleinen Dosen langsam ein, verbietet man den Genuß saurer Speisen, dann kommt es höchst selten zum Jodismus. Zweckmäßig schickt man der Jodmedikation ein salinisches Abführmittel voraus. Jod soll nicht ununterbrochen, sondern 4 bis 8 Wochen lang in Tagesdosen von 0,1—0,2 gegeben werden, dann wird für einen Monat pausiert und der Turnus wiederholt, wenn der Erfolg gut gewesen ist. Die chemische Industrie bemüht sich schon lange um ein Präparat, bei dem man mit geringeren Dosen auskommt und die Summe der als Jodismus bezeichneten Nebenwirkungen vermeidet. So wird das geruch- und geschmacklose „Sajodin" auch von empfindlichen Patienten gern genommen (1,0 bis 3,0 pro die in Tabletten à 0,5). Es enthält dreimal weniger Jod als Jodkali und damit hängt wohl die gesteigerte Toleranz zusammen. Sehr gut vertragen werden Eupnine Vernade à l'jodure de caféine, ein französisches Präparat, und „Jodipin", eine Verbindung von Jod mit Sesamöl, welches innerlich in 10%iger Lösung (3 mal täglich ein Teelöffel) oder subkutan in 25%iger Lösung gegeben wird. Jodglidine, Jodostarin, Jodtropon und Jodival (2- bis 3mal täglich 1 Tablette à 0,3) werden neuerdings angepriesen, und als „idealste Jodverbindung" „Jodocithin". Diese Zusammensetzung von Jod mit Lecithin „stellt ein glänzendes Tonikum dar" und wirkt zugleich „kalklösend". Hierbei wird auf Untersuchungen von Koch hingewiesen, nach denen sich Kalk ablagert, wenn Lecithin dem Körper entzogen wird. Zunächst werden 3mal am Tag eine, später 6 bis 8 Tabletten verabreicht. Neuerdings wird eine Kombination von Jodnebeln mit Unterdruckatmung empfohlen.

Zur Linderung der Beschwerden bei kontinuierlicher Hypertension (Kopfschmerz, Schwindel, nervöse Erregbarkeit) haben sich die Nitrite bewährt (z. B. Spir. aeth. nitr. 3mal 10 gtt.). Französische Ärzte bedienen sich des Extraktes der Mistel, viscum album. Die von Leprince hergestellten Guipsine enthalten die wirksamen Bestandteile frisch gesammelter Misteln — französisch le gui; sie verdienen entschieden ausgedehntere Anwendung. Sie werden in Form von Pillen (à 0,05) und in Ampullen zur intramuskulären Injektion in den Handel gebracht. Da sie nur vorübergehend den Blutdruck herabsetzen, so werden fraktionierte Dosen gegeben (pro die 6 bis 10 Pillen vor den Mahlzeiten). Nach spätestens einer Woche setzt eine längere Pause ein, ebenso bei Eintritt von Diarrhöe und gastrischen Störungen.

Vor 15 Jahren wurde „Vasotonin" in die Praxis eingeführt, um den pathologisch erhöhten Blutdruck herabzusetzen (s. Angina pectoris S. 105). Grabi behandelte 26 Arteriosklerotiker im jüdischen Krankenhaus zu Berlin, bei denen der Blutdruck meist erheblich gesteigert war. Er hält Vasotonin für des Versuches wert, wenngleich der Erfolg unsicher und in keinem Falle vorauszusagen war. Nur bei 6 Patienten gingen Blutdruck und subjektive Beschwerden zurück. Auch Bemcke bestätigt die blutdruckherabsetzende Wirkung, die mit Aussetzen des Mittels mehr oder weniger schnell abklingt. Chronische Nephritis eignet sich nicht für diese Behandlung.

Eine beträchtliche Herabsetzung des Blutdrucks hat Kerschensteiner durch Chlorkalzium (10,0 zu 500,0 dreimal täglich 1 Eßlöffel, eventuell Trinkkur mit der Echter Quelle in Bad Sodenthal) erreicht, von anderer Seite werden Aconit (3- bis 4mal täglich 15 Tropfen der 10%igen Tinktur) und Papaverin (3mal 0,08 durch einige Tage in Form von Tabletten oder Injektionen) gerühmt. Papaverin soll bei Hochspannung und pressorischen Gefäßkrisen (Nephrosklerosen, Asthma cardiale, abdominelle Angina) den Blutdruck und die subjektiven Beschwerden vermindern.

Ist es überhaupt unter allen Umständen ratsam, einen gesteigerten Blutdruck herabzusetzen? Der Standpunkt vieler, vor allem auch französischer Ärzte, ist der, daß dies unbedingt anzustreben sei, da sonst die Gefahr der geweblichen Destruktion, mit Ruptur der Gefäßwand und Hypertrophie droht. Krehl dagegen erblickt in der Drucksteigerung einen regulierenden und kompensatorischen Vorgang und damit vielfach ein noli me tangere. Er beruft sich dabei auf die vorzügliche Wirkung der Digitalis bei Hochdruckstauung. Nun erhöht Digitalis aber den Blutdruck nur, wenn er bei Herzschwäche niedrig gewesen oder geworden ist, keineswegs aber den normalen oder erhöhten Blutdruck. Sicherlich ist auch Sinken des Blutdrucks keineswegs gleichbedeutend mit objektiver und subjektiver Besserung, sondern im Gegenteil oft ein unerwünschtes Symptom nachlassender Herzkraft, wie bei der malignen Nephro-sklerose. Aber im allgemeinen darf man Hypertension nicht als Heilfaktor an-sehen, und durchweg geht mit Senkung doch Besserung des Befindens einher, weshalb die diesbezüglichen therapeutischen Bestrebungen auch vollauf gerecht-fertigt erscheinen müssen. Vor allem wird bei Abnahme des Innendrucks ein brüchiges Gefäßsystem weniger belastet und der Gefahr einer Apoplexie weniger ausgesetzt. Aus diesem Grunde ist es so überaus wichtig, durch periodisch wiederholte Aderlässe für eine wohltuende Entlastung des Gefäßsystems und durch Stuhlregulierung für geordnete Blutverteilung in der Bauchhöhle, dem größten Blutreservoir des Körpers, zu sorgen.

Die Behandlung der Arteriosklerose des Zentralnervensystems mit Tio-dinen führte objektiv keine Änderung herbei, wohl aber wurde das Aussehen frischer; auch schwanden wiederholt Kopfschmerz, Schwindel und Gedächt-nisschwäche überraschend schnell, Schlaf und Stimmung hoben sich, die Besse-rung hielt längere Zeit an, einmal ein Jahr lang. Jod hatte vorher gar nichts geleistet. Es werden wöchentlich 3 Injektionen à 0,2 subkutan vorgenommen, im ganzen 16, höchstens 20. Diese Injektionen sind völlig schmerz- und gefahrlos (Patschke).

Trunečzek, in der Annahme, Arteriosklerose beruhe auf Verarmung des Organismus an Blutsalzen, wollte eine Remineralisation herbeiführen durch das Serum anorganicum, dem eine günstige Wirkung von Weil und Goldschmidt nachgerühmt wird. Da die Injektionen umständlich und schmerz-haft sind, werden Nährsalze innerlich gegeben. Von vielen Seiten wird über-Natterers Antisklerosintabletten — auch in Verbindung mit Jod — günstiges berichtet. Auch von Asklerol, welches nebenbei die Salze des Kissinger Rakoczy enthält und leicht purgiert, Regenerol, v. Pöhls Sal physiologicum, Antikalkin sieht man tatsächlich hin und wieder Besserung der Insomnie, anginöser und anderer Beschwerden. Soeben kündigt ein Prospekt Eusklerol an — 3 mal täglich 15 gtt. in Wasser — „das seit einigen Jahren klinisch wohl erprobt und als ein therapeutisch äußerst wirksames Mittel gegen die Arteriosklerose er-kannt ist"!!!

Es stand von vornherein zu erwarten, daß auch Radium als Heilmittel für Arteriosklerose bezeichnet würde. In der Tat berichtet Grin, daß bei Nephrosklerose Besserung erzielt wurde, indem der Brechreiz verschwand, die Urinmenge reichlicher und der Stuhl reguliert wurde. Es wurden vor- und nachmittags je 2500 Macheeinheiten in 300 ccm Wasser genommen.

Unentbehrlich in den Spätstadien der Arteriosklerose und arterieller Kardiopathien sind die Theobrominpräparate, welche nicht nur die Aus-scheidung von Wasser, sondern auch von Salzen, speziell von Kochsalz, durch die Nieren fördern. Beim Asthma cardiale, welches uns in typischer Form bei Arteriosklerose entgegentritt, kann man durch allabendliche Gaben von 1,0 Theobrom. natr. salicyl., bei Herzinsuffizienz mit Zusatz von 0,15 Digipurat oder 0,15 pulv. fol. dig., oft vorzügliche Dauererfolge erzielen, beim Asthma uraemicum (Nephrosklerose) nur vorübergehende Erfolge. Auch bei kardialen Schmerzen verschiedenster Provenienz leistet Theobromin gute Dienste, während die anderen Präparate der Purinreihe nur eine gute diuretische Wirkung entfalten, einen günstigen Erfolg bei Insomnie und nächtlichen Asthma-An-fällen aber vermissen lassen. Gegen das Asthma uraemicum infolge von maligner

Nephrosklerose werden manchmal 2 bis 3 Kapseln mit 1,0 Theobromin, dem noch 0,05 bis 0,1 Digipurat oder pulv. fol. dig. und 0,15 Coff. natr. benzoic. zugefügt werden, nötig, um gute Nächte zu verschaffen. Fränkel sah auf Injektion von 0,005 bis 0,01 Heroin. hydrochlor. prompte Wirkung, die sich auch nach Wochen nicht abstumpfte. Oft läßt sich der Gebrauch von Morphium nicht umgehen, welches die Beklemmungen und Unruhe zwar beseitigt, aber das Entstehen von Ödemen fördert. Beim Asthma uraemicum ist die Wohltat eines Aderlasses nur vorübergehend, während Sauerstoffinhalationen oft Erleichterung bringen.

Zu den leider noch verbreiteten Irrlehren gehört das Verbot der Digitalis bei Arteriosklerose, angeblich wegen Steigerung des Blutdrucks und der daraus resultierenden Gefahr einer Apoplexie. Nun läßt sich aber auch bei arteriellen Kardiopathien oft lange Jahre hindurch leidliche Kompensation garantieren durch kontinuierliche Darreichung von kleinen Dosen Digitalis, denen zweckmäßig Diuretin oder ein ähnliches Präparat zugesetzt wird (F. 23, 48). Ist erst kardio-renale Insuffizienz eingetreten, so sind massive Dosen von 0,3 bis 0,5 pro die erforderlich.

Wieting hat es als erster erfolgreich unternommen, eine arteriosklerotische Gangrän durch Einleitung von arteriellem Blut in die Venenbahn zu beseitigen und diese Verbindung von Arterien mit Venen ergab wiederholt brauchbare Resultate (Heymann).

Arteriosklerotiker werden durch Chloroformnarkosen anscheinend nicht gefährdet, wohl aber durch Pneumonie, Influenza und andere Infektionskrankheiten, wie auch Ulcera cruris außerordentlich hartnäckig zu sein pflegen.

Technik einzelner bei Herzkrankheiten oft nötigen Eingriffe.

1. Aderlaß: Der Patient wird hingelegt, um einer Ohnmachtsanwandlung vorzubeugen. Durch feste Umschnürung des l. oder r. Oberarms mit einem Tuch oder Schlauch werden die Venen des Vorderarms gestaut, nicht aber die Arterien komprimiert. Nach Abreiben der Haut in der Ellenbeuge wird die Vena mediana oder sonst eine deutlich hervortretende Vene mit dem l. Daumen leicht fixiert und mit scharfer Lanzette angeschnitten. Wenn das Blut nicht in kräftigem Strahl hervorschießt, so läßt man den Patienten eine Faust oder Greifbewegungen machen. Bei stockender Zirkulation (Kollaps) sucht man durch rhythmische Bewegung des Ellenbogengelenkes das Fließen des Blutes allmählich in Gang zu bringen. Ist eine genügende Menge von Blut, welches in einem graduierten Gefäß aufgefangen werden kann, entleert worden, so wird die Umschnürung am Oberarm gelöst und ein kleiner Druckverband angelegt, wobei die zentral gelegene Tour nicht fest angezogen werden soll. Um eine Nachblutung ganz sicher zu vermeiden, kann man die kleine Wunde vorsichtshalber mit einer Michelschen Klammer schließen.

Bei Frauen, seltener bei Männern, können die oberflächlichen Venen schlecht entwickelt oder durch Fett überlagert sein, daß sie nicht zu sehen, aber nach länger fortgesetzter Stauung doch meist als pralle Stränge zu palpieren sind, auf die dann eingeschnitten werden muß.

Bei der Venaepunctio läßt man durch eine in die Vene eingestochene nicht zu enge Kanüle die erwünschte Menge Blut abfließen. Sie kann gelegentlich wohl den Aderlaß ersetzen und hat den Vorzug, daß das Blut beim Ausfließen die Umgebung nicht beschmutzen kann.

2. Blutegel oder Blutsauger: Je nach Bedürfnis werden 1 bis 12 Stück der Reihe nach an die Stelle des Schmerzes (Brustbein, Schläfe) und des geschwollenen Organs (Leberrand, Analschleimhaut) angelegt. Diese Stellen werden mit etwas Zuckerwasser abgewischt und die Tiere in einem Schnaps- oder in einem anderen kleinen Glase aufgesetzt. Wenn sie nicht anbeißen wollen, so ritzt man die Haut mit einer Nadel, daß etwas Blut kommt. Der Blutegel soll sich erst einige Minuten ansaugen, bevor man das Glas wegnimmt. Fallen die Tiere, wenn sie sich vollgesogen haben, ab, so drückt man, falls ein Nachbluten nicht erwünscht ist, ein Stückchen Watte oder Feuerschwamm auf, das einige Stunden liegen bleiben muß.

3. Intravenöse Injektion: Man wählt den Arm, der die bestentwickelten Venen zeigt und läßt ihn eine kurze Zeit herabhängen. Er wird nun genau so umschnürt und gereinigt wie beim Aderlaß. Man sticht in die durch den Daumen fixierte Vene die an der Glasspritze befindliche Kanüle ein. Bei einiger Übung fühlt man am schichtweisen Widerstand von Haut und Venenwand, ob die Kanüle ins Lumen des Gefäßes gelangt ist. Um ganz sicher zu sein, zieht man den Stempel der Spritze, der etwas vorgeschoben sein muß, zurück. Fließt dabei Blut in die Spritze — Mischung von Blut und Medikament schadet nichts — so kann man die Umschnürung schnell lösen und den Inhalt der Spritze in die Vene injizieren; ein Stückchen Pflaster auf die Stichöffnung genügt zum Verschluß, ist aber nicht mal notwendig. Es ist keineswegs leicht, immer die Vene richtig zu treffen und wohl jeder Arzt wird im Anfang mal „danebenfahren". Man hüte sich zu injizieren, wenn die Kanüle nicht im Venenlumen liegt. Der Eingriff soll bei guter lokaler Beleuchtung und mit einer scharfen, aber nicht zu spitzen Kanüle vorgenommen werden.

4. Bauchpunktion: Troikart und Operationsfeld sind peinlich zu säubern und die Harnblase stets vorher zu entleeren. Der Patient sitzt mit gespreizten Beinen im Lehnstuhl. Der starke Troikart wird in der Mitte zwischen Nabel und Symphyse (Haut mit Jod zu pinseln!) schnell und kräftig eingestoßen. Zur Vermeidung von Druckschwankungen in der Bauchhöhle läßt man die Flüssigkeit nicht zu schnell abfließen. Ist sie entleert, so zieht man das Instrument schnell heraus, schließt die Wunde mit einer Michelschen Klammer und legt einen kleinen Kollodium- oder Mastisolverband auf. Man kann auch den Kranken nach vorgenommener Abzapfung sich hinlegen lassen und dann erst den Troikart herausziehen. Es sickert nur ausnahmsweise Flüssigkeit nach, auch wenn nur ein Verband aufgelegt wird.

5. Hautdrainage: Bei der Neigung ödematöser Partien zu erythematösen Entzündungen ist Vorsicht geboten (Rasieren, Alkoholabreibung, Pinseln mit Jodtinktur). Bright führte eine Nadel ins Unterhautzellgewebe ein und drehte sie 1 oder 2 mal nach der Seite, so daß einige Maschen zerrissen wurden und die kleine Öffnung sich nicht so rasch wieder schließen konnte. 3 bis 4 Einstiche in die Wade oder in den Oberschenkel genügen, um reichliche Ödemmengen zu entleeren, da der Ausfluß mehrere Tage anhält. Ich bediene mich des Stilets

eines starken Troikarts, welches ich an 3 bis 4 verschiedenen Stellen in das odematöse Unterhautzellgewebe einsteche. Wenn man nun noch das Kopfende des Bettes hochstellen läßt, so fließen oft gewaltige Mengen Flüssigkeit sehr schnell (Kollapsgefahr!) ab. Einfach und wirksam sind auch einfache Skarifikationen, die in einer Länge von 2 bis 3 cm in die Haut des Fußrückens oder der äußeren Seite des Unterschenkels vorgenommen werden. Man kann dann den Wassersüchtigen stundenlang in einem Lehnstuhl sitzen und die Beine in ein großes Waschbecken stellen lassen, in welches die Flüssigkeit abfließt. Sonst legt man einen wasserdichten Stoff unter und verbindet mit Gaze und Zellstoff. Skarifikationen können auch am Skrotum und am Penis gemacht werden.

In Kliniken bedient man sich vielfach zur Hautpunktion der Curschmannschen Troikarts oder der Southeyschen Nadeln.

6. Punktion des Perikards: Man wählt zum Einstechen im 5. oder 6. Interkostalraum etwas außerhalb der l. Mammillarlinie eine Stelle, wo absolute Dämpfung, nicht aber Pulsation des Herzens oder Reibegeräusche nachzuweisen sind. Nach gründlicher Desinfektion und eventuell nach örtlicher Betäubung wird ein scharfer Curschmannscher Troikart schräg nach r. auf die Herzspitze zu langsam, aber nachdrücklich eingestoßen. Nach Durchstoßung der Pleura fühlt man einen neuen Widerstand, verursacht durch das gespannte Perikard, welches durchstoßen werden muß. Fließt die Perikardialflüssigkeit ungenügend ab (Fibringerinnsel!), so kann man durch Anbringen eines Schlauches die Flüssigkeit heraushebern. Nach erfolgter Entleerung wird der Troikart herausgezogen und die Wunde mit einem Kollodium- oder Mastisolverband geschlossen.

Rezeptformeln.

F. 1. Rp. Chloroform. 5,0 (!)
Aq. dest. 120,0
MDS. Umschütteln. Innerhalb ³/₄ Stunden
in 4 Portionen zu nehmen, vor der letzten
Portion 20 g Ol. Ricin.

F. 2. Rp. Ol. foenicul. gutt. 5
Elaeos. anis. 5,0
Magnes. ust. 15,0
Mfpulv. det. in scatul. S. 3 mal täglich
1 Teelöffel in ½ Glas Wasser verrührt
nach dem Essen zu nehmen.

F. 3. Rp. Natr. bicarbon. pur. Magnes.
ust. ãã 15,0
Bismuth. salicyl. 5,0
Extr. Bellad. 0,2
Mfpulv. det. in scatul. S. 3 mal täglich
1 gestrichener Teelöffel voll nach dem
Essen zu nehmen.

F. 4. Rp. Natr. bromat. Kal. bromat.
ãã 8,0
Ammon. bromat. 4,0
Aq. dest. ad. 200,0
MDS. Abends 1—2 Eßlöffel zu nehmen.

F. 5. Rp. Natr. brom. 8,0
Chloral. hydr. 5,0
Tinct. Valer. spl. 10,0
Aq. dest. 120,0
Syr. Cod. 15,0
MDS. Abends 1—2 Eßlöffel zu nehmen.

F. 6. Rp. Pulv. fol. digit. purp. 0,1
Rhizom. Calam. 0,5
Mfpulv. da tal dos No. XV. S. 3 mal
täglich 1 Pulver nach dem Essen.
Riegel

F. 8. Rp. Pulv. fol. digit. purp. 2,0
extr. hyocsyam. 0,5
extr. nuc. vomic. spirit. 0,6
Mfpil No. 20. S. 3 mal täglich je 1 Pille
nach dem Essen.

F. 9. Rp. Pulv. fol. dig. 2,0
Pulv. rad. rh. 1,4
Mfpil No. 40. S. 3 mal täglich 2 Pillen
nach dem Essen.
Hänel-Nauheim.

F. 10. Rp. Chinin. mur. 1,0
Pulv. fol. dig. 1,5
Extr. Gent. q. s. ut f. pil No. 30.
S. 3 mal täglich je 1 Pille nach dem
Essen.
Langebartels-Nauheim.

F. 11. Rp. Bulb. scillae, Fol. digit.,
Stib. sulfur. aur. Extr. Colo-
cynth.
Extr. Grammen: ãã 1,0
Mfpil No. 50. S. 3 mal täglich je 2—3 Pillen
nach dem Essen.
Pil. Heim.

F. 12. Rp. Pulv. fol. dig. 22,0
Bulb. Scill. conc. 17,0
Fruct. Junip. 100,0
Vin. alb. 1000,0
Macera per dies 4
filtra; adde Kal. acet. 30,0
DS. 3—4 mal täglich 1 Teelöffel.

F. 13. Rp. Theocin. 0,6—1,0
Infus. adon. vern. 5,0/150,0
Syr. spl. 20,0
MDS. Eßlöffelweise in 24 Stunden zu
nehmen.

F. 14. Rp. Pulv. fol. digit. titr. 2,5—4,0
Chinin. mur. 2,0—4,0
Strychnin. nitr. 0,01—0,015
Massa ad pil 30. Täglich 6 Pillen 4—5 Tage
lang.
Wenckebach.

F. 15. Rp. Pulv. fol. dig.
Chinin. sulfur. ãã 1,5
Extr. Strychn. 0,3—0,5
Mfpil No. 30. S. 3 mal täglich je 1 Pille.

F. 16. Rp. Pulv. fol. dig. 1,5
   Coffein. natr. benz. 3,0
   Extr. nuc. vom. sp. 0,6
Mfpil No. 30. S. 3 mal täglich je 1 Pille.

F. 17. Rp. Theobrom. natr. salicyl. 0,6
   Coff. natr. salicyl. 0,15
Mfpulv. dent tal dos No. 20 in caps. amyl.
 S. 3 mal täglich je 1 Kapsel nach dem
   Essen.

F. 18. Rp. Camph. 3,0
   Chin. sulf. 2,0
   Zinc. Valer. 1,0
Mass. pro pil No. 30. S. 3 mal täglich je
 1 Pille nach dem Essen.
      Groedel.

F. 19. Rp. Tinct. Cact. grandifl.
   Tinct. Valer. simpl. āā 10,0
MDS. 3 mal täglich 20 Tropfen nach Tisch.

F. 20. Rp. Tinct. Cact. grandifl. 10,0
   Tinct. Stroph. 5,0
MDS. 3 mal täglich 15—20 Tropfen.

F. 21. Rp. Pulv. fol. dig. 0,1
   Diuret. (Knoll) 1,0
   (ev. Coff. natr. benz. 0,15)
Mfpulv. dent. tal dos. No. 10 in caps. amyl.
 S. 3 mal täglich 1 Kapsel.

F. 22. Rp. Digipurat. 0,1
   Diuretin. 1,0
Mfpulv. da tal dos No. 10 in caps. amyl.
 S. 3 mal täglich 1 Kapsel.

F. 23. Rp. Theocin. 6,0
   Coff. natr. benz. 3,0
   Pulv. fol. dig. 2,0
Mfpil No. 60. S. 3 mal täglich 2 Pillen.
     Fr. v. Müller.

F. 24. Rp. Agurin. 10,0
   Aq. dest. Aq. Menth. āā 150,0
MDS. 3 mal täglich 2 Eßlöffel.

F. 25. Rp. Calomelan. 0,2
   Op. pur. 0,01
Mfpulv. da tal dos No. 10. S. 3 mal täglich
 1 Pulver.

F. 26. Rp. Diuret. 5,0
   Inf. fol. dig. 0,6 ad 50,0
   Aq. Menth. pip. ad 100,0
DS. Eßlöffelweise in 24 Stunden zu
   nehmen.

F. 27. Rp. Inf. fol. dig. 0,3—0,5/120,0
   Natr. nitr. 2,0
   Syr. Foenicul. 20,0
MDS. 2 stündlich 1 Kinderlöffel.

F. 28. Rp. Inf. fol. dig. 1,5/170,0
   (Natr. brom. 5,0—8,0)
   Syr. Foenicul. 20,0
MDS. 2 stündlich 1 Eßlöffel.

F. 29. Rp. Pulv. fol. dig. 0,06
   Bulb. Scill. 0,06
   Calomel 0,2
Mfpulv. da tal. dos No. X: S. 3 mal täglich
 1 Pulver.

F. 30. Rp. Camphor. monobr.
   Ferr. hydrogen. red. āā 3,0
   Extr. Chin. aq. 1,5
   Pulv. fol. dig. 1,0
Mass. pro pil No. 60 S. 3 mal täglich je
 2 Pillen.

F. 31. Rp. Pulv. fol. dig. 2,0
   Extr. Scill. 2,0
   „ Scamm. 2,0
   „ Tarax. q. s. ut f. pil No. 20.
S. 3 mal täglich je 1 Pille nach dem
   Essen.

F. 32. Rp. Thyreoid. pulv. 0,3
   Chinin. sulfur.
   Diuretin. āā 0,1
   Podophyll. 0,01
Mfpulv. da tal dos No. X. S. Nüchtern
1 Pulver in 1 Glas Fachinger Wasser.

F. 33. Rp. Tinct. Valer. spl. 10,0
   „ nuc. vom. 5,0
  DS. 3 mal täglich 20 Tropfen.

F. 34. Rp. Tinct. Valer. spl. 20,0
   „ As. foetid. 5,0
DS. Bei Bedarf 20—30 Tropfen zu nehmen.

F. 35. Rp. Coff. natr. benz. 0,2
   Camphor. trit. 0,1
Mfpulv. da tal dos No. X. S. 3 mal täglich
 1 Pulver.

F. 36. Rp. Morf. mur. 0,02
   Extr. Bellad. 0,03
Butyr. Cac. q. s. ut. f. suppos. No. I,
da tal dos No. V. S. Bei Bedarf 1 Zäpfchen
   einführen.

F. 37. Rp. Pulv. rad. Ipecac. 2,0
   Tart. stib. 0,2
   Aq. dest. 50,0
   Oxymell. Scill. 15,0
MDS. Umschütteln. Alle 10 Minuten ein
Kaffeelöffel voll in warmem Tee bis zur
   Wirkung.

F. 38. Rp. Sulfur. lact.
   Pulv. rad. rh.
   „ Liquir. comp.
   Elaeosach. Foenicul. āā 10,0
Mfpulv. det. in scatul. S. Morgens und
 abends 1 Teelöffel.

F. **39.**　Rp. Natr. jod. (ev. Kal. jod.)
　　　„　bicarb. āā 5,0
　　　Aq. dest. ad 20,0
DS. 3 mal täglich 5 bis 12 Tropfen.

F. **40.**　Rp. Natr. jod. 10,0 (ev. Kal. jod.)
　　　Aq. dest. 20,0
　　　„　Lauroc. 1,5
DS. 3 mal täglich 10—20 Tropfen in Wasser.

F. **41.**　Rp. Chin. hydrobr. 0,15
　　　(od. Coff. natr. benz. 0,2)
　　　Diuret. 0,6
Mfpulv. da tal dos No. X in caps. amyl.
S. 3 mal täglich 1 Kapsel nach dem Essen.

F. **42.**　Rp. Pyramidon 0,3
　　　Veronal. 0,25
　　　Dionin. 0,02
Mfpulv. da tal dos No. V.　S.　Bei Bedarf
　　　1 Pulver.

F. **43.**　Rp. Trinitrin. 0,1
　　　Spir. vin. ad 10,0
DS.　Bei Bedarf 2—3 Tropfen zu nehmen.

F. **44.**　Rp. Amylii nitros.
　　　Spir. aeth. nitros. āā 5,0
D. in vitr. nigr. S. 5—10 Tropfen aufs
　　Taschentuch schütteln und einatmen.

F. **45.**　Rp. Amylii nitros. 5,0
　　　Chloform. 10,0
D. in vitr. nigr. S. 4—5 Tropfen aufs
　　Taschentuch schütten und einatmen.

F. **46.**　Rp. Arsacetin. 5,0
　　　Extr. nuc. vom. spir. 1,0
Pulv. et Extr. Gent. q. s. ut fiant pil No. 100
S. 3 mal täglich 1 Pille nach dem Essen.

F. **47.**　Rp. Hydrargyr. bijod. rubr. 0,02
　　　Solut. Natr. jod. 10,0: 200,0
　　MDS. 3 mal täglich 1 Eßlöffel.

F. **48.**　Rp. Theobr. natr. salicyl. 0,5
　　　Pulv. fol. dig. 0,03—0,05
Mfpulv. da tal dos No. X in caps. amyl.
S. 3 mal täglich 1 Kapsel nach dem Essen.

Sachregister.